NEW 全彩圖解

暢銷修訂版

腎臟病 診治&飲食指南

低蛋白&低鹽飲食法，照著吃，守護腎臟健康！

東京慈惠會醫科大學腎臟、高血壓內科教授
川村哲也◎監修指導

東京慈惠醫科大學附屬醫院營養部管理營養師
湯淺　愛◎飲食療法監修、食譜製作

中國醫藥大學附設醫院首任腎臟科主任
前台灣透析（洗腎）協會理事長
鐘文冠◎審定推薦

吳秀緣◎譯

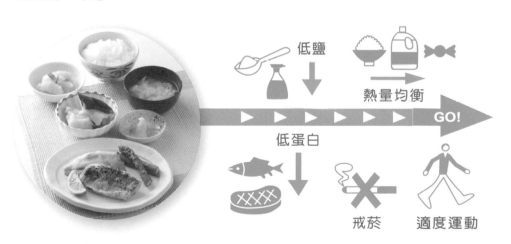

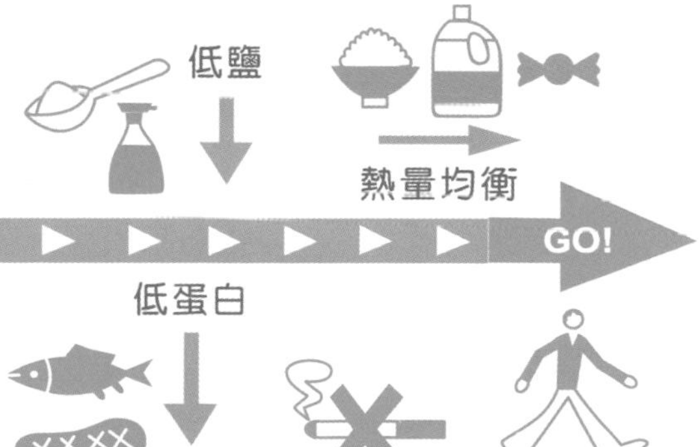

図解でわかる　腎臓病

CONTENTS
腎臟病診治＆飲食指南

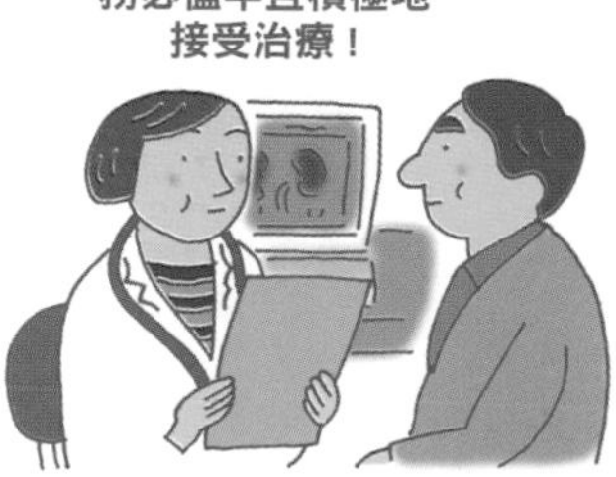

PART 2 何謂慢性腎臟病

慢性腎臟病的認知、診斷與治療方法

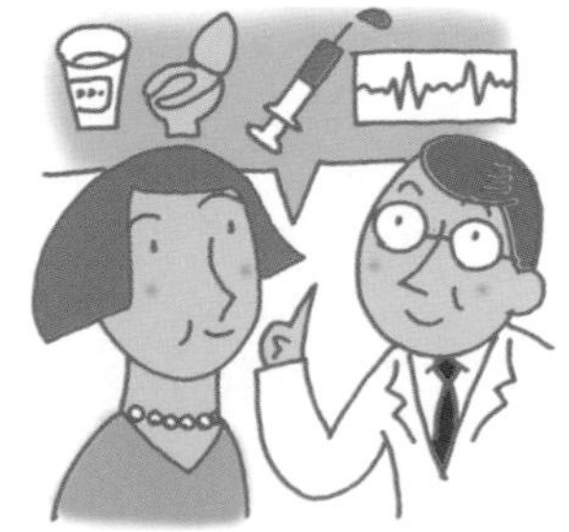

PART 3 檢查與診斷

經由這樣的檢查與診斷而得知腎臟病

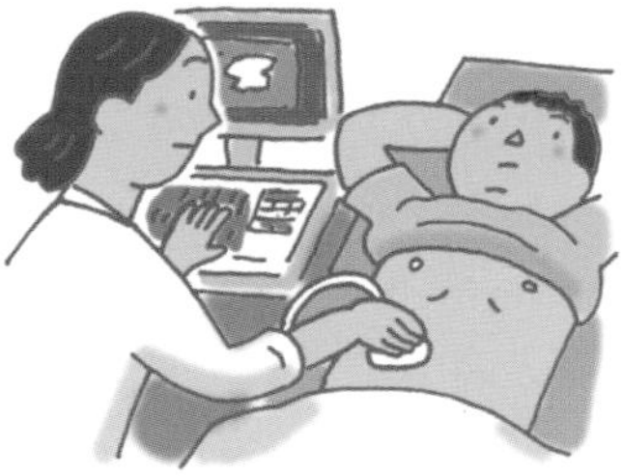

超音波檢查

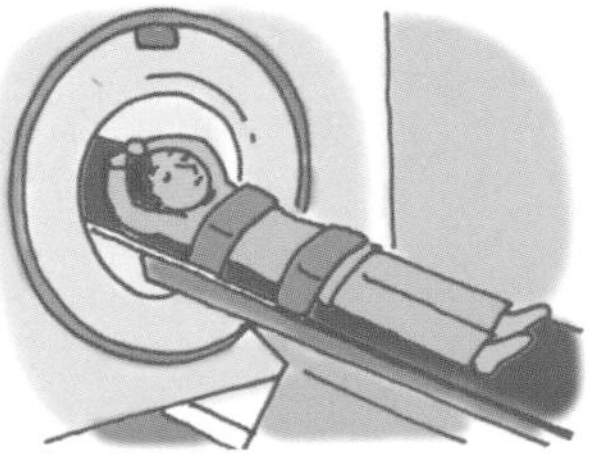

電腦斷層掃描（CT）

CONTENTS
腎臟病診治＆飲食指南

PART 4 腎臟病的最新治療
減輕腎臟的負擔、期待腎臟功能恢復

疑似尿毒症的症狀

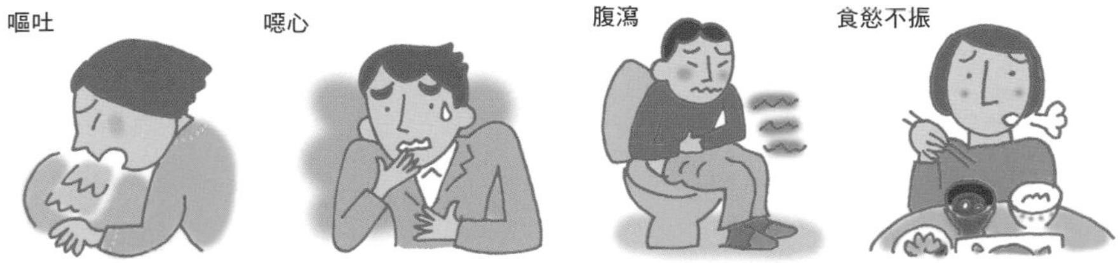

腎臟病 Q&A

PART 5 飲食療法的入門 慢性腎臟病的飲食入門療法

計算外食和調理食品的鹽分、
蛋白質的標準含量

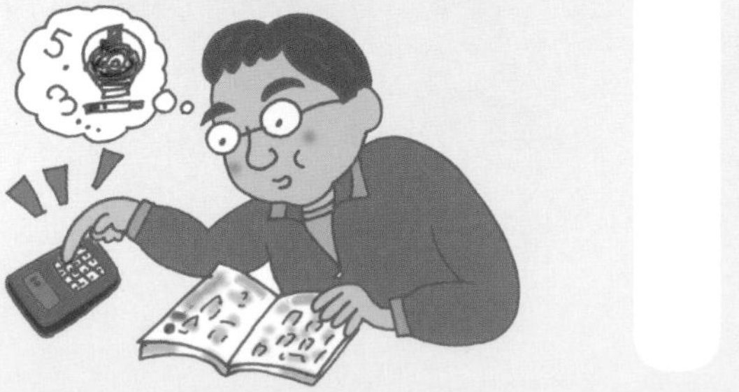

CONTENTS

腎臟病診治＆飲食指南

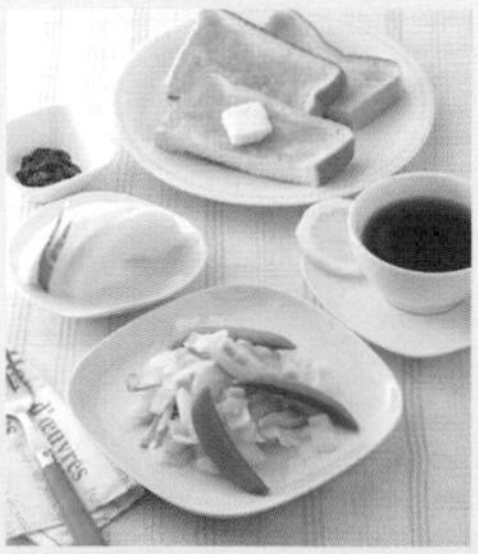

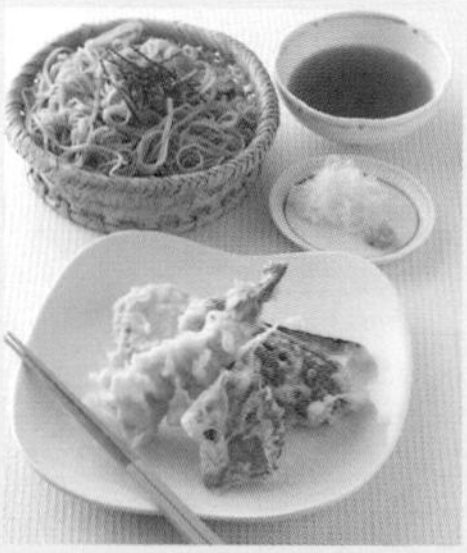

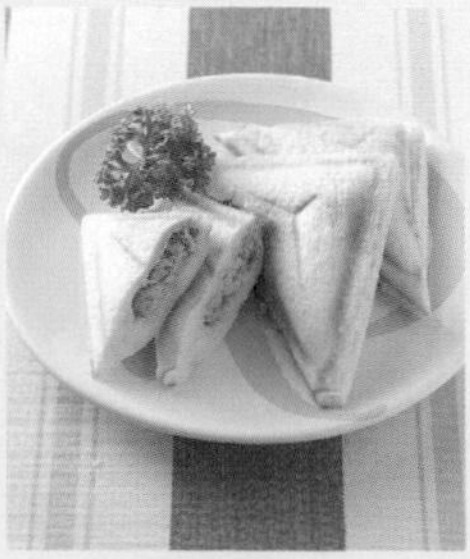

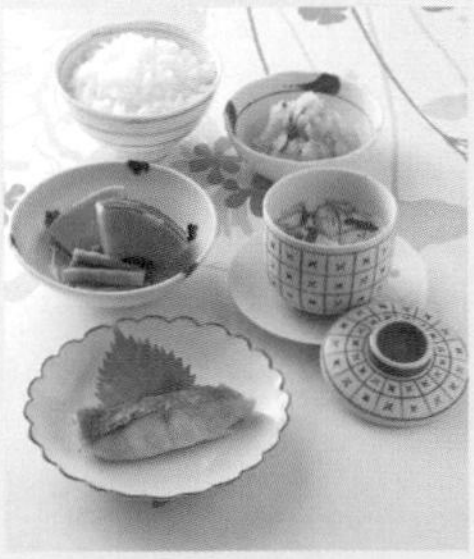

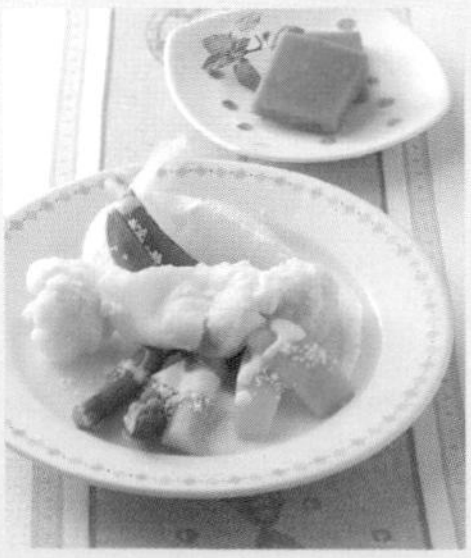

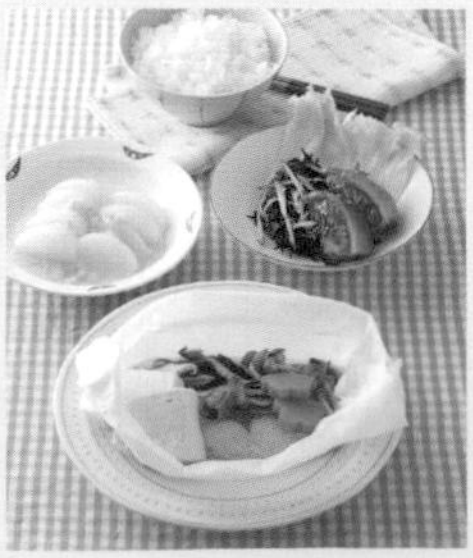

CONTENTS
腎臟病診治＆飲食指南

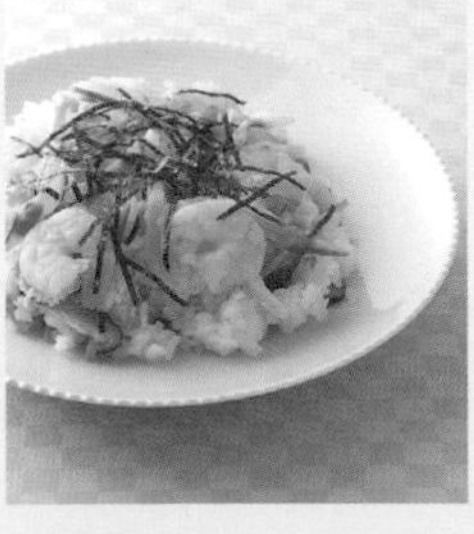
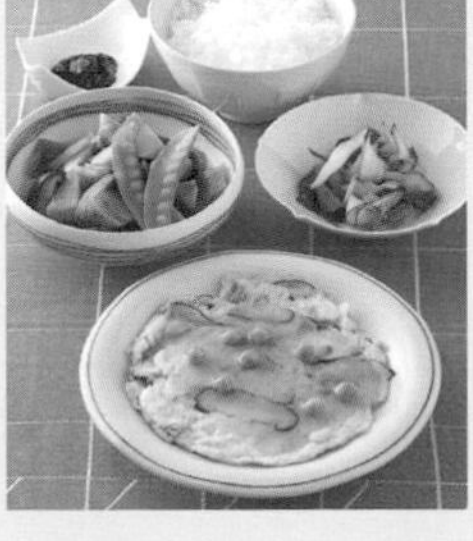
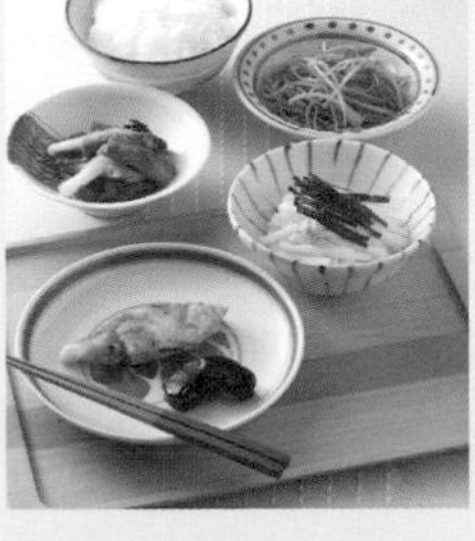
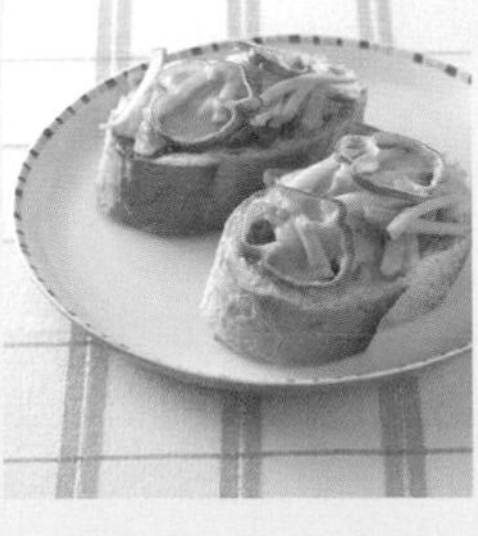

專文推薦

熟記「夜腰泡水，高貧倦！」口訣，自我檢測腎臟病！

◎鐘文冠

腎臟在人體的腰部，每天分分秒秒在進行血液過濾的工作，通過腎絲球的過濾，腎小管的再吸收，將對身體有害的物質和超量的水分排出體外；而身體需要的糖分、電解質再吸收回來，才不致資源浪費。在此過程中，腎臟維持血壓的穩定、血液酸鹼的恆定、營養狀況的保持、骨骼狀態的穩定，和製造身體需要的血液。本書對上述生理和病理說明，皆有「圖解分析」，讓您一目了然！

臨床怎樣偵測腎臟病，有一簡單的口訣：「夜腰泡水，高貧倦！」

「夜」是夜尿，正常晚上僅會夜尿一次，若無喝酒，喝咖啡，喝過量的水，經常夜尿兩次以上，便應做尿液檢查。「腰」為腰痛，雖文獻報告僅10%腰痛與腎臟病有關，但無結石或骨刺還經常痛，便應注意。「泡」是泡沫尿，抽水馬桶經常呈現泡沫，應注意。「水」為水腫，穿鞋或戴戒指覺得腫脹，要當心。「高」是高血壓，血壓超過一四〇／九〇mmHg即是。「貧」是貧血，若血色素：男低於十三克，女低於十二克便是貧血。若高血壓又貧血，自然讓人疲倦，就是最後的「倦」。讀者用心研讀，皆能在本書中，找到「圖解分析」的解說！

另外，近年假油、食安、偽藥充斥社會，怎麼「吃的對」是每人心中的希望！慢性腎臟病患者，要延緩洗腎的重要手段是「飲食治療」，此書亦精闢而詳細介紹！還有日本人食譜做法的敘述，與一般歐美人士的書籍不同，可謂難得的東方人健康養生書，讓人「窮目以求」。

圖解分析腎臟學，讓您「窮目以求」、「拭目以待」，而且「一目了然」。若可詳細閱讀，吸取新知，來保養腎臟，應是著者用心的初衷，也是譯者努力的企求。

審定者簡介

- 中國醫藥學院中國醫學研究所碩士、南京中醫藥大學中西內科醫學博士。
- 曾任中國附設醫院內科部腎臟科首任主任、中華民國血液淨化醫學會理事長、台灣透析（洗腎）協會理事長。
- 現為文冠內科診所榮譽院長、私立中國醫藥大學附設醫院特約醫師。
- 曾審定過多本腎臟相關的著作，並著有《腎炎》、《尿毒症》、《有效養生的關鍵》等書。

了解腎臟病 1

腎臟有著什麼樣的功能呢？腎臟生病時該怎麼辦呢？

我們體內的腎臟有著什麼功能，您了解多少呢？
事實上我們能夠健康的活著，腎臟扮演著非常重要的角色。
若是腎臟的功能無法充分發揮，會使身體發生許多問題。

腎臟是勤勞的器官！腎臟在我們體內進行這些工作

1 清除血液中的老廢物質

⇨ 維持乾淨的血液
⇨ 供給氧氣與營養素至全身

2 調節水分

⇨ 讓身體保持適量的水分

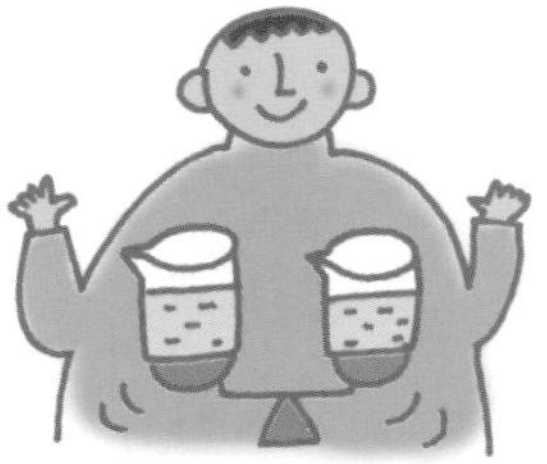

3 調節電解質

⇨ 使肌肉的收縮、鬆弛，以及各種組織繁複的作用能夠順利運作

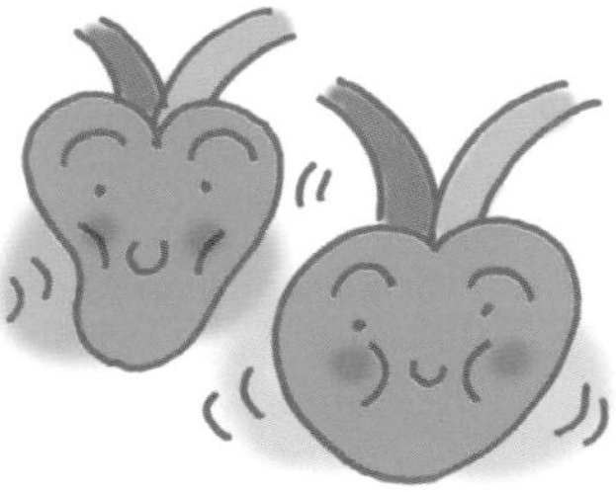

4 調解血液中的酸鹼值

⇨ 讓血液中的 pH 值保持在適當範圍（偏弱鹼性）

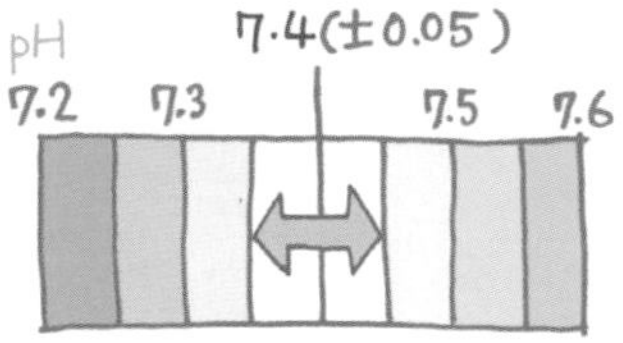

5 分泌荷爾蒙

- 分泌紅血球生成素〔*註〕
  ⇨ 製造足夠的紅血球
- 分泌腎素荷爾蒙
  ⇨ 能夠控制血壓
- 活化維生素 D
  ⇨ 強化骨骼

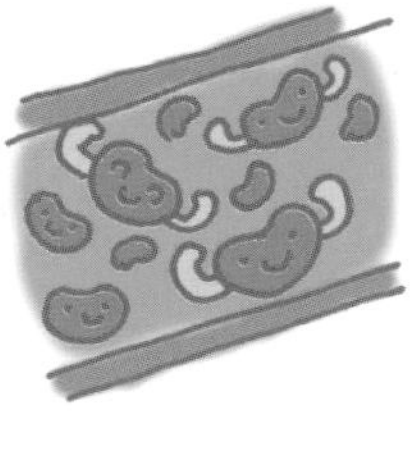
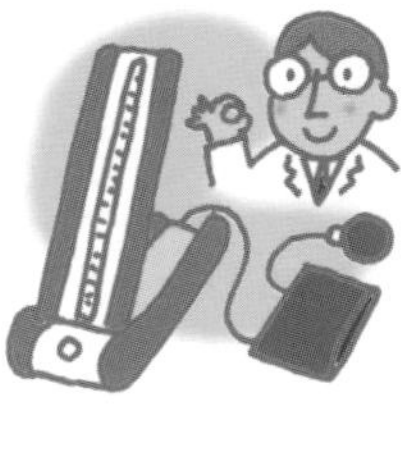
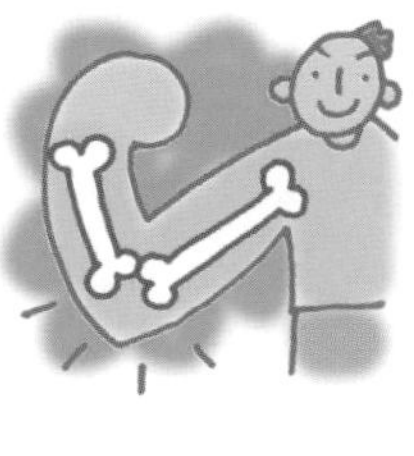

*註：紅血球生成素（erythropoietin），簡稱EPO。紅血球生成素大多由腎臟製造，可以產生紅血球避免貧血。

腎臟生病時，體內會產生這些問題

1 老廢物質滯留在血液中

➪ 產生尿毒症

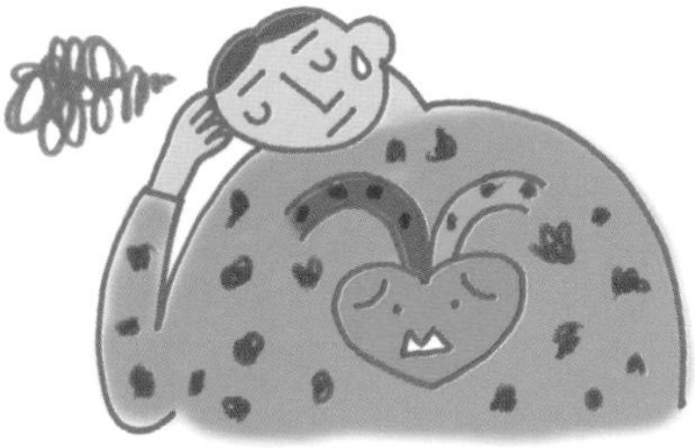

2 體內囤積多餘的水分

➪ 造成水腫

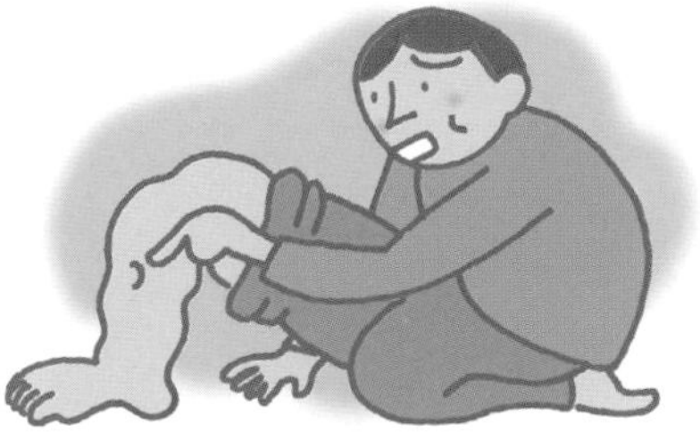

3 電解質失衡

➪ 肌肉或身體組織的機能變差

4 酸鹼值失衡

➪ 不管偏酸或偏鹼，嚴重的話將會危及生命

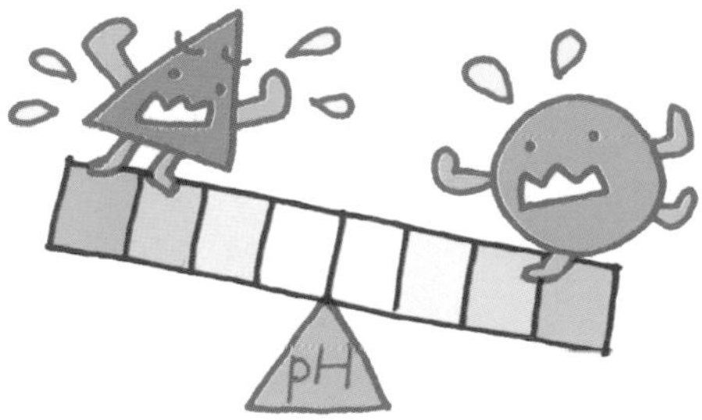

5 荷爾蒙分泌不足

•紅血球生成素不足
➪ 造成貧血

•腎素荷爾蒙的分泌失衡
➪ 血壓控制困難

•維生素 D 活性化障礙
➪ 骨骼頭變得脆弱 ➪ 容易骨折

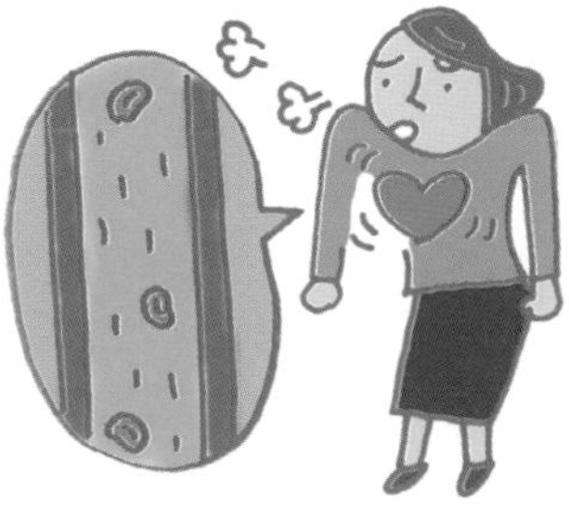

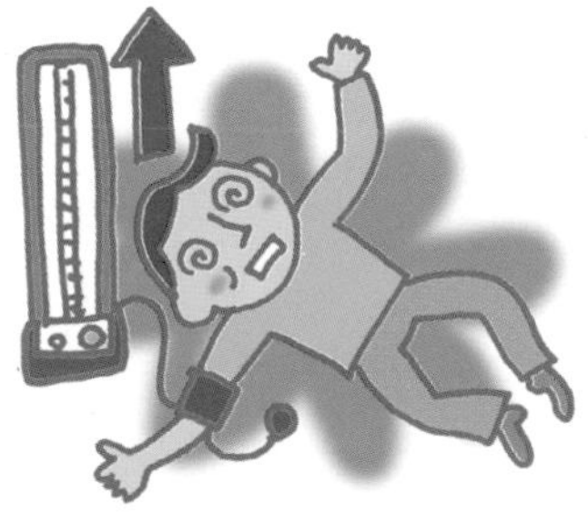

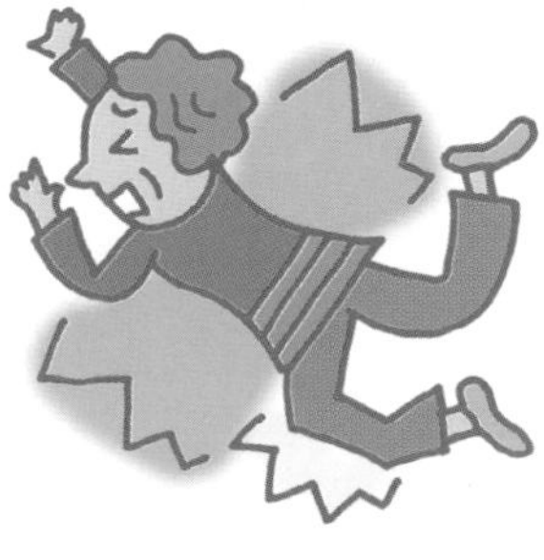

腎臟病的各種症狀和腎臟病的種類

腎臟病有許多種類，一旦患有腎臟病的話，會出現尿液異常、排尿異常、血壓異常等各種症狀。由這些症狀來了解腎臟病成因的種類或狀態。

排尿的異常

1 排尿次數過多

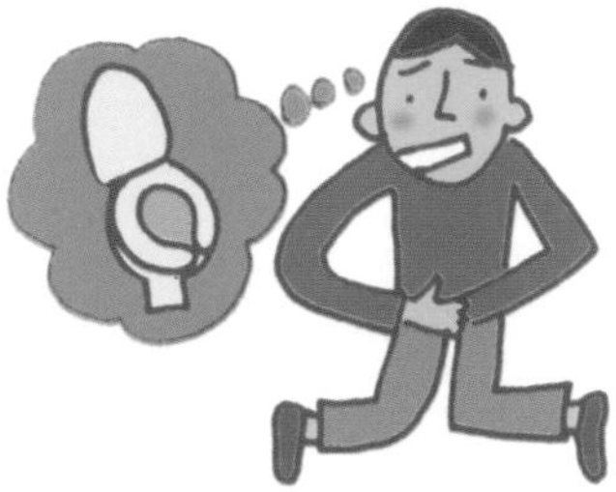

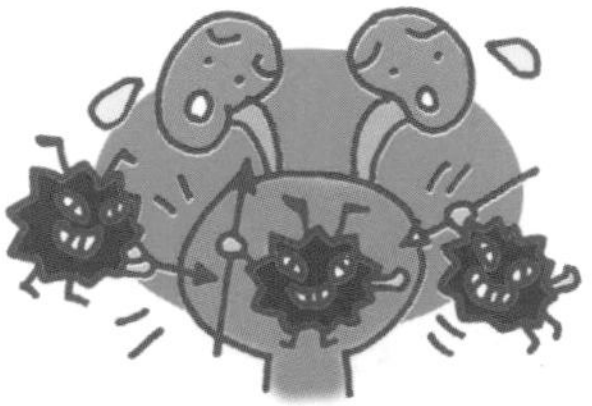

夜間頻尿

男性有可能因為前列腺肥大等情況而造成膀胱容量變小

腎臟的尿液濃縮能力有可能因腎臟病或隨年齡增加而降低

排尿疼痛

有尿路感染的疑慮……

2 少尿、無尿

流經腎臟的血液變少、
腎臟的功能變差、
尿液由膀胱流向尿道時發生阻塞

3 排尿困難

有尿路感染、
前列腺肥大
的可能

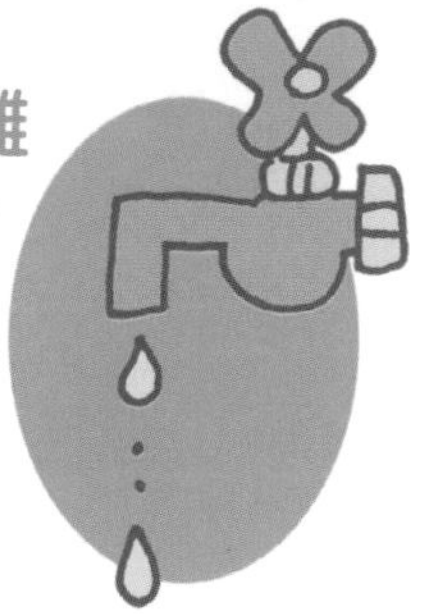

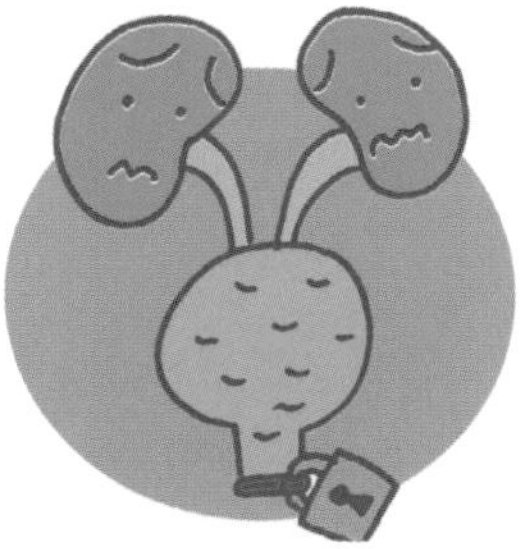

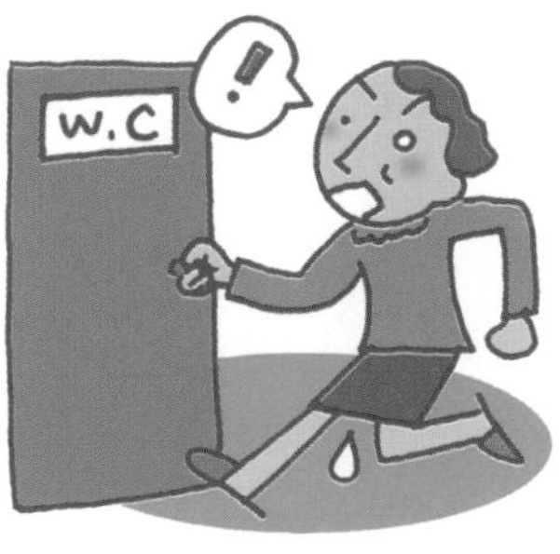

4 多尿

（1 天排出 2L 以上的尿液）

因糖尿病、腎小管的水分再吸收能力較差（尿崩症）〔*註1〕

*註 1：尿崩症（diabetes insipidus）是指缺乏抗利尿激素，造成水分無法正常代謝而呈現多尿的現象。

尿液的異常

血尿

肉眼可見血尿，或潛血反應呈陽性的情形時，也要確認原因

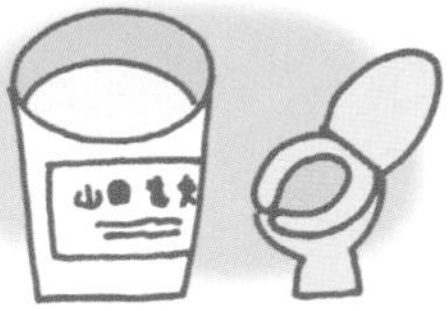

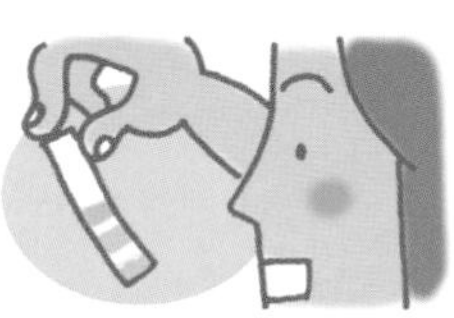

蛋白尿

即使驗出些微的蛋白尿也有可能是腎功能衰退所造成

糖尿

有可能因糖尿病而血糖較高或因腎性糖尿〔＊註 3〕而血糖較高（腎性糖尿並非疾病，不需要接受治療）

膿尿

有受到細菌感染的疑慮……

混濁的紅色或茶色的尿液

（肌紅蛋白尿〔＊註 2〕）

肌肉可能因為脫水、碰撞而受傷

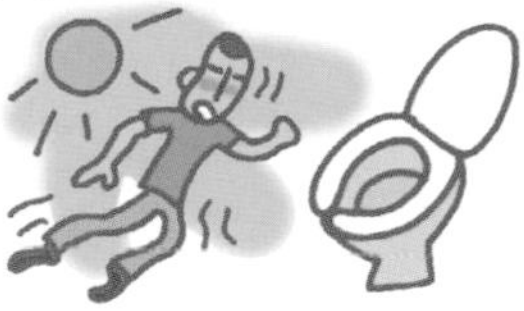

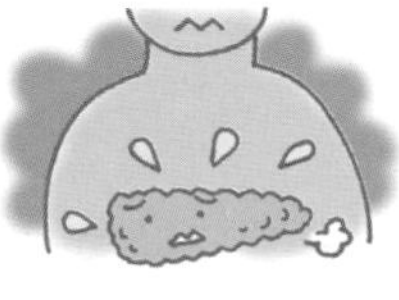

＊註 2：肌紅蛋白（myoglobin）是一種氧合亞鐵血紅蛋白，血液中含有肌紅蛋白時，則稱之爲肌紅蛋白尿。
＊註 3：腎性糖尿（renal glucosuria）是指血糖濃度正常而出現糖尿，患者在空腹時血糖和糖耐量均正常。

其他還有這些症狀

1 發燒

有腎盂腎炎、全身性紅斑性狼瘡、腎膿瘍的可能

2 背部、腰部、腹部的疼痛

有尿路結石、腎盂腎炎的可能

3 呼吸困難

有肺水腫或心臟衰竭的可能

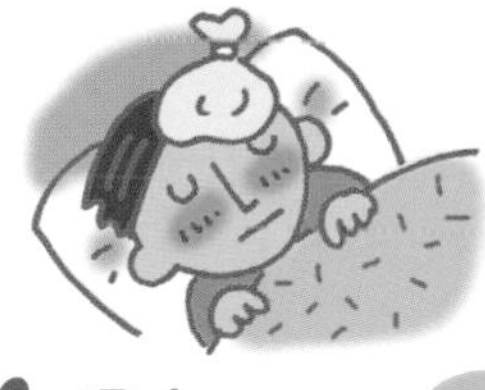

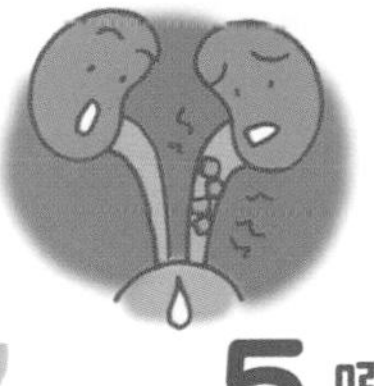

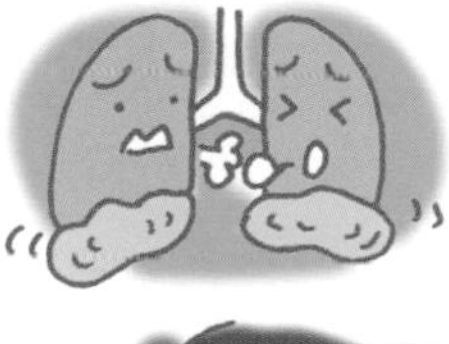

4 貧血

紅血球生成素不足

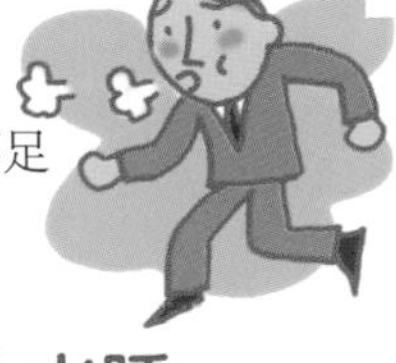

5 噁心、嘔吐

有尿毒症的可能

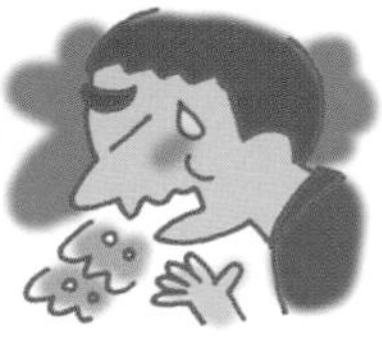

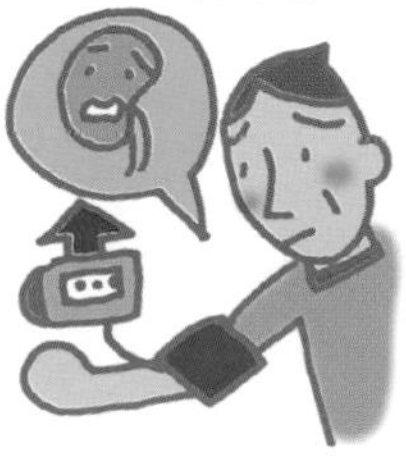

6 水腫

有腎病症候群、肝功能衰竭、心臟衰竭的可能

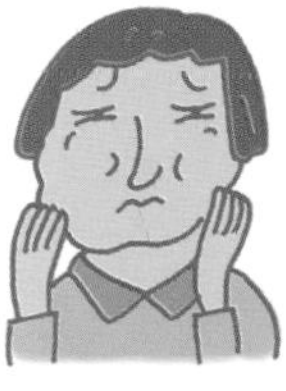

7 高血壓

有本態性高血壓〔＊註 4〕、腎臟功能衰退、腎素分泌過剩的可能

＊註 4：本態性高血壓，又稱爲原發性高血壓，是指某些原因及發病機轉無法完全明瞭的高血壓，其罹患者比例約佔所有高血壓罹患者的 90% 左右；其形成病因，是由於周邊小動脈阻力增高或者血容量與心輸出量增加所致。

不治療腎臟病的話……症狀會逐漸惡化

腎臟病若接受適當的治療，有可能會恢復健康、抑制病情惡化。不過若沒有接受正確的治療，腎臟病會逐漸惡化。

症狀若持續惡化，會造成腎衰竭，甚至引發尿毒症，嚴重的話，還可能致命。

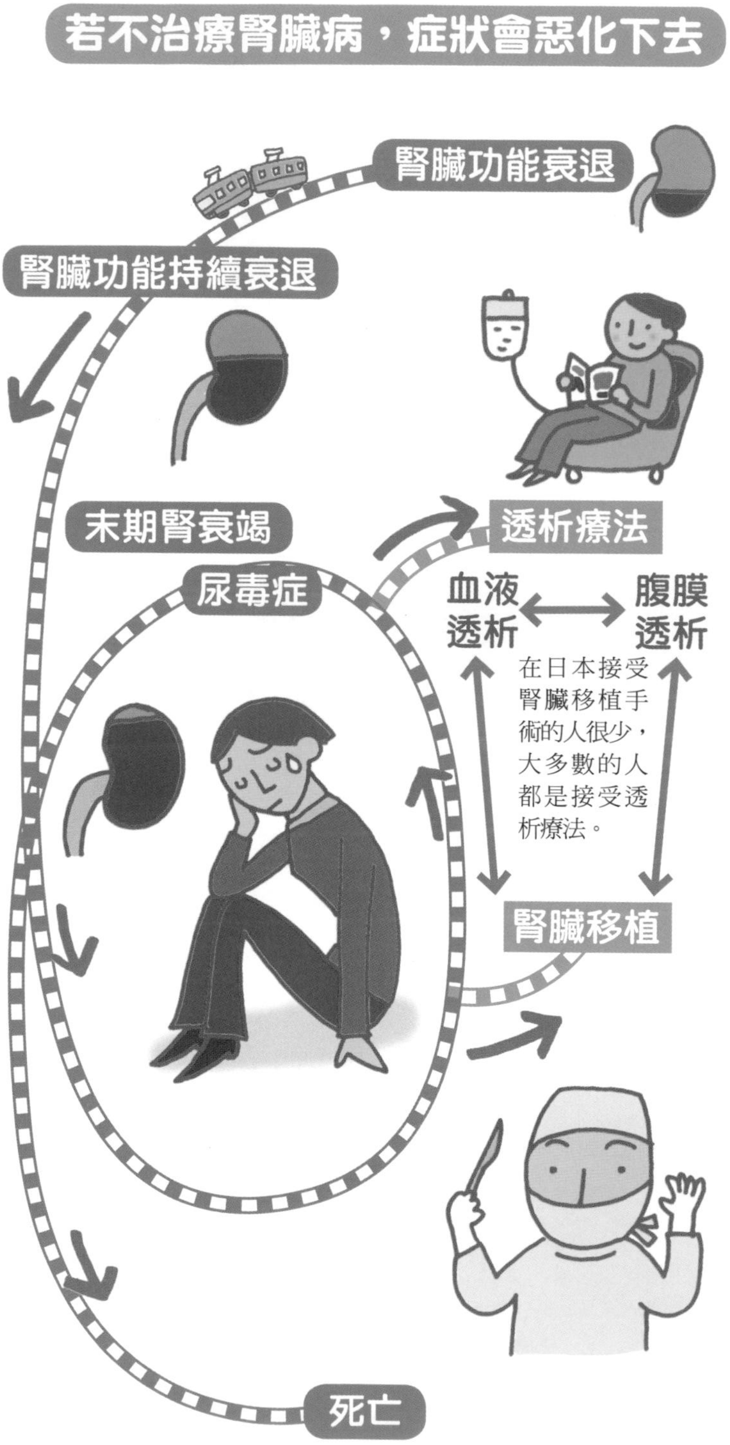

日本歷年來透析患者總數、新增透析導入的患者數、死亡患者數的變化圖

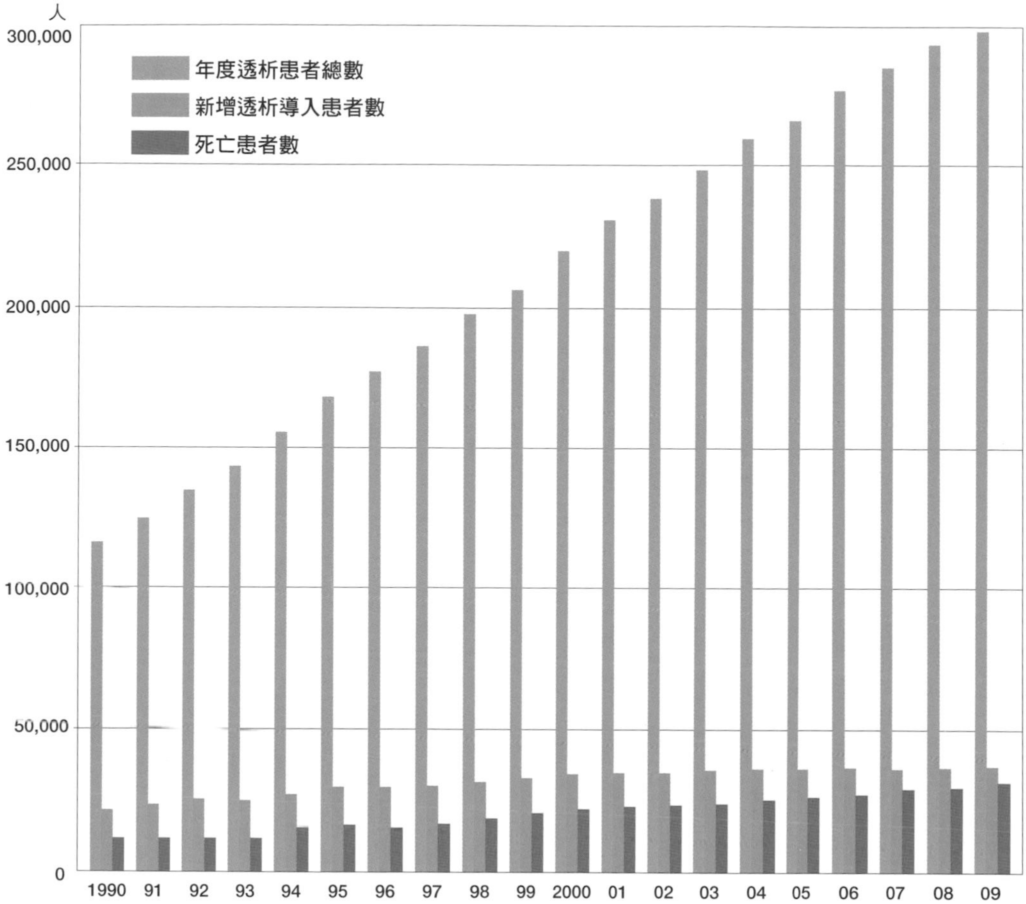

資料來源：來自日本透析醫學會，統計調查委員會 「圖說 日本慢性透析療法的現況」，資料部分經過修改。

日本透析療法的患者已破 30 萬人，台灣也已突破 8 萬人

過去，末期腎衰竭的患者並無特別有效的治療方法，現在可由透析療法挽救大多數腎臟病患者的生命。不過必須一輩子都持續進行透析療法，因此需要花費許多時間，而且也有引起其他併發症的風險。

此外，每年持續新增的透析患者約有 1 萬人左右，2010 年度透析患者則達到 29 萬 7126 人 (編註：2014 年已達 32 萬人)，醫療費用一年則超過 1 兆日圓。若不接受腎臟病治療的話，不僅降低患者本身的生活品質，對社會也會造成莫大的損失。

另外，根據健保署 2015 年的統計，台灣透析人數（洗腎）已突破 8 萬人。

腎臟的構造與功能

腎臟位於腰部左右位置，這個拳頭般大小的器官淨化了我們的血液、調解體內的水分和電解質，還會分泌出荷爾蒙。

腎臟位於脊椎兩側，是個狀如蠶豆的器官

腎臟比肚臍位置高一些，在背部左右兩側各有一個（左頁上圖）。成人的腎臟如拳頭般的大小，約一二〇～一五〇克的重量。形狀如蠶豆。

將腎臟從中間剖開，就如左頁右下圖所示，外側整個被「皮質」所覆蓋、其內有「髓質」（腎椎體）、中心部分則是「腎盂」。製造尿液的是位於皮質層的「腎絲球」，「腎小管」則橫跨於皮質與髓質之間（左頁左下圖）。腎絲球則被稱為「鮑氏囊」的囊袋所包覆，而這個構造就稱為「腎小體」。

再者，由「腎小體」與「腎小管」所組成的小單位就稱為「腎元（nepHron）」。一個腎臟約有一百萬個腎元，左右兩個腎臟合計則有二百萬個。

腎臟的功能①清除血液中的老廢物質

由心臟送出的血液會流至全身供給身體氧氣與營養素，而二氧化碳、營養素在代謝過程中所產生的尿素、尿酸、肌酸酐、氨等老廢物質則再由血液帶回。因為這些老廢物質對身體有害，所以一定得排出體外。而負責這項工作的就是腎臟的過濾功能。

腎臟的血液透過「腎動脈」流入，而腎動脈在腎臟內會反覆分枝逐漸變細，形成「入球小動脈」後進入腎絲球中。

腎絲球的「微血管」猶如毛線球般蜷曲而得名，直徑0.1～0.2mm左右，是肉眼幾乎快要看不見的小組織。

血液通過微血管時會進行過濾的動作。此時，血球或血漿蛋白等較大的分子會留在血液中，分子較小的成分與水分則會流入鮑氏囊所包覆的腎絲球中。而這就稱之為「原尿」，成人一天大約會產生一五〇公升的原尿。

由於其中也包含老廢物質，因此血液才能夠維持在潔淨的狀態。

腎臟、輸尿管、膀胱的位置圖

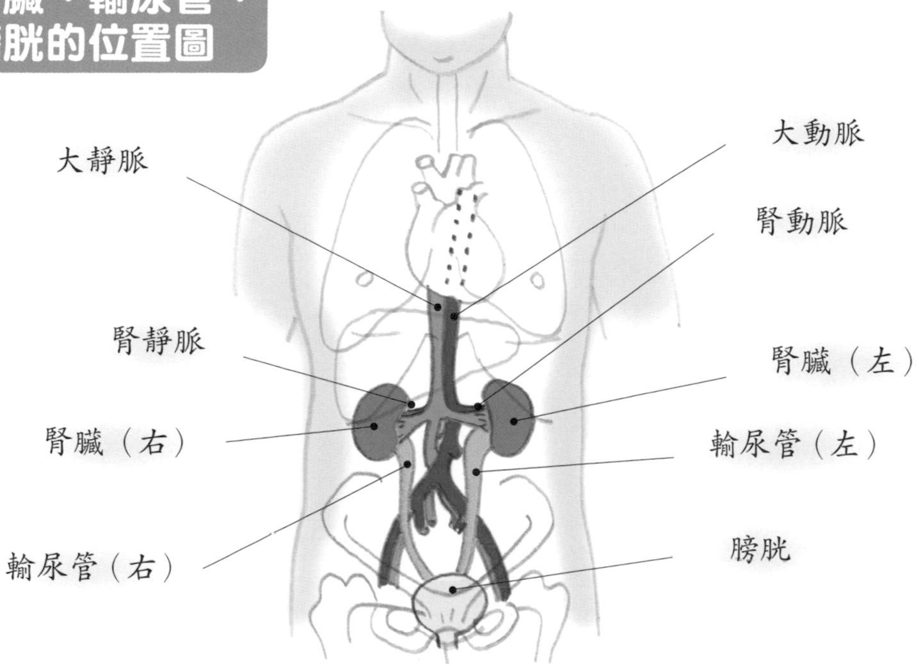

腎元構造圖

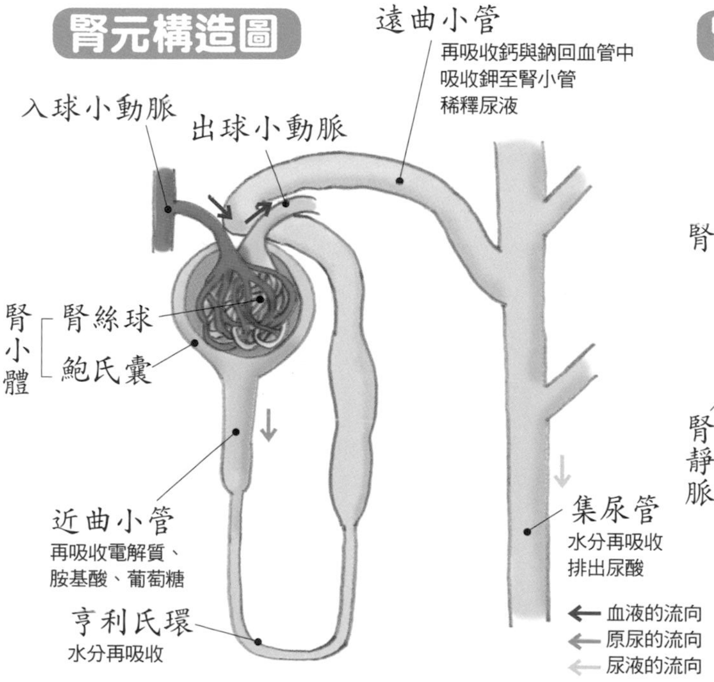

腎臟的構造圖

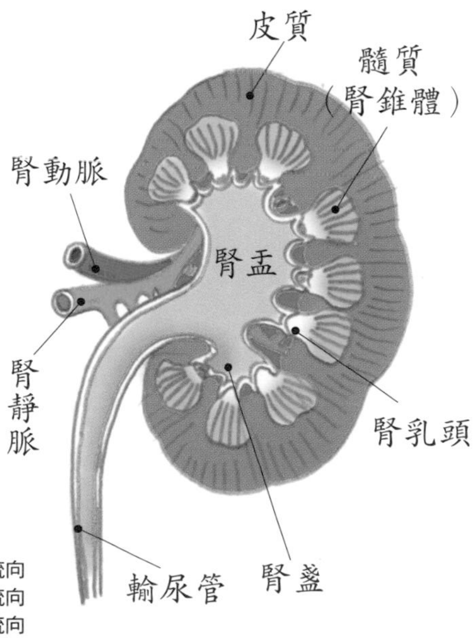

腎臟的功能②
調節水分與電解質

多達一五〇公升的原尿就這樣直接排出體外的話，會造成脫水現象。因此，當原尿通過腎小管時，99%的電解質和水分會進行再吸收後才回到血液當中。實際上排出的尿量約一．五公升（佔原尿的1%）。

腎小管是全長四~七公分的細管，從離腎絲球近的部位開始依序區分為「近曲小管」、「亨利氏環（Henle's loop）」、「遠曲小管」、「集尿管」這四個部位。在腎絲球所製造的原尿一流入近曲小管後，電解質、胺基酸、葡萄糖會被再吸收。電解質是種帶電物質，溶於水時會解離為正離子與負離子，也由於這種特性，所以能夠在體內進行肌肉的收縮、鬆弛、調解血壓等體內的複雜作用。鈉、鉀、鈣、磷、氯（鹽素）、鎂等在體內則以電解質的形式進行運作。

接下來在亨利氏環進行水分再吸收，濃縮過的尿液再流向遠曲小管。尿液在遠曲小管時，鈣會再次被吸收，而鈉與鉀也在交換狀態下再次被吸收。而且遠曲小管也有稀釋尿液的特性，不過尿量過多時則不會進行稀釋。此外，遠曲小管和腎絲球之間由小動脈連接，腎絲球與腎小管之間也有反饋作用（tubuloglomerular feedback）。例如，通過遠曲小管的鈉或氯過多時，腎絲球的過濾率就會降低，這是為了要防止過度的過濾。位於最後部位的集尿管還會進行一次水分的再吸收，並排出尿酸。像這樣最後形成的尿液會流進腎盂之內。

腎臟的功能③
調解血液中的酸鹼值

人體的血液pH值〔＊註〕通常保持在7.40±0.05之間。

在代謝食物的過程會產生酸性物質，由於腎小管的作用使得血液中的酸性物質能夠排至尿液中，讓血液的pH值能保持在適當的範圍（7.35~7.45）內。

＊註：pH值爲表示水溶液酸鹼（鹽基）性程度的衡量表，數值越低則酸性較強，數值越高則鹼性越強。

腎臟的功能④
分泌荷爾蒙

腎臟會分泌促使紅血球製造的紅血球生成素、使血壓上升的腎素、使血壓下降的激肽、激肽釋放酶、前列腺素。因此腎臟和貧血或血壓調解有著密不可分的關聯。

另外，還有分解糖分時所必需的胰島素，以及活化維生素D使骨骼強化等功能。

腎臟的功能為進出人體的物質把關

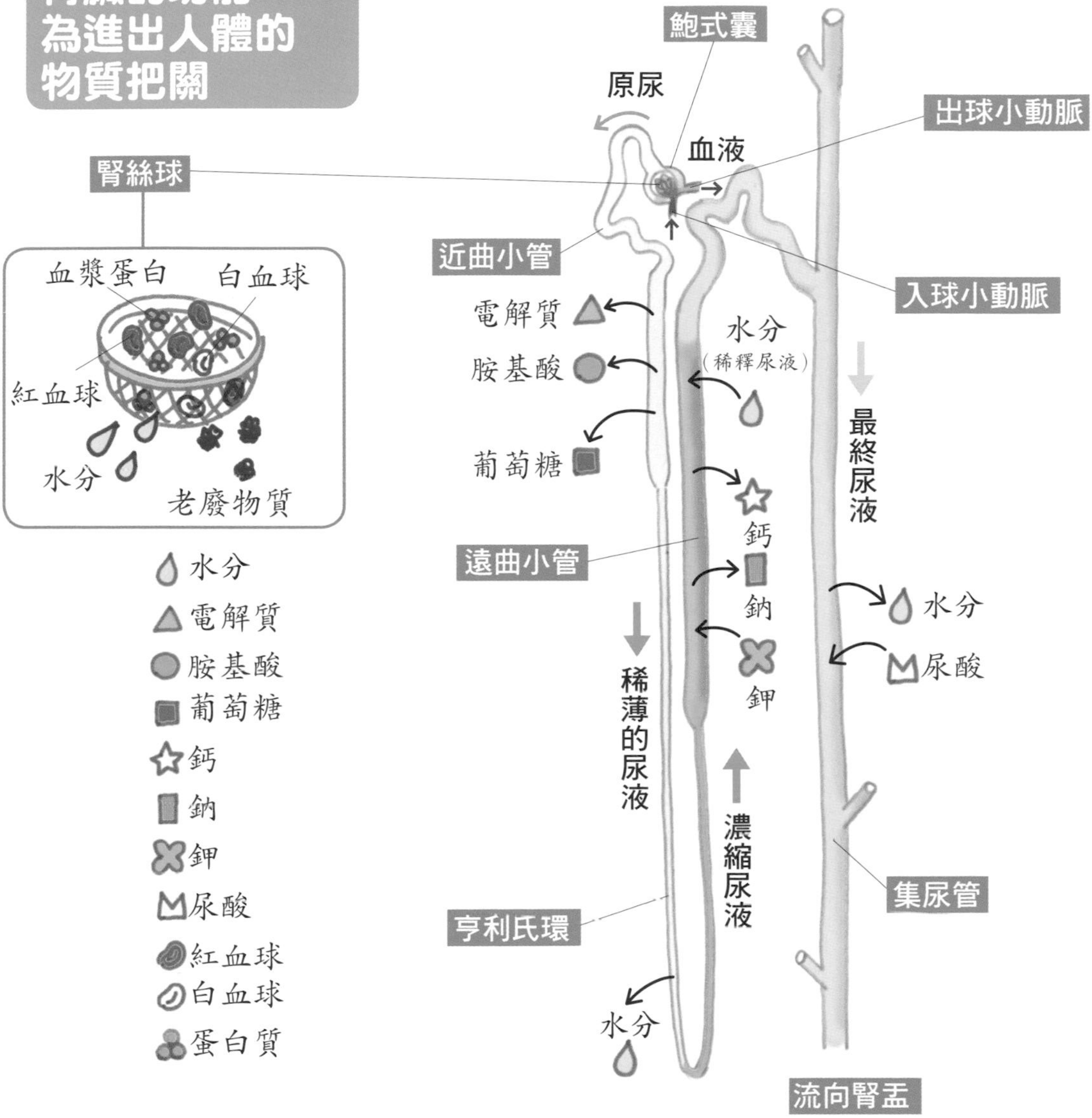

由入球小動脈流入的血液，會在通過腎絲球的微血管時進行過濾，血球或血漿蛋白等較大的分子則會留在血液中，水分或老廢物質等較小的分子成分，則成為原尿流入腎小管內。在近曲小管內再吸收電解質、胺基酸、葡萄糖，亨利氏環則會進行水分的再吸收，到了遠曲小管時，則進行鈣質的再吸收，而鈉與鉀也會在交換狀態下進行再次吸收。遠曲小管也有稀釋尿液的功能。

遠曲小管和腎絲球之間由小動脈連接，腎絲球與腎小管之間也有反饋作用。最後在集尿管還會進行一次水分再吸收，並排出尿酸。像這樣最後形成的尿液最終會流進腎盂之內。

為了能及早發現，最好每年進行一次健康檢查

腎臟病是個初期不易自行發現症狀的疾病，等到自行發現病症時往往病情都已惡化。因此，在症狀出現之前，最好每年接受一次健康檢查來檢視自己的身體狀況！

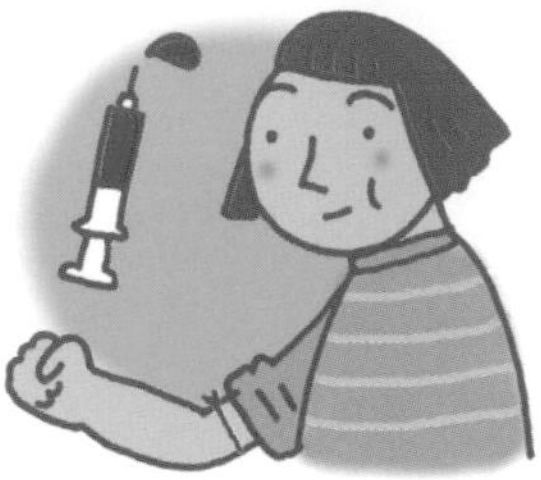

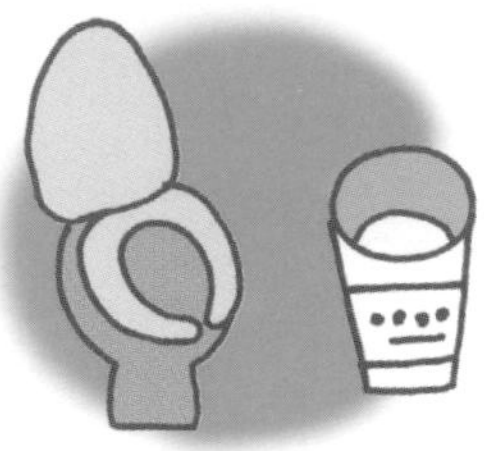

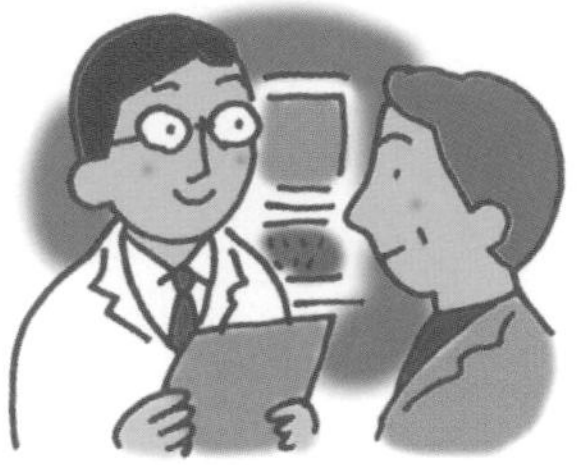

有下列症狀，要立刻就醫！

若有以下這些症狀時，可能是腎臟病所引起。請立即去內科、腎臟專科等求診。

劇烈的頭痛

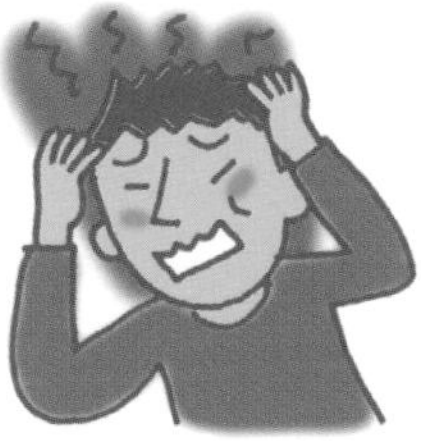

丘視性血尿

（出現可樂色等）

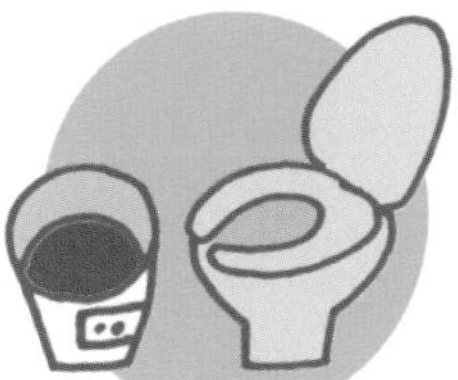

躺下時呼吸困難，坐起身時呼吸比較順暢（端坐呼吸）

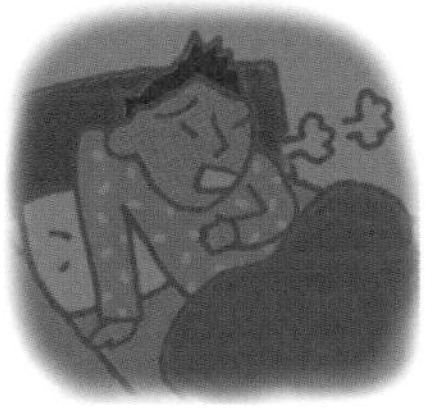

心悸、喘息、倦怠感

（感到強烈的疲倦）

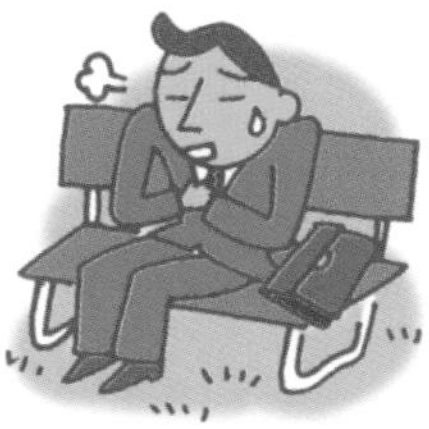

食慾不振、噁心

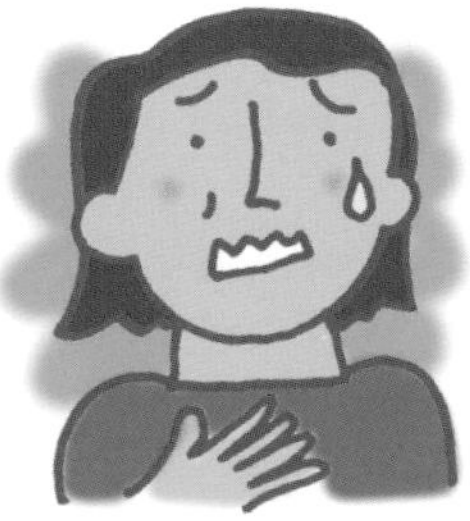

除了症狀逐漸明顯外，又新增其他症狀

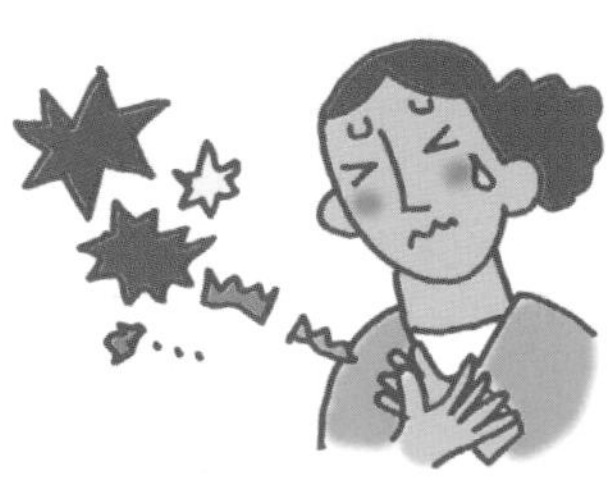

嚴重的水腫

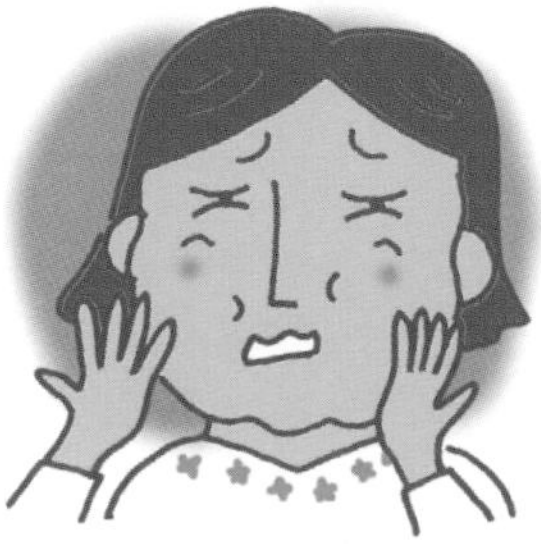

＊註：端坐呼吸（orthopnea）：是指病患平躺時會感到呼吸困難，須藉由坐起來或是墊高枕頭，才能以舒緩。

Part 1 腎臟病的種類

了解腎臟病是克服疾病的第一步

腎臟病也會有突然產生嚴重症狀而發病的情形，但大多數都是在自己沒有發現症狀的情況下慢慢惡化，等到發現時，病情早已惡化也不在少數。如果能夠事先清楚腎臟病的發生原因和過程，在突發狀況時才能處置得宜。

急性腎炎症候群、慢性腎炎症候群

早期發現急性腎炎症候群，並施予適當的治療即能痊癒，但慢性腎炎症候群則以延緩病情惡化為治療目標。

●急性腎炎症候群（Acute NepHritic Syndrome）

上呼吸道感染後引發腎絲球的發炎，以及血尿、蛋白尿、水腫、高血壓，則稱之為「急性腎絲球腎炎」，有相同症狀或病程的腎絲球炎症就統稱為「急性腎炎症候群」。

造成疾病的主因為感染鏈球菌（溶血型鏈球菌），但像葡萄球菌、肺炎球菌、病毒等也會是原因之一。另外，也會引起IgA腎病變（第32頁）、伴隨著出現新月狀（鮑氏囊的上皮新月狀組織增生）的新月型腎絲球腎炎、膜性增生型腎絲球腎炎（第26頁）、狼瘡性腎炎（第27頁）等疾病。

感染鏈球菌時會出現發燒、喉嚨紅腫疼痛、噁心、頭痛、出現紅色小疹子，七～十天後就會引發急性腎炎。感染鏈球菌以幼兒和學童居多，所以也常見許多小孩感染了急性腎腎絲球腎炎。

感染鏈球菌時，需要服用抗生素，若出現急性腎絲球腎炎的症狀時，就要控制水分、鹽分攝取，並服用亨氏環利尿劑等藥物加以治療。

早期階段予以適當的治療就能完全康復，不用擔心會有後遺症的發生。

●慢性腎炎症候群（Chronic NepHritic Syndrome）

是由腎絲球的過濾膜和「間質細胞」（第25頁）的病變所引起的血尿、蛋白尿、水腫、高血壓等症狀，且持續長達一年以上，造成腎臟功能衰退的疾病。大多會引起局部巢狀（節段性）腎絲球硬化症（第26頁）、IgA腎病變（第32頁）、膜性腎病變（第34頁）、膜性增生型腎絲球腎炎（第26頁）、糖尿病腎病變（第28頁）、狼瘡性腎炎（第27頁）等疾病。

不管是罹患哪種疾病，凡是出現慢性腎絲球腎炎的症狀就統稱為「慢性腎炎症候群」。

慢性腎炎症候群嚴重的話，可能會引起腎衰竭，為了延緩病情的惡化，要注意避免熱量攝取不足，飲食上也要限制鹽分與蛋白質的攝取。可使用減少尿液中蛋白質的抗血小板劑、降血壓藥的ACE抑制劑（血管收縮素轉化酶抑制劑）、ARB（血管收縮素受體抑制劑）等藥物來進行治療。

●間質細胞與腎絲球

環間質細胞是腎絲球微血管與微血管之間的結締組織，同時也擁有和血管平滑肌同樣的收縮能力，甚至對腎絲球的過濾機能有所影響。當環間質細胞產生病變時，腎絲球的過濾功能就會降低，也是造成慢性腎炎症候群等的原因。

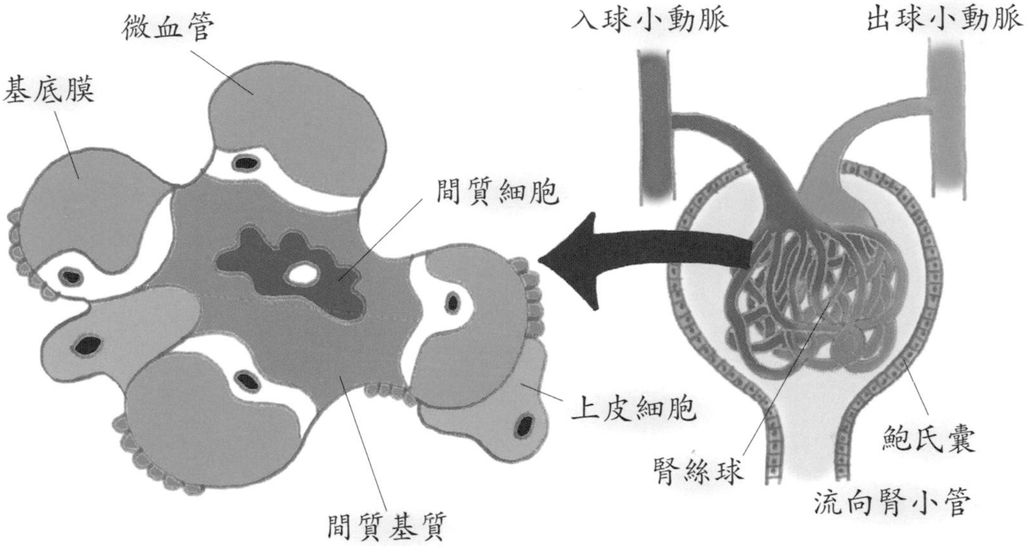

●急性腎炎症候群與慢性腎炎症候群的特徵

	主要引發的疾病	症狀	治療
急性腎炎症候群	· 感染症（主要是感染溶血型鏈球菌） · IgA 腎病變 · 新月型腎絲球腎炎 · 膜性增生型腎絲球腎炎 · 狼瘡性腎炎……等	血尿 蛋白尿 水腫 高血壓……等	控制水分、鹽分攝取，並服用亨利氏環利尿劑或降壓藥等藥物治療 ⇨ 治療康復後，不用擔心會有後遺症
慢性腎炎症候群	· 局部巢狀（節段性）腎絲球硬化症 · IgA 腎病變 · 膜性腎病變 · 膜性增生型腎絲球腎炎 · 糖尿病腎病變 · 狼瘡性腎炎……等	血尿 蛋白尿 水腫 高血壓……等 症狀持續長達 1 年以上	⇨ 須格外小心避免引起腎衰竭 注意避免熱量攝取的不足，飲食上也要限制鹽分與水分的攝取 使用抗血小板劑、ACE 抑制劑、ARB 等降血壓藥物

腎臟病症候群②

腎病症候群

症狀為蛋白尿、低蛋白血症、水腫、高膽固醇血症等。好發年齡與發病過程會因類型而有所不同。

原因與症狀

由於腎絲球的異常會促使血液中大量的蛋白質持續性地釋出到尿液中，造成血液中蛋白質不足的現象。

由於血液中蛋白質的不足，而產生嚴重的水腫，甚至血液中膽固醇和中性脂肪增加後，還會引發高膽固醇血症。蛋白尿、低蛋白血症、水腫、高膽固醇血症為腎病症候群的四大明顯症狀。

腎病症候群有可能由許多疾病所引起，不過以腎臟病為主因者，則稱為「原發性腎病症候群」，由其他疾病所引起的則稱之為「續發性腎病症候群」。

●原發性腎病症候群

原發性腎病症候群主要分為下列幾種，治療方式與治療後評估也有所不同。

◆微小變化型腎病變

這是最常發生的類型，特別容易發生在小孩子身上。即使在光學顯微鏡下也看不出任何異常現象，但蛋白尿、低蛋白血症等症狀會急劇惡化，身體還會出現水腫。

主要投以副腎皮質類固醇藥物來進行治療。不過由於容易治療，所以也容易再患，出院後依然要多注意症狀的變化。

◆膜性腎病變

好發於中高年齡者的一種腎病變（第34頁）。

◆膜性增生型腎絲球腎炎

腎絲球內的微血管壁增厚（腎絲球基底膜），間質細胞增生，均會導致腎功能降低。除了前述的四大症狀之外，也會伴隨著高血壓與血尿等症狀發生。

好發於兒童至二十歲左右。以副腎皮質類固醇、免疫抑制劑、抗凝血劑、抗血小板劑等藥物來進行治療。

◆局部巢狀腎絲球硬化症

數個腎絲球發生部分硬化，而產生重度蛋白尿與高膽固醇異常，導致腎功能衰退。

雖然發病的機率很低，不過每個年齡層都有可能發生。投以副腎皮質類固醇、免疫抑制劑等藥物來進行治療。

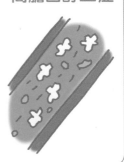

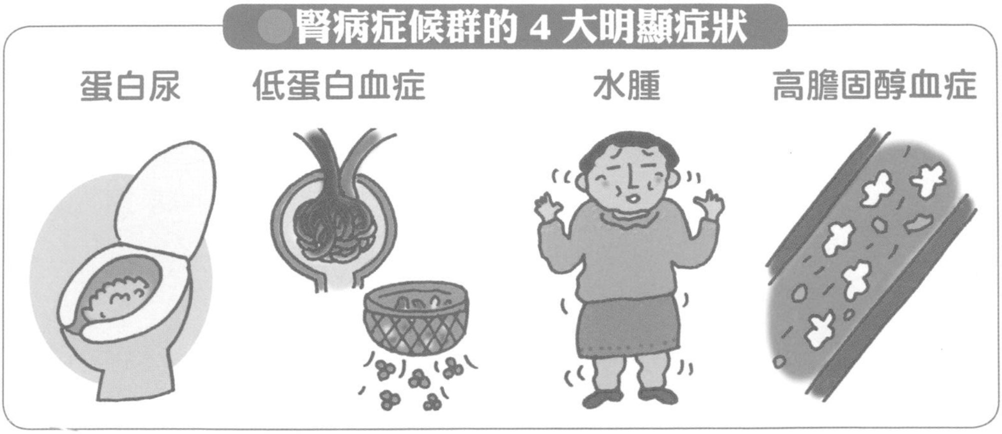

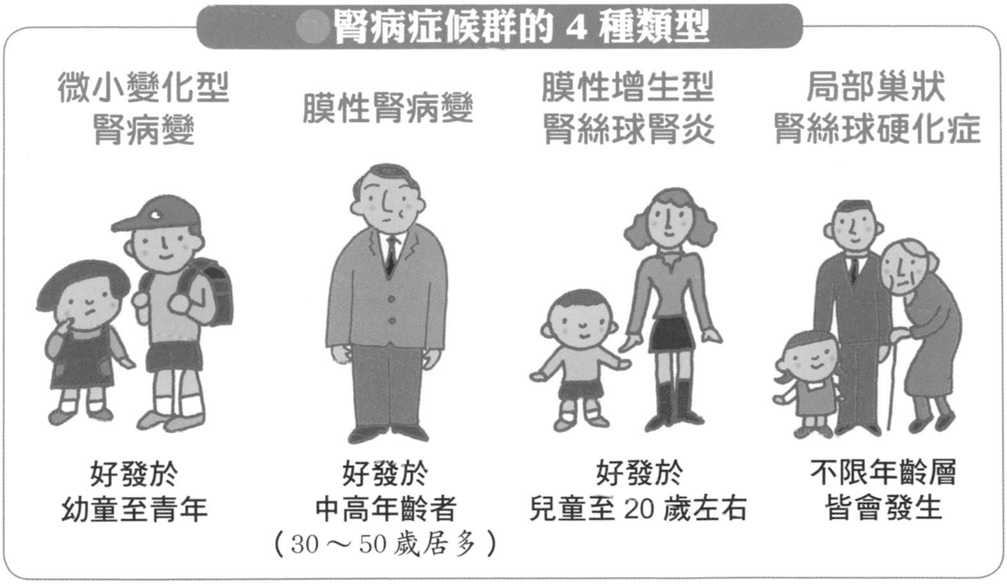

狼瘡性腎炎

屬於膠原病的一種。伴隨著全身性紅斑性狼瘡的一種腎臟病。

所謂的膠原病是指細胞與細胞之間或血管與細胞之間的締結組織發生病變，應該要保護身體的免疫系統竟然開始攻擊自己的身體組織，屬於自體免疫疾病的一種。

罹患全身性紅斑性狼瘡的話，會出現皮膚的紅斑點、發燒、關節疼痛、心臟瓣膜症、肺膜炎、視網膜異常、貧血等許多症狀。甚至連腎臟也遭受侵害，還會產生多量的蛋白尿、血尿、尿沉渣異常、全身性的嚴重水腫。這些就是狼瘡性腎炎所產生的症狀。

主要投以副腎皮質類固醇藥物來進行全身性紅斑性狼瘡的治療，同時也要進行預防腎功能衰退的治療。

腎臟的疾病① 糖尿病腎病變

糖尿病發開始約十年之後，腎功能就會明顯出現問題。糖尿病所引起的腎病變也是使用透析療法的主因。

初期感覺不到有何異狀，一旦發現時往往太晚

透過第16頁的圖，可以了解到很多腎衰竭病患會接受透析療法，而透析患者的人數也逐年增加。其中最主要的原因就是糖尿病腎病變患者的增加。糖尿病腎病變是糖尿病的併發症之一，隨著糖尿病患者的增加，這個疾病的患者也隨之增加，這也是透析患者人數逐漸攀高的原因。

作為能量來源的葡萄糖，是藉由胰臟所分泌的胰島素進入肌肉細胞，以供作身體使用。糖尿病就是因為胰島素不足而使其功能產

運動〔＊註2〕	工作	家事	懷孕、生產	治療、飲食、生活提點
●原則上進行糖尿病的運動療法	●一般工作	●普通	可	●以糖尿病飲食為主，努力控制血糖。避免攝取過多的蛋白質
●原則上進行糖尿病的運動療法	●一般工作	●普通	可	●以糖尿病飲食為主，並且嚴格控制血糖 ●降血壓治療 ●避免攝取過多的蛋白質
●原則上可以運動 ●依病情調整運動強度 ●不可進行過於激烈的運動	●一般工作	●普通	不可	●嚴格控制血糖 ●降血壓治療 ●限制蛋白質攝取〔＊註3〕
●限制運動 ●維持體力的輕度運動	●輕度受限 ●依照工作內容區分從一般工作～內勤	●輕度受限 ●不會疲累的範圍內	不可	●控制血糖 ●降血壓治療，蛋白控制飲食〔＊註3〕 ●依據水腫程度、有無心臟衰竭來適當的限制水分攝取
●限制運動 ●可以散步或體操	●輕鬆的工作～工作受限 ●以不會感到疲累的內勤工作為主 ●避免加班、夜班	●受限制 ●以不感到疲累範圍內的簡單家事	不可	●血糖控制、降血壓治療 ●低蛋白飲食〔＊註3〕（採取透析療法） ●依據水腫程度、有無心臟衰竭來適當地限制水分攝取
●原則上進行輕度的運動 ●不可進行過於激烈的運動	●原則上盡量以輕鬆的工作為主 ●超時工作、加班有所受限	●大致上可 ●完全不會疲累的程度	不可	●血糖控制、降血壓治療 ●透析療法或腎臟移植 ●水分的限制 （透析期間的體重增加率為透析時基本體重的5%之內）

＊註4：由於血液透析（HD）、連續性可攜式腹膜透析（CAPD）患者的異化作用較為激烈，所以熱量攝取總量會稍高於一般糖尿病患者。CAPD患者在進行腹膜透析時會由腹膜吸收部分的葡萄糖。

生問題，致使血液中有過多沒有被利用到的糖分，也就是所謂的高血糖疾病。因此造成多餘的糖分在身體各個地方產生作用，引發身體問題。糖尿病在初期並無法自行察覺症狀，一旦惡化就會出現神經障礙、視網膜障礙等各種併發症。發病開始約十年後也會危及腎臟，腎腎絲球的過濾功能退化，以及出現蛋白尿的情況。持續維持高血糖的話，會引起體內血管動脈硬化，血管壁變得又硬又厚，管腔變窄。腎臟的血管也會發生相同的情況，而過濾血液的功能也會出現問題。加上間質基質（第25頁）擴大壓迫到微血管，血液中過多的葡萄糖也會造成間質細胞的代謝異常。這除了和血糖控制有關外，也和遺傳息息相關，因此分為容易罹患糖尿病腎病變的體質與不容易罹患糖尿病腎病變的體質。

糖尿病腎病變的生活指導準則

病期	檢查數值	日常生活	飲食			
	腎絲球過濾率（GFR） 尿蛋白		總熱量 kcal/kg（標準體重）/天	蛋白質 g/kg（標準體重）/天	食鹽含量〔＊註1〕g/天	鉀攝取量 g/天
第1期（腎病變前期）	正常～偏高 陰性	•正常生活	25～30	——	•沒有限制	•沒有限制
第2期（早期腎病變期）	正常～偏高 微量白蛋白尿	•正常生活	25～30	1.0～1.2	未滿10	•沒有限制
第3期A（顯性腎病變前期）	46ml/min 以上 蛋白尿	•正常生活	25～30	0.6～0.8	未滿6	•沒有限制
第3期B（顯性腎病變後期）	未滿45ml/min 蛋白尿 1g/天以上	•輕度限制 •不至於感到疲累範圍的生活	30～35	0.6～0.8	未滿6	•輕度限制
第4期（腎衰竭期）	氮血症	•限制生活	30～35	0.6～0.8	3～6	1.5
第5期（透析療法期）	——	•輕度限制 •不至於感到疲累範圍的生活	血液透析（HD）：35～40〔＊註4〕	1.0～1.2	7～8	未滿1.5
			連續性可攜式腹膜透析（CAPD）：30～35〔＊註4〕	1.1～1.3	8～10	•輕度限制

＊註1：以高血壓併發例來看，建議不超過6.0g／天。
＊註2：依照尿蛋白量、高血壓程度來加強限制。若併發增殖性視網膜病變的話，不管是腎病變的哪個階段都要限制運動。
＊註3：參照《運用「食品交換表」的糖尿病飲食療法指導的指南書》、《「糖尿病腎病變」的食品交換表》（以上皆由文光堂所出版）。

為了能及早發現並接受治療，請接受微量白蛋白尿的檢查

一旦驗出蛋白尿時，表示糖尿病腎病變已經進展至某個程度，以分期來說是處於第３期Ａ（顯性腎病變前期），不過在這之前其實尿液中已經出現少量稱之為白蛋白（albumin）的蛋白質（第28、29頁表格）。而這個「微量白蛋白尿」也是早期發現腎病變的重要指標。雖然一般認為檢驗出微量白蛋白尿大多發生於糖尿病發病七年後，不過若在這個階段就施予適當的治療，就有可能維持腎臟的功能。

即使沒有檢驗出微量白蛋白尿或蛋白尿，不過腎絲球過濾率（ＧＦＲ）偏低的糖尿病患者卻不在少數。有報告指出，比起驗出有微量白蛋白尿或蛋白尿的糖尿病患者，白蛋白尿報告正常的糖尿病患者，即使腎絲球過濾率偏低，其併發心血管疾病或惡化至腎死（透析導入或進行腎臟移植）的狀況會比較少。雖然還有不明確的部分，不過可以確定的是微量白蛋白尿是糖尿病腎病變的早期發現指標。

白蛋白是蛋白質的一種，在微量白蛋白尿檢查中會出現二十～三十毫克的數值，且呈現陽性反應。由於一般的健康檢查中並沒有包含微量白蛋白尿液檢查，因此糖尿病患者除了每個月一次的例行尿液檢查之外，每三個月應該再安排一次微量白蛋白尿液檢查。不過為了要測量一天尿液中的白蛋白排出量就非得蓄尿不可，因此也有以隨機尿液的白蛋白濃度比及尿液肌酸酐的濃度比來加以診斷。

血糖與血壓的控制

即使罹患了糖尿病，若能夠將血糖掌控得宜，就不會發展為糖尿病腎病變，又假使罹患了糖尿病腎病變，若能從初期開始就好好地控制血糖，那麼也就不會惡化到腎衰竭的階段。空腹時血糖不超過一一〇毫克／公升，飯後二小時血糖不超過一八〇毫克／公升，糖化血色素Ａ１ｃ（Hba1c）不超過6.5％，以這樣的數值為控制目標（左頁上表）。糖化血色素是呈現一～二個月的平均血糖狀態數值。血糖值容易因檢查前一天的飲食、運動、身體狀況等而產生變化，糖化血色素則不易受到這類變因的影響，能確實反應出血糖穩定時的狀態。

糖尿病腎病變的患者也必須要控制血壓（左頁下表）。不論是血糖或血壓，在患病初期，主要都以飲食療法或運動療法來加以控制。假使這樣也無法控制的話，針對高血糖要使用口服降血糖藥物（oral hypoglycemic agent，ＯＨＡ）或胰島素，針對高血壓則使用降壓藥物的ＡＣＥ抑制劑、ＡＲＢ等藥物來進行治療。

●血糖控制目標

控制的情形		糖化血紅素 HbA1c（%）	空腹時血糖（mg/dl）	飯後 2 小時血糖值（mg/dl）
優		不超過 5.8	80 ～ 110	80 ～ 140
良		5.8 ～ 6.5	110 ～ 130	140 ～ 180
可	不足	6.5 ～ 7.0	130 ～ 160	180 ～ 220
	不良	7.0 ～ 8.0		
不佳		8.0 以上	160 以上	220 以上

參考：日本糖尿病學會編著《2010 糖尿病治療指南》

●血壓控制目標

原始疾病	腎絲球血壓	尿蛋白（g/天）〔＊註 1〕	降壓目標（mm Hg）	建議的降壓藥物
糖尿病腎病變 腎絲球腎炎	上升	通常 1g/ 天以上	不超過 125/75〔＊註 2〕	RA 類抑制劑
腎硬化症 自體顯性 多囊性腎病 間質性腎炎	正常～偏低	通常不超過 1g/ 天	不超過 130 ～ 80	沒有侷限種類〔＊註 3〕

參考：日本腎臟學會、日本高血壓學會編著《慢性腎臟病診療指南 高血壓篇》東京醫學社出版

糖尿病腎病變或腎絲球腎炎的情況：
即使沒有高血壓，但是為了保護腎臟功能也會使用 RA 類抑制劑（ACE 抑制劑、ARB）。
RA 類抑制劑在治療沒有蛋白尿的慢性腎臟病上，無法確定是否對腎臟有保護作用。

＊註 1：尿蛋白量 1g/ 天的基準是粗估的數值。
＊註 2：糖尿病腎病變或腎絲球腎炎的尿蛋白量不超過 1g/ 天的話，降壓目標則可設定在 130/80mm 以內。
＊註 3：尿蛋白若增加的話，那麼則可推測腎絲球血壓也會上升，因此希望能以 RA 類抑制劑來積極進行降壓治療。

IgA腎病變

A型免疫球蛋白（Immunoglobulin A，IgA）的異常引起腎臟功能發生問題，嚴重者，甚至會引發像腎衰竭這樣的高危險疾病，特別常見於日本人。

初期並無任何症狀 在健康檢查時也不易發現

A型免疫球蛋白（IgA）是免疫球蛋白的一種，沉積在腎絲球的間質當中，使得腎絲球的過濾率功能變差，造成慢性腎絲球腎炎。亞洲人常罹患此疾病，而在日本人所罹患的腎絲球疾病中，算是最多人罹患的一種。初期並無症狀，腎臟功能也很正常，因此大多都是由健康檢查中的血尿或蛋白尿所發覺。一旦檢查血液中的A型免疫球蛋白數值時，會發現約半數的人都超過三一五毫克／公升。雖然有些人之後並未發生腎功能異常，不過大多數的人會有血尿和蛋白尿增加的情形，並且造成血壓上升、腎臟功能衰退。甚至還會出現補體（＊註）沉積的情況。

＊註：血液中的一種蛋白質，與免疫系統息息相關。

從發病開始的二十年內有30～40％的患者需要採用透析療法。就算患者沒有少量蛋白尿和血尿以外的症狀，也必須定期檢查腎臟的功能，因為目前還無法得知為何A型免疫球蛋白會出現沉積現象，不過，被懷疑可能與上呼吸道感染有關，曾有切除扁桃腺後蛋白尿的症狀就消失的病例。

施予類固醇等藥物治療改善病情

出現持續性顯微鏡可見血尿和蛋白尿、巨視性血尿等症狀，或血清IgA超過三一五毫克／公升的情形，都顯示可能患有IgA腎病變，但還是要透過腎臟切片檢查（第62頁）來加以確定診斷結果。治療方式有施予抗血小板劑、副腎皮質類固醇等藥物治療、扁桃腺摘除術＋副腎皮質類固醇藥物治療，出現高血壓情況則施予ACE抑制劑、ARB等藥物。

病情惡化快儘早接受治療很重要

若一天出現超過一克的尿蛋白，而且被診斷有腎臟功能衰退或收縮型高血壓時，腎臟功能障礙將加速惡化。因此要儘早開始積極接受治療，密切注意病情發展是很重要的。藉由治療可以抑制腎臟功能障礙的發展。

這樣的人，腎功能障礙會發展快速

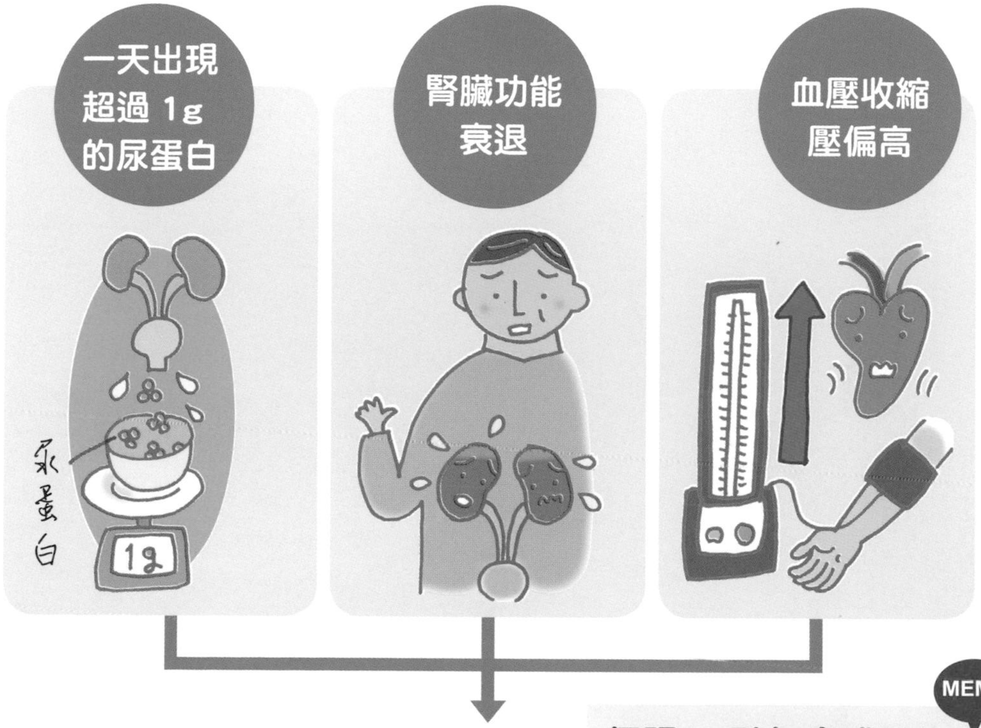

務必儘早且積極地接受治療！

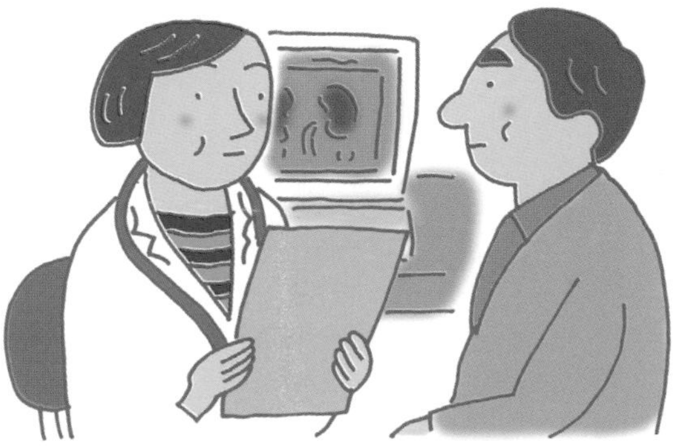

MEMO

何謂 A 型免疫球蛋白

免疫系統是指當病毒、細菌、微生物、花粉等外敵或是異物（抗原，antigen）侵入體內時，會將其擊退並且防止身體生病的一種防禦機制。免疫球蛋白（Immunoglobulin, Ig）是擔任免疫機能主要工作的蛋白質，也稱之為抗體。

由白血球中一種稱之為 B 細胞的淋巴球製造，以結合抗原的方式擊退抗原。免疫球蛋白一共分為 G、M、A、D、E 這 5 種類，在血液、唾液、鼻水、腸管等都有 A 型免疫球蛋白（IgA），而黏膜是抵抗外敵或異物入侵體內的第一道防線。

膜性腎病變、腎硬化症、急進性腎小球腎炎

即使發病的原因或病情發展各有所異，若腎臟病在早期沒有接受適當的治療，將來可能會導致腎衰竭，不得不慎。

●膜性腎病變

抗體與入侵體內的細菌等抗原結合成為「免疫複合體」之後沉積於腎絲球基底膜內，使得防止血液中蛋白質流入尿液的過濾功能降低，而出現多量蛋白尿的一種疾病。發生原因大多不明，有可能是病毒感染、惡性腫瘤、膠原病、藥物等引起。

約半數的人罹患膜性腎病變後會自然痊癒，一旦出現腎病症候群的話，則會引發腎靜脈出現栓塞（血液的血塊），此為腎靜脈血栓的併發症。有10～20％的患者在服用副腎皮質類固醇藥物或免疫抑制劑後，會呈現藥物無效的腎病症候群，甚至病情惡化為末期腎衰竭的情況。

●腎硬化症（NepHrosclerosis）

由高血壓引起腎臟血管的硬化，流至腎臟的血液變少，導致腎臟萎縮或腎臟功能衰退的一種疾病。有分為輕度至中度高血壓所引起的良性腎硬化，和舒張壓超過一三〇mmHg高血壓所引發的惡性腎硬化。良性腎硬化除了出現輕微的蛋白尿和顯微鏡可見的血尿之外，自己並不會感覺到其他異狀，但為了防止腎衰竭，還是要及早開始進行治療。惡性腎硬化則會因為腎臟小動脈的壞死、血管炎、狹窄等症狀而加速腎臟功能的衰退。除了會出現血尿、蛋白尿、尿沉渣異常之外，還會發生頭痛、噁心、嘔吐、眼底出血或視網膜剝離等視力問題。

●急進性腎小球腎炎

會出現血尿、蛋白尿、貧血等情形，數週至數個月之間，腎臟功能會急遽惡化，甚至會引發腎衰竭。除了有少尿、水腫、高血壓的症狀之外，依全身血管嚴重發炎的情況還會伴隨著發燒、倦怠感、關節疼痛、筋肉疼痛、咳血等症狀。雖然感染症或膠原病等其他因素也有可能造成急進性腎小球腎炎，不過大致上是因誤認自體組織成分為外敵而產生抗體（自我抗體），或免疫複合體沉積於腎絲球的基底膜所引起。多半在腎臟切片檢查時會在腎絲球周圍發現新月狀的形成。由於急進性腎小球腎炎是會急遽惡化的疾病，所以務必要及早發現及治療。

腎硬化症的特徵

惡性腎硬化：

舒張壓超過130mmHg的高血壓

出現血尿、蛋白尿、尿沉渣的異常

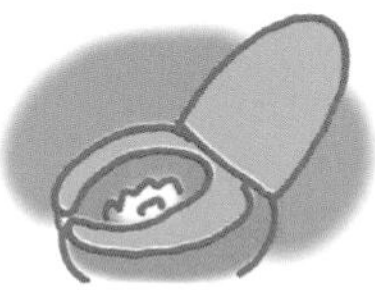

短時間內惡化成腎衰竭

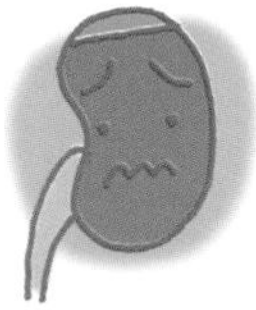

頭痛

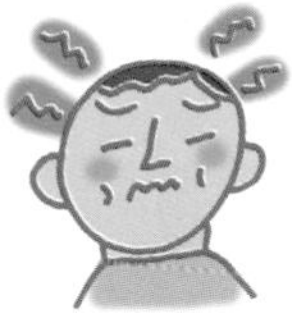

噁心

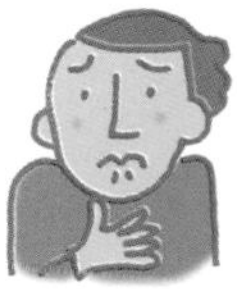

嘔吐

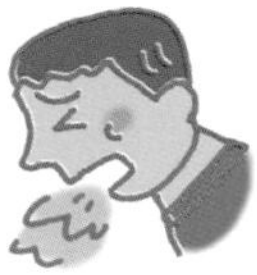

視力出現障礙

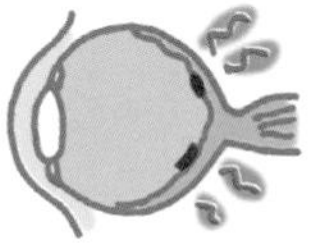

良性腎硬化：

高血壓

蛋白尿

顯微鏡可見血尿

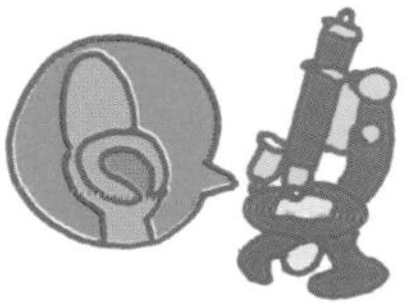

膜性腎病變的特徵

大量的蛋白尿

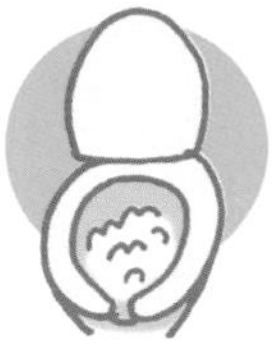

好發於中高齡男性

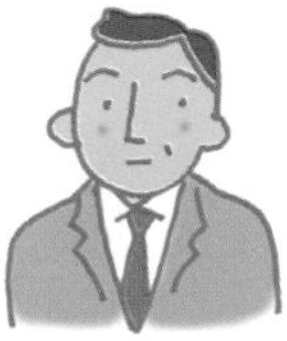

併發惡性腫瘤

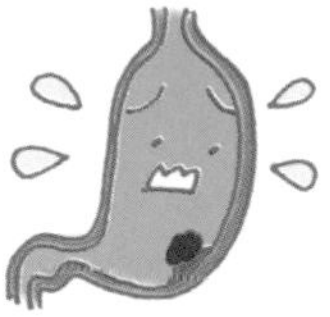

急進性腎小球腎炎的特徵

血尿、蛋白尿

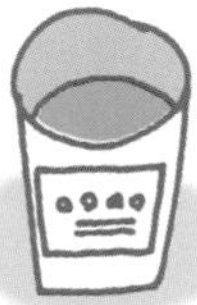

貧血

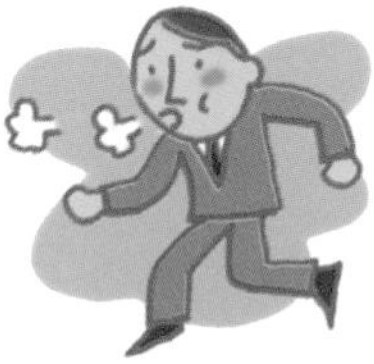

少尿

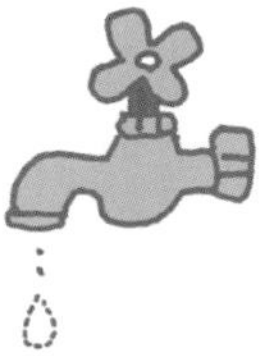

水腫

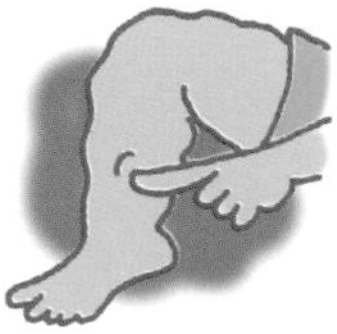

高血壓

發燒

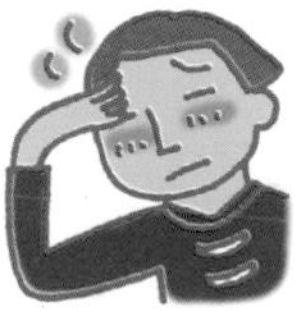

倦怠感

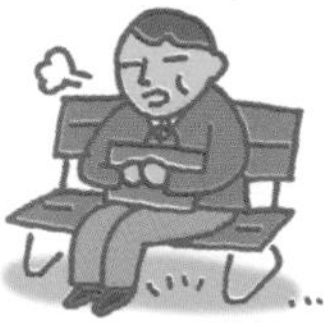

關節疼痛、肌肉疼痛

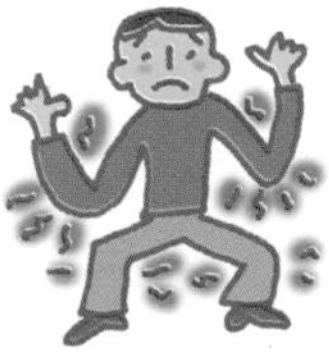

咳血

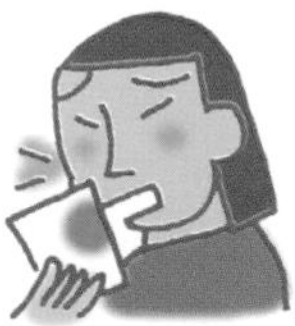

短時間內惡化成腎衰竭

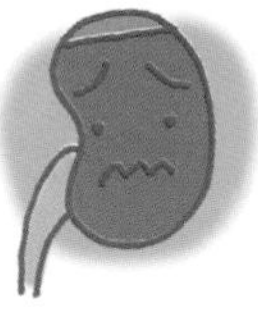

腎臟的疾病④

急性腎衰竭

雖然腎功能會急遽衰退，不過早期若能接受適當治療的話，還是有康復的可能。

腎衰竭是指腎臟無法完全發揮原有機能

腎衰竭是指腎臟無法發揮原本的作用而喪失功能的狀態。在前面已經詳述了腎臟有排除身體的老廢物質、調解水分和電解質、平衡血液中酸鹼值、分泌荷爾蒙等功能。（第12、18、20頁）

一旦腎衰竭的話，就會喪失這些功能，結果就會造成老廢物質滯留於體內，引發尿毒症，而各部位組織也會相繼產生問題。腎衰竭分為急遽引發腎臟功能衰退的「急性腎衰竭」和長時間逐漸發展的「慢性腎衰竭」。慢性腎衰竭在第46頁會詳加說明。

重傷、撞擊或心肌梗塞等是造成腎衰竭的主因

腎衰竭發生的原因有心臟衰竭、脫水或中暑、事故或手術所引起的大出血或撞擊等，這些原因會造成流向腎臟的血液循環變差；或是腎炎或藥物等造成腎臟本身出現問題，抑或由前列腺肥大、前列腺癌、膀胱癌、尿路結石等尿路的異常所引起。症狀有尿量減少、無尿、水腫、頭痛、噁心、嘔吐、意識不清、心律不整等。不立刻治療將會危及生命，若能儘早排除引發腎衰竭的原因並接受治療的話，就能恢復腎臟的功能。若無法恢復腎臟功能時，治療方式將會改採慢性的透析療法。

腎盂腎炎

膀胱感染的細菌經由尿道進入腎盂，而引起整個腎臟發炎的疾病。會出現發冷、高燒、背部疼痛、倦怠等症狀。健康的尿液應該是無菌狀態，而大腸菌容易入侵肛門附近的尿道，所以經常導致膀胱受到細菌感染而引起膀胱炎。特別是女性的尿道較短，更容易感染細菌。加上憋尿、水分攝取不足，更容易孳生細菌。

給予感染的細菌有效的抗生素或抗菌劑等藥物來進行治療，大約1～2週後就能痊癒，可是延誤治療的話，還是會有引發腎衰竭的可能，因此不得不慎。水分攝取量夠多的話，細菌也會隨之排出體外。

急性腎衰竭的原因

心臟衰竭

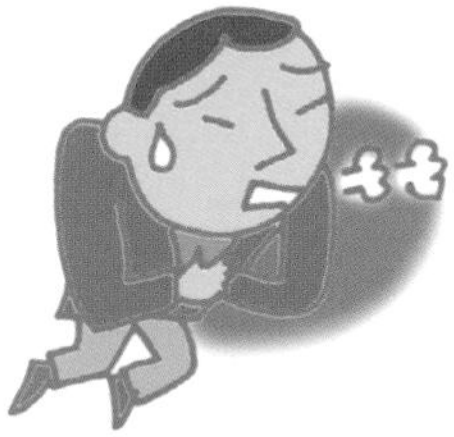

脫水或中暑

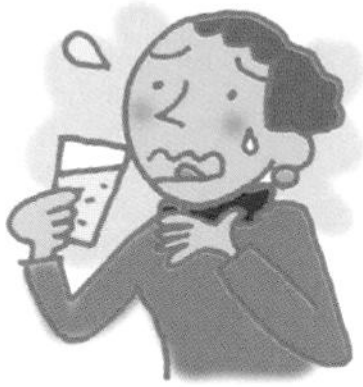

事故

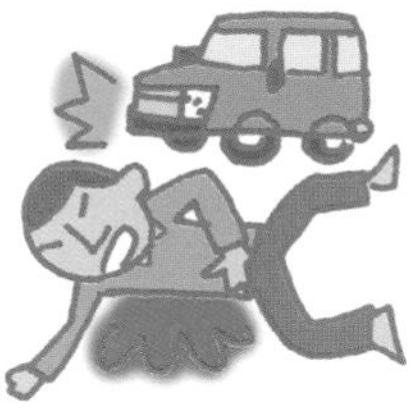

手術引起大出血

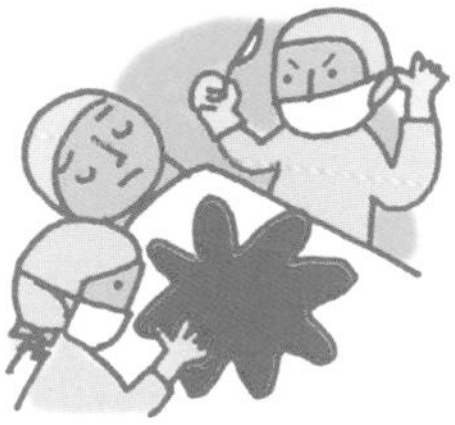

撞擊

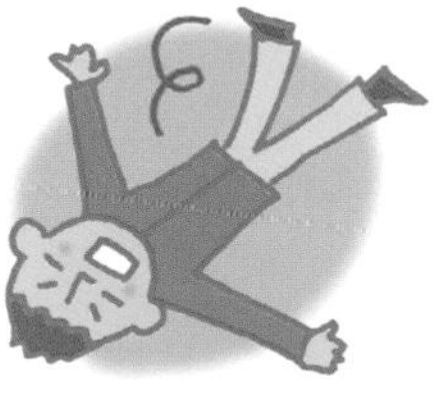

前列腺肥大、
前列腺癌

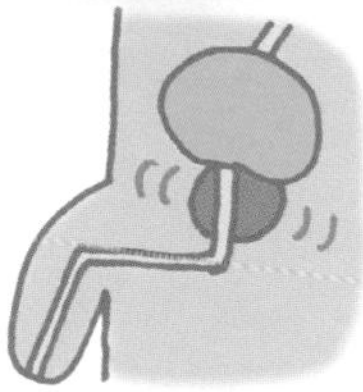

膀胱癌、尿路結石

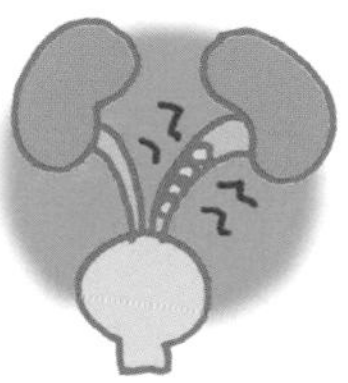

急性腎衰竭的症狀

尿量減少、無尿

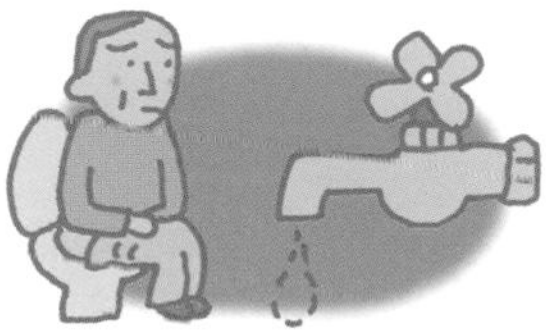

心律不整

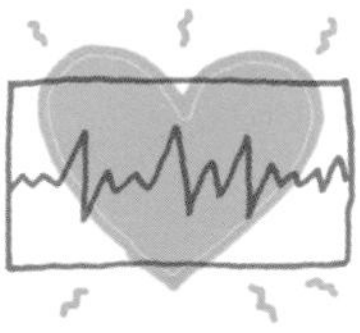

水腫

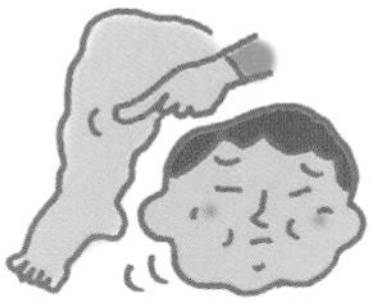

頭痛

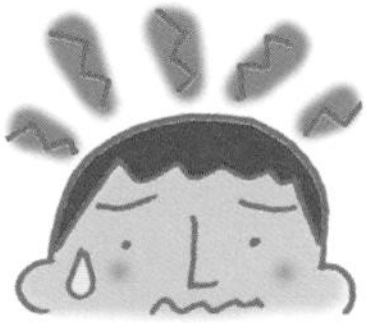

噁心

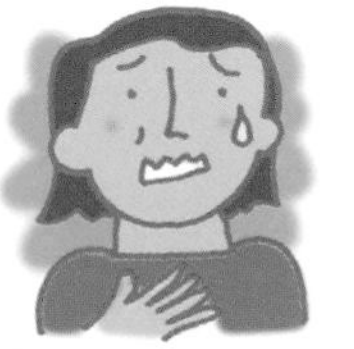

嘔吐

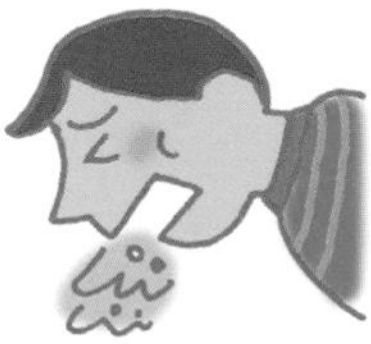

意識不清

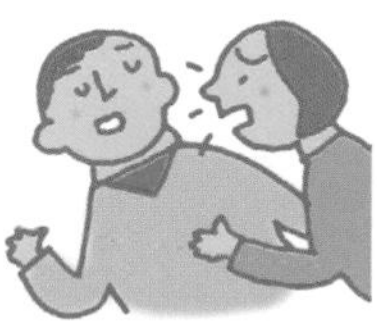

必須立即接受治療！

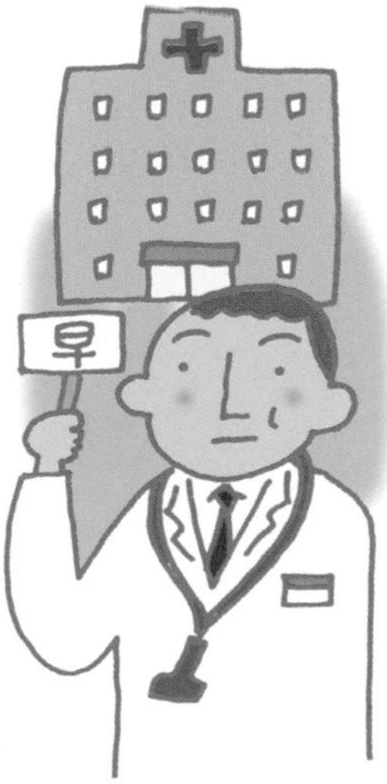

腎臟病 Q&A

Q 父親患有 IgA 腎病變，之後惡化為腎衰竭，腎臟病會遺傳嗎？

大家所熟知的遺傳型腎臟疾病有：出現數個含有液體袋狀囊泡的自體顯性多囊性腎病（ADPKD）；幼兒期或學齡時期開始出現血尿，至 20 歲左右就惡化為腎衰竭的亞伯氏症候群（Alpor's Syndrome），或出生時腎絲球的基底膜均一性變薄的薄腎絲球基底膜疾病（Thin Basement Membrane Disease）等。

糖尿病腎病變也是種容易因遺傳體質所罹患的疾病，這是因為大家認為糖尿病和遺傳有著密不可分的關聯。

一般來說，IgA 腎病變並非是遺傳性疾病，不過也有家族內發病的例子。除此之外的腎臟病並無法確切指出與與遺傳有關。

此外，還有 IgA 腎病變可能與上呼吸道有關的說法，也有報告指出收縮壓偏高的患者其療癒評估會較差。

感冒時要治療至痊癒，平時要有適當的運動與注意飲食，避免罹患高血壓。廣義上來說，這些都與預防腎病變有著密切的關係。

不只 IgA 腎病變，其他大多的腎臟疾病在早期並無明顯症狀。因此，每年務必要接受一次由學校、公司、自治團體所舉辦的健康檢查，以檢視我們的腎臟情況。

Q 小孩得了微小變化腎病變，所幸平安出院了。最近想要復學，請問該注意些什麼呢？

這個類型的腎病症候群大多好發於孩童，特徵是容易治療，但也容易再次發病。因此要逐漸減少副腎皮質類固醇的用藥量，大多要持續服用一年左右。主治醫生應該有給予出院後的生活指導，只要遵照醫生指示，生活上不要過於逞強即可。在學校時，體育課還是暫時以觀摩為主，運動型的社團活動也建議先暫停。

另外，減量服用副腎皮質類固醇時，經常有可能會再復發，所以應該要使用試紙來檢測早晨尿液中是否有蛋白尿的情形。家人應該要經常注意孩子的情況，尿液中出現大量的泡沫（蛋白尿的可能性）、產生水腫等，若出現疑似再發作的症狀時，就須立即就醫。

請家人多費心注意孩子們的生活習慣，要有充足的睡眠、規律的生活、讓孩子攝取營養均衡的飲食等。

Part 2
何謂慢性腎臟病

慢性腎臟病的認知、診斷與治療方法

全世界的末期腎衰竭患者不斷地增加，其背後原因在於有可能導致末期腎衰竭的慢性腎臟病患者也逐年攀升中。接受末期腎衰竭治療方法的透析療法患者人口比例，日本是全世界最高的國家。為了減少透析患者的增加，在慢性腎臟病階段時，患者就有必要接受適當的治療。

何謂慢性腎臟病①

慢性腎臟病的各個階段

不論全世界或日本，末期腎衰竭的患者都逐漸增加。在日本，罹患可能導致末期腎衰竭的慢性腎臟病，推估有一千三百三十萬人，堪稱是新的日本國民病。

慢性腎臟病就是病程漫長的腎臟疾病總稱

所謂慢性腎臟病，是由於糖尿病腎病變、IgA腎病變等慢性腎絲球腎炎、高血壓所引起的腎臟功能障礙（腎硬化症）、自體顯性多囊性腎病（由於腎臟出現許多囊泡，使得腎臟功能衰退的遺傳性疾病）等各種原因所造成且病程漫長的腎臟病總稱。二〇〇二年由美國所提出，其特徵是以腎臟可維持的功能程度區分為五個階段。

之所以會有這種想法，是希望能在病情尚未嚴重時進行治療，便有可能防止腎臟功能衰退或惡化成末期腎衰竭，以及防範心血管疾病併發（第44頁）。

診斷為慢性腎臟病的情況為：

①尿液異常、影像診斷、病理上出現明顯的腎臟功能障礙（尤其是出現蛋白尿的狀況時）。

②腎絲球過濾率值未達60ml／min／1.73m²，有①或②的情形或兩個現象皆持續三個月以上的情況。

腎絲球過濾率值（GFR）是指一分鐘內腎絲球過濾血液的數量。

原因在於，若腎絲球過濾率值低於前述基準狀態，或持續出現蛋白尿的情況時，則可判斷患有慢性腎臟病。

慢性腎臟病依據腎臟功能的狀態區分為五個階段

慢性腎臟病可依據腎臟功能狀態區分為五個階段，而其區分基準就是腎絲球過濾率值。為了能夠簡單呈現各個階段，此數值用15和30的倍數來區分，數值越小則代表病情越惡化。

想要正確檢測腎絲球過濾率的話，就要注射一種人體無法消化吸收稱為「菊糖」的糖類，並進行蓄尿。藉由測量血液中與尿液中的菊糖濃度和尿量，加以計算菊糖的廓清力或肌酸酐廓清率（第58頁）。不過由於蓄尿費事費時，因此通常採用如左頁所示的血清肌酸酐數值來推測計算。

●腎絲球過濾率值（GFR）為慢性腎臟病病理分期標準

病理分期	腎絲球過濾率值的數值（ml/min/1.73m2）	嚴重度	自覺症狀
高危險群	90 以上 不過有慢性腎臟病的危險因子（第36頁）。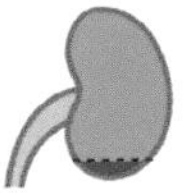	雖然潛藏慢性腎臟病的危險因子，不過腎臟功能正常	幾乎沒有
1	90 以上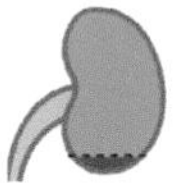	腎臟功能有問題，GFR 正常或亢進	幾乎沒有
2	60 以上，未滿 90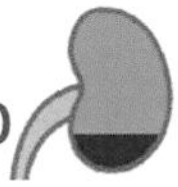	腎臟功能有問題，GFR 輕度偏低	幾乎沒有
3	30 以上，未滿 60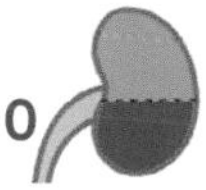	腎臟功能有問題，GFR 中度偏低	極少出現夜間頻尿或水腫
4	15 以上，未滿 30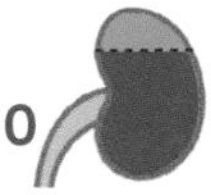	腎臟功能有問題，GFR 嚴重偏低	偶爾會出現水腫、倦怠、心悸
5	未滿 15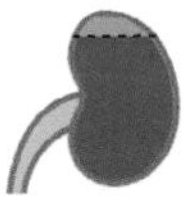	腎衰竭	經常出現水腫、倦怠、食慾不振、噁心

MEMO 日本人腎絲球過濾率值（GFR）的推算公式

●男性的情況：$GFR=194\times(\text{血清肌酸酐})^{-1.094} \times (\text{年齡})^{-0.287}$

●女性的情況：以上的數值再乘以 0.739 所得的數值

參考：日本腎臟學會《CKD 對策委員會流行病學》2008.1.23

＊實際來說，上述的計算方式十分困難，建議可利用下述的網址來進行計算。
＊與第 58 頁所說明的肌酸酐廓清率的相關計算公式：GFR=0.719（肌酸酐清除率）

參考：日本腎臟學會《CKD 診療指南 2009》東京醫學社出版

腎絲球過濾能力基準指標的肌酸酐

肌酸酐為肌肉代謝蛋白質時所產生的老廢物質之一，經常會排出一定的量於尿液當中。不過一旦腎絲球的過濾功能衰退時，就無法充分排除肌酸酐，而使其殘留於血液當中，當其在血液中肌酸酐濃度過高時，可能會對過濾功能造成影響。（相關基準值請參照第 55 頁）一般的健康檢查也有血清肌酸酐的檢測。雖然專科醫生會以血清肌酸酐數值來推算腎絲球過濾率值，不過日本慢性腎臟病對策協議會的網站中有提供 18 歲以上人的腎絲球過濾率值換算。只要輸入血清肌酸酐數值、年齡、性別，網站就會自動計算腎絲球過濾率值。網址：http://j-ckdi.jp/ckd/check.html

何謂慢性腎臟病②

哪些人容易罹患慢性腎臟病

遺傳性體質、過去健康檢查報告中是否有尿液異常、生活習慣等都會使罹患慢性腎臟病的風險提高。日常生活中盡量試著減少罹患慢性腎臟病的風險，延緩慢性腎臟病的發展也相當重要。

事先了解引發慢性腎臟病或使病情惡化的危險因素

隨著年齡的增長，任何人的身體功能都會出現衰退。腎臟的功能也不例外，而高齡可說是引發慢性腎臟病和惡化的最主要危險因素。但是即使到了七十、八十歲，也有人腎臟功能依然充滿活力正常運作；反之，也有人年紀輕輕，腎臟卻出現問題。另外，還有人遺傳了容易出現腎臟問題的體質。年齡增長或與生俱來的體質雖然無法經由後天努力來改變，不過平時多注意生活習慣的話，則能預防慢性腎臟病的發作，延緩病情發展。日常生活中請盡量避免左頁所列的危險因子。

尤其需要注意高血壓、糖尿病、代謝症候群等疾病

各種因素都有可能成為慢性腎臟病發病的危險因子，其中特別重要的是高血壓、糖尿病、代謝症候群、過去健康檢查中發現尿液的異常、抽菸等。

血壓越高，則蛋白尿也越容易呈陽性反應，高血壓除了是造成腎臟血管的負擔，引發腎硬化症的主因外，還會致使各種腎臟疾病惡化。慢性腎臟病的患者，血壓建議控制收縮壓在一三〇mmHg以下，舒張壓在八〇mmHg以下的範圍內。平時需注意飲食及適當運動，並依據血壓的疾病症狀來服用降壓藥物。若蛋白尿一天超過一克以上，那血壓的控制目標為收縮壓小於一二五mmHg，舒張壓小於七十五mmHg。

對於併發高血壓的慢性腎臟病患者而言，降壓藥物以ACE抑制劑或ARB為用藥首選。但是急速降低血壓，會造成腎臟功能惡化，所以建議要和緩地降低血壓。糖尿病因血管障礙引發糖尿病腎病變之外，也會造成腎臟血管的負擔，加速慢性腎臟病的病情惡化，所以必須控制血糖（第31頁）。

代謝症候群（第57頁），和高血壓、糖尿病一樣，與慢性腎臟病的發病和病情惡化有密切關聯。代謝症候群是內臟脂肪囤積所造成的問題，以腰圍作為代謝症候群的指標。除避免肥胖之外，也要注意腰圍不超過國人標準。

●慢性腎臟病發病與導致病情惡化的危險因子

高血壓

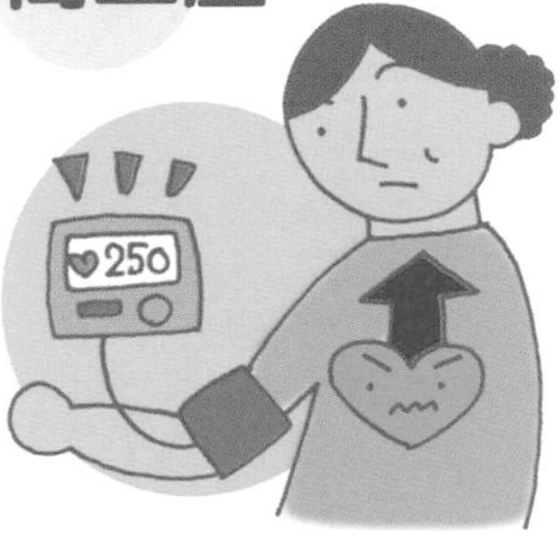

葡萄糖耐受不良 **糖尿病**
（很有可能罹患
糖尿病的狀態）

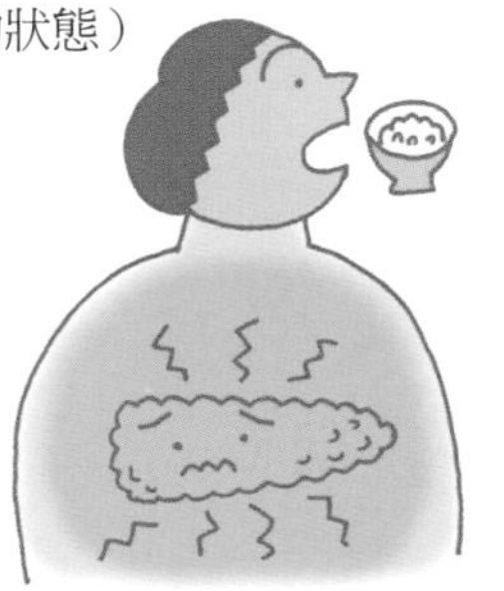

有服用常用藥
（尤其是非類固醇類
消炎止痛藥）、
營養保健食品
等記錄

曾經患有
急性腎衰竭

肥胖、脂質異常症
代謝症候群（生活習慣病）

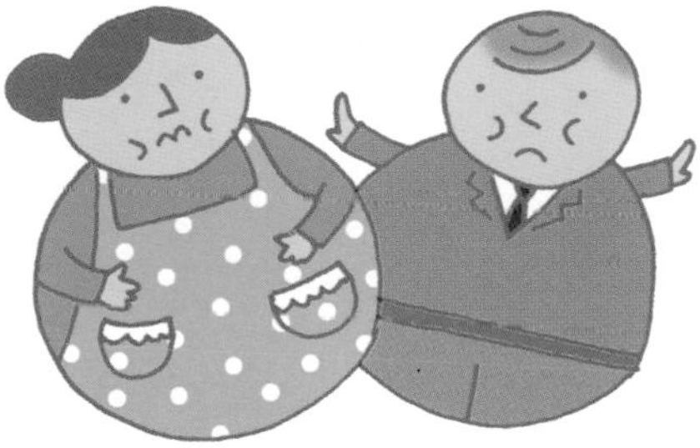

過去
健康檢查中有發現
尿液的異常
或診斷有腎臟功能衰退、
腎臟異常等情況

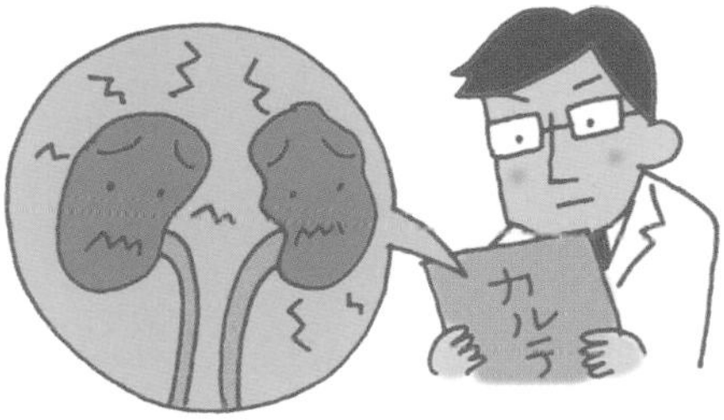

單腎
（只剩一個腎臟）
萎縮變小
的腎臟

尿路結石、
尿路感染、
前列腺肥大

高齡

膠原病、
全身性感染
（鏈球菌感染症等）

有慢性腎臟病
的家族史、
出生時體重過輕

抽菸

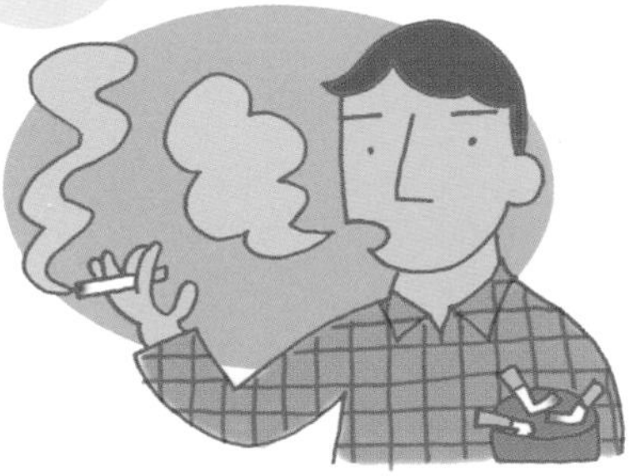

慢性腎臟病的可怕之處

心臟病或腦溢血的死亡率也會提高

慢性腎臟病與心臟病、腦溢血等心血管疾病有許多共通的危險因子。即使只有輕微的腎臟功能衰退或是蛋白尿，也需要確認有無併發心血管的疾病。

腎絲球過濾值越低則患有心血管疾病的機率越高

慢性腎臟病受到世界矚目的原因是因為末期腎衰竭患者和其潛在病患的慢性腎臟病患者人數正在逐年增加。一旦慢性腎臟病病情持續發展，導致末期腎衰竭時，如不進行腎臟移植或採取透析療法治療的話，則難以維繫生命。

不僅只於此，一旦患有慢性腎臟病，心肌梗塞、心臟衰竭、腦溢血等心血管疾病的發病率與所引發的死亡率都會提高。根據美國的調查，在調查過腎臟功能的狀態，以及死亡、心血管事故（心肌梗塞或狹心症等）、住院頻率之後，發現慢性腎臟病患者的各項目發生率會比較高，另外腎絲球過濾值偏低，腎臟病越是嚴重的患者其風險更高。

左頁的圖是以日本人為調查對象，在這份調查中果然發現了慢性腎臟病會提高心血管疾病的發病率。

慢性腎臟病患者需確認是否罹患心血管疾病

即使只是輕度的腎臟功能衰退或尿蛋白，也是造成心肌梗塞或腦溢血的主要危險因子。

因此慢性腎臟病患者需要確認是否有併發心血管方面的疾病。有研究報告指出心血管疾病的患者大多也有腎臟功能衰退的情況。有三分之一的心肌梗塞患者，病情大多發展至慢性腎臟病的第三期，而心肌梗塞發作後三年內再發的機率也隨著病理分期的進展而提高。

慢性腎臟病與心血管疾病具有好幾個共通的危險因子，例如有調節體內水分的障礙、血管內皮細胞問題、動脈硬化、腎性貧血等。這是因為慢性腎臟病的緣故，致使腎臟分泌用以製造紅血球的紅血球生成素荷爾蒙不足而產生貧血狀況。

由前述各點得知，為了預防心血管疾病發作，也必須防止慢性腎臟病病情惡化。

若罹患慢性腎臟病則心血管疾病發病率也提高

由是否罹患慢性腎臟病來觀察心血管疾病的累計發病率　資料來源：久山町研究

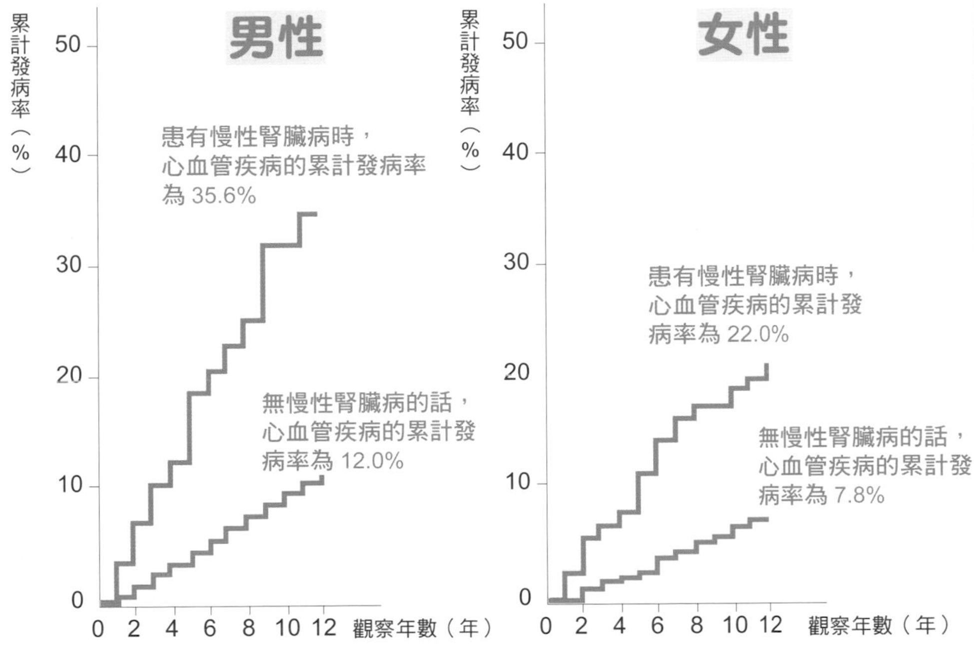

資料來源：引用修改於 Ninomiya T.et al;Kidney Int 2005;68:228-236

維持血管內皮細胞運作的重要性

血管的內側表面覆蓋著一層又薄又扁的細胞組織「血管內皮細胞」。由於內皮細胞是血液通過血管時直接接觸的部分，因此有許多功能，如可藉由血管收縮、擴張來調解血壓高低，交換血液和淋巴液或組織液，血小板功能或血液凝固的機制，調解發炎等。腎臟的腎絲球或腦血管障壁（血液和腦脊髓液之間能夠控制物質進入的屏障）等，也如血管內皮細胞一樣擁有過濾功能。

為了讓血液能夠順利通過所以血管內皮非常光滑，不過如果膽固醇或中性脂肪等血中脂質發生異常而變多的話，就會使血管內壁產生沉積而造成動脈硬化。如果血管內皮細胞受損，為了要修復受損的細胞，就會增生黏著物質，不過也容易因此而形成血栓。所以為了防止動脈硬化或血栓，除了要避免慢性腎臟病惡化之外，保持血管內皮細胞正常也是不可缺的。

治療計劃

依據病理分期來決定檢查或治療

腎臟功能雖沒有衰退，不過處於慢性腎臟病高危險因子的階段，若能減少惡化的風險，就能夠預防慢性腎臟病的發生。慢性腎臟病隨著病理分期的發展，其檢查或治療方式也會有所不同。

慢性腎臟病高危險群的診療計劃──降低罹患風險的治療

腎臟功能正常，尿液檢查也無異狀，不過卻有高血壓或糖尿病等危險因子的人則需要定期（六～十二個月一次）接受尿液的檢測。糖尿病患者則需要計算尿白蛋白與肌酸酐的濃度比率。同時患有高血壓或糖尿病的患者則是要先接受高血壓或糖尿病治療，吸菸者要先戒菸，採取降低風險的治療或生活方式。

第1、2期階段的診療計劃──先治療疾病的成因

即便有少量的蛋白尿，但腎臟功能正常，這樣是屬於慢性腎臟病第1期，有輕度腎功能衰退狀態則為第2期。除了要留意高危險群的注意事項之外，還要先治療導致發病的疾病。若伴隨高血壓或糖尿病等文明病時，除了進行治療，也要改善生活習慣。在第1、2期階段中，最重要的是及早準確掌握腎功能是否有惡化。定期接受尿液、血液、胸腹腔X光、心電圖等檢查。為了確認腎臟形狀的變化或有無併發症，也需要接受超音波或電腦斷層掃描的檢查。總結前述，請參考左頁的檢查頻率表來定期接受檢查。

第3、4期階段的診療計劃──腎衰竭併發症的治療等

中度腎臟功能衰退是屬於慢性腎臟病的第3期，高度腎臟功能衰退則為第4期。第4期的腎絲球過濾值若小於30的話，則稱之為「慢性腎衰竭」；而第5期的腎絲球過濾值若小於15，且需要接受透析治療，則稱之為「末期腎衰竭」。

慢性腎臟病從第3期開始，病情惡化的速度會加快，也會出現貧血、血壓上升、續發性副甲狀腺機能亢進等，由腎衰竭所引發的併發症。在第3期，除了要留心第1、2期的注意事項外，也要注意是否有這些併發症並接受相關治療。病情發展至第4期，除了前述治療以外，也必須要準備接受透析療法或腎臟的移植手術。

慢性腎臟病依病理分期來決定診療計劃

病理分期	腎絲球過濾率值的數值（ml/min/1.73m²）	診療計劃
高危險群	90 以上 不過有慢性腎臟病的危險因子 （請參照第 42 頁）	為了診斷慢性腎臟病所需要的各種檢查 進行減少慢性腎臟病危險因子的治療
1	90 以上	上述事項之外再增加 慢性腎臟病的診斷與開始治療併發症 延緩慢性腎臟病發展的治療 減少心血管疾病危險因子的治療
2	60 以上，未滿 90	除上述事項之外再增加 評估腎臟功能衰退的程度
3	30 以上，未滿 60	除上述事項之外 掌握腎衰竭的併發症（貧血、血壓上升、續發性副甲狀腺功能亢進等）並治療
4	15 以上，未滿 30	上述事項之外再增加 透析療法、腎臟移植的準備
5	未滿 15	上述事項之外再增加 透析療法、腎臟移植的治療

醫生對於慢性腎臟病第 1・2 期病情穩定患者所進行的檢查與頻率

檢查項目	頻率
血壓	每次看診時
尿蛋白、尿液肌酸酐	3～6 個月 1 次
血清肌酸酐、 eGFR （推算腎絲球過濾率）	3～6 個月 1 次
糖化血紅素（為了檢查糖尿病）	1～3 個月 1 次
一般血液檢查	3～6 個月 1 次
血清脂質	3～6 個月 1 次
血清電解質、血清總蛋白、血清白蛋白	3～6 個月 1 次
胸腹部 X 光檢查（也要進行健康檢查）	1 年 1 次
腎臟超音波檢查、腎臟斷層掃描檢查	必要時配合檢查
心電圖	1 年 1 次

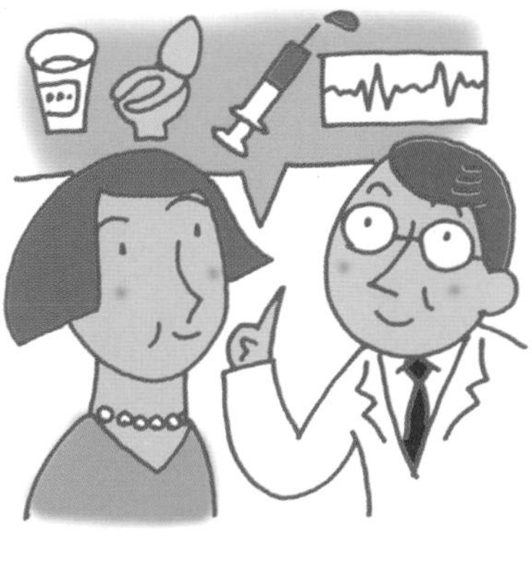

參考：日本腎臟學會《CKD 診療指南 2009》

治療

採取複合式治療以阻斷病症的連鎖效應

慢性腎臟病並無特效藥。需要採取複合式方法來進行治療，如改善生活習慣、飲食指導、高血壓治療，或針對引發慢性腎臟病的主因進行治療等。

治療目的是為了防止惡化為末期腎衰竭和引發心血管疾病

治療慢性腎臟病的首要目的就是阻止病情惡化成末期腎衰竭，以防止患者失去生活品質，並且盡量延緩病情惡化的速度。第二個目的是減少心血管疾病的風險並抑制發病。為了阻止病情演變成末期腎衰竭和心血管疾病惡化，必須要進行各式各樣的多元治療以阻斷病狀的連鎖效應。

◆改善生活習慣

改善肥胖、抽菸等會誘發風險的生活習慣。這些對於動脈硬化的預防與抑制病情發展來說也很重要。

◆飲食指導

必須要依照病理分期來控制蛋白質或鹽分的攝取。

◆高血壓的治療

慢性腎臟病患者血壓須控制在收縮壓小於一三〇mmHg，且舒張壓小於八〇mmHg。如果有一天超過一克蛋白尿的話，則血壓以收縮壓小於一二五mmHg且舒張壓小於七五mmHg為控制目標，並嚴格降壓療法，如改善生活習慣，減鹽、服用藥物等方式。降壓藥物以ACE阻斷劑或ARB為主，也有搭配降壓利尿劑或鈣通道阻斷劑的方式。

◆減少尿蛋白和尿液中微量白蛋白

服用ACE阻斷劑或ARB等降壓藥物來減少尿蛋白和尿液中微量白蛋白。另外也會使用抗血小板劑。

◆高膽固醇血症的治療

高膽固醇血症是心血管疾病的重大危險因子，也有可能會使慢性腎臟病惡化。

◆貧血的治療

慢性腎臟病一旦發病後，就容易引起貧血，而貧血會讓慢性腎臟病惡化，以及併發心血管疾病的風險。

◆尿毒症的治療

口服吸附劑能夠吸附尿毒症的毒素物質，服用後毒素可隨著排泄物排出體外，不僅可以改善尿毒症的症狀，也能有效抑制末期腎衰竭的惡化。

◆針對慢性腎臟病成因進行治療

原發性腎絲球疾病或狼瘡性腎炎等引發的腎病症候群等，在了解病症的誘發原因後，則以副腎皮質類固醇或免疫抑制劑等藥物進行治療。

●利用各種方式來防止末期腎衰竭和心血管疾病

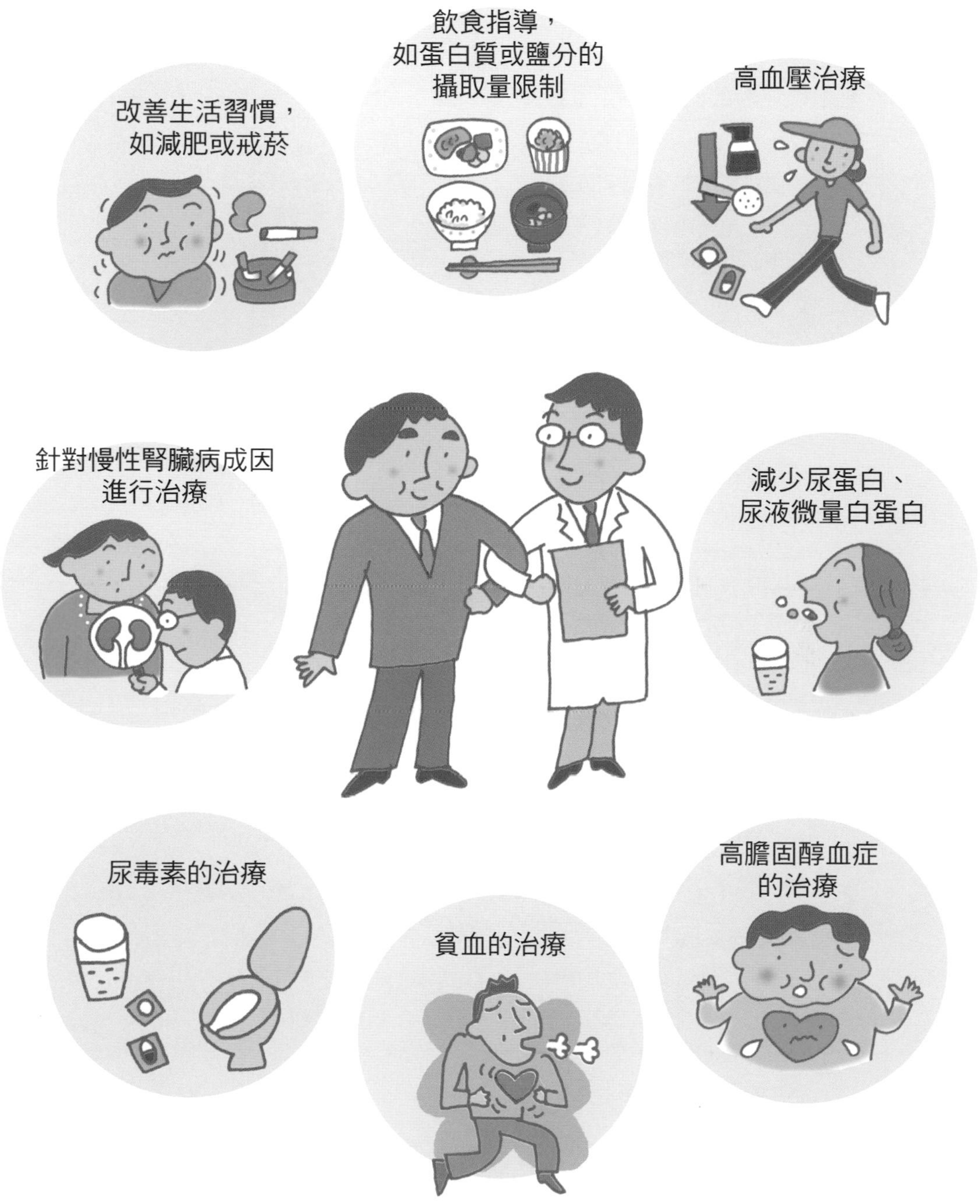
飲食指導，
如蛋白質或鹽分的
攝取量限制
改善生活習慣，
如減肥或戒菸
高血壓治療
針對慢性腎臟病成因
進行治療
減少尿蛋白、
尿液微量白蛋白
尿毒素的治療
高膽固醇血症
的治療
貧血的治療

腎臟病 Q&A

Q. 聽說肥胖對於慢性腎臟病不好，請問是真的嗎？

肥胖是慢性腎臟病的危險因子之一（第 42 頁）。肥胖分為皮下脂肪囤積的「皮下脂肪型肥胖」，和脂肪囤積於腹腔內臟周圍的「內臟脂肪型肥胖」。女性大多屬於皮下脂肪型肥胖，由於臀部或大腿會變胖所以也稱之為「西洋梨型肥胖」。對於文明病來說比較沒有不良影響。相對來說，腰圍突出宛如啤酒桶體型的內臟脂肪型肥胖則以男性居多，會引發糖尿病、高血壓、狹心症或心肌梗塞等文明病。這也是腰圍成為代謝症候群（第 57 頁）判定指標的原因。造成罹患慢性腎臟病風險的肥胖就是「內臟脂肪型肥胖」。

**BMI（Body Mass Index）
計算個人身體質量指數
來防止肥胖的發生**

**BMI 的計算公式
= 體重 (kg)÷ 身高 (m)÷ 身高 (m)**

計算例子：

體重 60kg÷ 身高 1.7m÷ 身高 1.7m ≒ 20.8

BMI	判別
小於 18.5	偏瘦（體重偏輕）
大於 18.5 小於 25.0	一般
大於 25.0 小於 30.0	肥胖程度 I
大於 30.0 小於 35.0	肥胖程度 II
大於 35.0 小於 40.0	肥胖程度 III
大於 40	肥胖程度Ⅳ

Q. 雖然不能抽菸，不過酒類則以 180c.c. 為男性的飲用許可範圍。女性的標準也相同嗎？

女性因為飲酒而使得酒精在血液中的濃度快速上升，但排出體外的速度卻很緩慢，導致酒精在血液中停留時間較長，這會對腎臟產生很大的影響。

因此建議女性的飲酒量以男性的一半程度為適量範圍。以日本酒來說就是 90c.c.，啤酒的話就是半罐。

Part 3 檢查與診斷

經由這樣的檢查與診斷而得知腎臟病

為了能夠儘早發現腎臟病並接受適當的治療，所以必須接受檢查。腎臟病的檢查有尿液、血液、影像診斷、腎臟切片等項目。進行這些檢查後，再由醫生進行綜合性的診斷。此外，健康檢查為早期發現腎臟病的契機。務必每年都要接受健康檢查。

來自尿液的訊號

各項尿液檢查

為了夠儘早發現不易查覺的腎臟病，利用公司或自治團體所舉辦的健康檢查來檢測身體情況。尿液檢查是個雖然簡單，但卻能從中獲得許多情報的重要檢查。

肉眼檢查——觀察尿液顏色或混濁等變化

是由眼睛來觀察尿液改變的檢查。若尿液出現紅色或混濁可樂色，則極有可能是血尿。

尿沉渣——檢測尿液的沉澱物

利用離心機將尿液分離後，用顯微鏡觀察紅血球、白血球、上皮細胞、圓柱體等沉澱物。健康的人體也會出現少量的沉澱物，不過要注意若沉澱物增加時，就有可能是疾病所造成的。

定性檢查——試紙的反應

將試紙浸入尿液中來觀察試紙顏色的變化，也可稱之為試紙檢查法。經常在健康檢查或初診時作為篩選用。試紙檢查主要用來檢測潛血反應、尿蛋白、葡萄糖、尿膽素元、膽紅素等，並由－、＋、±、++、+++的符號來判定。－為陰性反應、±為偽陽性反應、＋以上為陽性反應。在大部分的檢查中，呈現－陰性為正常反應。只有在尿膽素元的檢查中，呈現±偽陽性才屬正常反應，呈現－陰性的話，則有膽道閉鎖的可能；呈現＋以上反應的話，則有肝臟疾病、溶血性貧血等紅血球被破壞的可能。在潛血反應中，健康女性也有呈現±偽陽性反應的可能，不過若發生於男性的話，那麼腎臟異常的可能性會更高。若出現±偽陽性反應時，不論男女都應該再次接受尿液檢查，以確認結果是否正常。

定量檢查——檢測蛋白質等總量

定性檢查只是大略檢測尿液中是否含有蛋白質。為正確得知蛋白質總量，要以蓄尿的方式來測量，而這就稱之為定量檢查。除了蛋白質之外，想要得知腎絲球過濾功能狀況，則要進行肌酸酐或尿素氮的定量檢查；想要得知腎小管的再吸收功能是否正常，則要進行鈉、鉀、磷等電解質的定量檢查。除了蓄尿之外，也會利用隨機尿液來測量尿液中的尿蛋白與肌酸酐濃度，藉由比例（尿蛋白／肌酸酐）來推算一天的蛋白量。

●尿液定性檢查的基準值與呈現陽性反應時可能潛藏的疾病

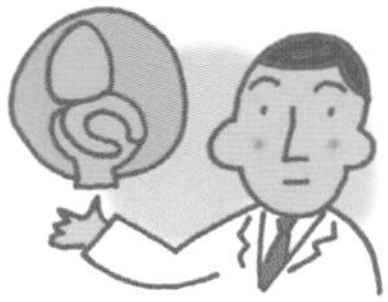

檢查項目	基準值	呈現陽性反應時可能潛藏的疾病
蛋白質	－	呈現 ± 以上反應時，可能會有因腎臟功能衰退所引起的各種腎臟病
糖	－	呈現 ± 以上反應時，可能會有糖尿病或糖尿病腎病變
膽紅素〔＊註 1〕	－	呈現 ± 以上反應時，有可能會有膽結石、肝炎、肝臟癌
尿膽素元〔＊註 2〕	±	呈現＋以上反應時，可能是肝臟疾病或溶血方面問題；呈現－反應時則可能是膽道閉鎖
潛血反應	－	呈現 ± 以上反應時，有可能發生腎炎、尿路結石
酮體（ketone body）	－	呈現 ± 以上反應時，可能是糖尿病、糖尿病腎病變、腹瀉、嘔吐

＊註 1：在肝臟或脾臟內由紅血球中所含的血紅素所分解形成的一種膽汁色素。當肝臟發生障臟或膽道閉鎖時，血液會增加膽紅素並隨著尿液排出體外。

＊註 2：尿膽素元是膽紅素排到腸道，並由腸道內的細菌分解而成的一種物質。平時健康的人也會排出少量的尿膽素元，所以有基準值 ± 來判別。

MEMO 採集尿液的方法

尿液隨著採集時間的不同，所含的成分也有所不同，依據所懷疑的疾病選擇以下適當的採集方式。

隨機尿液

看診當下所採集的尿液，健康檢查或初診時都是使用這個採集方法。另外，排尿初期細菌容易進入尿道口周圍，所以捨棄初段與終段尿液，採集中段尿液即可。

早晨尿液

採集起床後第一次排出的尿液。由於睡覺時尿液會濃縮，因此容易檢測出尿蛋白。也用於學校尿液檢查當中。

蓄尿

一天或定時內所蓄積的尿液。想要詳細檢查腎臟功能時則採行這種方式。

圓柱體

圓柱體是由腎小管所分泌的成分與尿液中白蛋白等蛋白質所凝固的膠狀結構物，通過腎小管時則形成腎小管內腔的形狀（以腎小管內腔爲鑄型）。

即使是正常健康的人其尿液也多少會含有圓柱體，因此依照尿圓柱體所含成分來看右列可能潛藏的疾病。

上皮圓柱體：
有可能發生急性腎小管壞死（腎小管上皮細胞一部分壞死）、腎絲球腎炎等疾病

紅血球圓柱體：
有可能發生急性腎絲球腎炎、膜性增生型腎炎、IgA 腎病變等疾病

白血球圓柱體：
有可能發生腎盂腎炎等感染症

蠟狀圓柱體：
有可能發生腎病症候群、腎衰竭等疾病

脂肪圓柱體：
有可能發生腎病症候群等疾病

更詳盡的資訊① 血液檢查

藉由檢測血液中的成分，可以獲得腎臟和其他更多器官的資訊。分為一般血液檢查和血液（血清）生化檢查。

一般血液檢查——檢測血球的狀態

檢測血液中的紅血球數量、白血球數量、血小板數量、血容比值（＊註）、血紅素數量。

＊註：血容比值：是指在一定容量的血液中紅血球的容積比數值（%）

如左頁所示。一般的血液檢查可了解全身的健康狀態，請進行檢查。而腎臟方面的疾病。由於腎衰竭會引起貧血，所以可藉由紅血球數量、血紅素數量、血容比值等來判斷有無貧血的狀況。另外，若發生急性腎盂腎炎等由細菌感染引起的疾病時，白血球則會增加。

血液生化檢查——檢測血清中的成分

將抽好的血液透過離心機分離後，血球等較重的成分就會向下沉澱。而上面清澈的液體就稱為血清（血漿）。檢測其中所含的成分就是所謂的血液生化檢查（血清生化檢查）。若可能患有腎臟病時則須進行下列的檢查。

◆血清肌酸酐

肌酸酐是使用肌肉時由能量來源的肌酸所代謝出的物質，會隨尿液排出體外。當腎臟功能衰退時，肌酸酐就無法完全排出，而導致血液中肌酸酐變多。因此可將肌酸酐視為判斷腎臟過濾功能的重要指標。不過也有肌肉量多且腎臟過濾功能正常的人，其血清肌酸酐的數值卻偏高，或高齡者及肌肉量少的人，其腎臟過濾功能已衰退，但血清肌酸酐的數值卻正常。此外，當腎臟功能輕微衰退時，很難出現異常數值，因此無法單憑此檢查來判斷腎臟是否有問題，還需藉助肌酸酐廓清率等其他詳細檢查加以診斷。

◆血清尿素氮

尿素氮是食物中蛋白質代謝後的最終產物，會排入尿液中。當腎臟的過濾功能衰退，排入尿液中的尿素氮會減少，而導致血液中尿素氮變高。因此血清尿素氮和肌酸酐一樣，可以作為評估腎臟過濾功能是否衰退的指標之一。當腎臟功能處於輕微衰退時，

血液檢查的基準值

＊註：儲鐵蛋白是一種水溶性的儲鐵蛋白，會隨著身體組織中鐵的濃度而變化。因此儲鐵蛋白可以作爲觀察缺鐵性貧血等鐵質代謝異常的指標。

	檢查項目	基準值	單位
一般血液檢查	紅血球數（RBC）	男 427 ～ 570　女 376 ～ 500	$\times 10^4$／μl
	白血球數（WBC）	35 ～ 92	$\times 10^2$／μl
	血紅素數量（Hb）	男 13.5 ～ 17.6　女 11.3 ～ 15.2	g／dl
	血容比值（Ht）	男 39.8 ～ 51.8　女 33.4 ～ 44.9	%
	血小板數（PLT）	15.5 ～ 36.5	$\times 10^4$／μl
血液生化檢查	肌酸酐（Cr）	男 0.7 ～ 1.1　女 0.5 ～ 0.8	mg／dl
	尿素氮（UN）	8.0 ～ 22.0	
	尿酸（UA）	男 3.1 ～ 6.9　女 2.2 ～ 5.4	
	總蛋白（TP）	6.5 ～ 8.0	
	白蛋白（Alb）	3.8 ～ 5.3	g／dl
	隨時血糖 空腹血糖	小於 140 65 ～ 109	mg／dl
	糖化血色素（HbA1c）	4.6 ～ 6.2	%
	總膽固醇（TC）	120 ～ 219	mg／dl
	低密度膽固醇（LDL-C）	70 ～ 139	
	高密度膽固醇（HDL-C）	40 以上	
	三酸甘油脂（TG）	30 ～ 149	
	儲鐵蛋白（ferritin）〔＊註〕	男 40 ～ 100　女 20 ～ 70	ng／dl
	鈉（Na）	135 ～ 145	mEq／dl
	鉀（K）	3.5 ～ 5.0	
	鈣（Ca） 無機磷（IP）	8.5 ～ 10.2 2.5 ～ 4.5	mg／dl

骨質疏鬆症

骨質量減少，骨頭呈現中空疏鬆易脆的疾病，也容易造成骨折。隨著年紀老邁，多少都會降低骨質密度，尤其是停經後的女性更容易患有骨質疏鬆症。

此外，慢性腎臟病也容易引起礦物質及骨骼代謝異常，產生低鈣血症、高磷酸鹽血症以及鈣質吸收和骨頭形成相關的維生素 D 在腎臟的活性化產生障礙等，而這些也是促使骨質疏鬆更加惡化的推手。腎絲球腎病變等所使用的副腎皮質膽固醇藥物，也會促使骨質疏鬆的惡化。

雖然測量骨質密度的方式很多種，不過最常使用的是利用超音波測量腳跟的方法。

這是個簡單且完全無痛的測量方法，若自治團體或公司的健康檢查中沒有納入這個檢查項目，請主動接受測量。

平時要有均衡的飲食，尤其要攝取富含鈣質或維生素 D 的食物，並搭配適量的運動，以預防骨質疏鬆症發生。

血清尿素氮較不容易出現異常數值。

◆血清中的電解質檢查

電解質會在腎小管被再吸收，與水分或血壓的調整也有密切關聯，因此在腎臟的檢查中是個重要的項目。一般來說是測量血液中的鈉、鉀、鈣、磷等離子。其中特別要注意的是鉀離子數值的變化。

腎臟功能衰退時，鉀離子的排泄會變差，血中鉀含量增多會造成「高鉀血症」。患有高鉀血症時會出現手腳麻痺、心律不整等現象，若沒有接受適當治療的話，將會危及生命。而這也是為何腎臟功能衰退的患者，在飲食指導上需要控制攝取鉀含量高的水果。

腎臟功能衰退時，雖然需要限制鈉的攝取，不過血液中的鈉含量卻不會有太大的變化。

而腎臟功能低落時，磷的排泄會變差，使得血中的含磷量增多。為了要抑制含磷量增多的情形，副甲狀腺荷爾蒙的分泌也會隨之增加，而這種荷爾蒙有將鈣質從骨骼中釋出的作用，因而引起骨質疏鬆症（第55頁）。

蛋白質含量高的食品中也富含磷，因此限制蛋白質攝取的同時也能避免攝取過多的磷。

腎衰竭時，腸道的鈣離子吸收會變差，使得血液中的鈣離子量也會變少。發生「低鈣血症」時，會出現手指和嘴唇麻痺等容易察覺的症狀。

◆其他的檢查

血清尿酸：尿酸是構成細胞核的核酸被分解時所產生的普林代謝產物，當腎臟功能發生問題時血液中的尿酸值就會提高。而高尿酸血症也是引發腎結石、痛風（急性關節炎）的原因。

血清總蛋白、血清白蛋白：血清總蛋白是血液中蛋白質的總稱，而血清白蛋白，則是總蛋白中數量最多的一種蛋白質。

發生蛋白質大量流失的腎病症候群時，血液中蛋白質的數值也會降低。尤其是白蛋白過少時會引起水腫的情況。

血糖、糖化血色素（HbA1c）：為判斷有無糖尿病的指標。血糖值容易受到測量前的飲食或運動量而影響，相較下糖化血色素是一～二個月的血糖平均值，對於控制糖尿病來說非常有用。

血清膽固醇（cholesterol）、**血清三酸甘油脂**（TG）：血液中的膽固醇或三酸甘油脂增加的狀態就稱為「高膽固醇血症」，會造成動脈硬化發作或惡化。

高膽固醇血症不僅和慢性腎臟病的發作或惡化有關，也是代謝症候群的重要風險要因之一。

膽固醇方面，重要的是要維持低密度膽固醇不能太多，而高密度膽固醇則不能太少。

●預防慢性腎臟病的重要危險因子「代謝症候群」

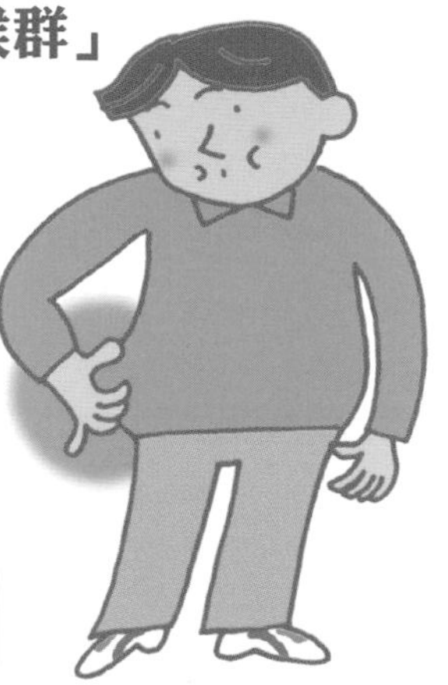

代謝症候群是指，由於內臟脂肪型肥胖併發高血糖、高膽固醇血症、高血壓其中 2 種症狀的狀態。也會提高患有腎臟病、糖尿病、心肌梗塞、腦溢血等風險。根據厚生勞動省在 2007 年所發表的實際調查得知，患有代謝症候群者，40 ～ 70 歲的男性占了 25.5%，女性則占了 10.3%。包括代謝症候群潛在患者在內，男性則占了 50.5%，女性則占了 19.8%。健康檢查中被診斷出有代謝症候群的人，要盡量讓自己的數值小於以下所列的基準值，並且好好改善自己的生活習慣！

〈代謝症候群的判斷基準〉

●內臟脂肪有囤積的情形
（相當於男女內臟脂肪面積在 100cm² 以上）

腰圍　男性 85cm 以上
　　　女性 90cm 以上

●除含上述之外，男女都還要符合下述 2 個以上的選項

血液中的脂質偏多
三酸甘油脂大於 150mg/dl
高密度膽固醇（HDL-C）
小於 40mg/dl
不管是符合 1 種或 2 種
⇨ 高膽固醇血症和高膽固醇血症的潛在患者

高血糖
空腹時血糖
大於 110mg/dl
⇨ 糖尿病與糖尿病潛在患者

血壓偏高
收縮壓大於 130mmHg
還有
舒張壓大於 85mmHg
⇨ 血壓與高血壓的潛在患者

高尿酸血症

男女的血清尿酸濃度超過 7.0mg/dl 的話，就稱之為「高尿酸血症」。

尿酸值一直居高不下的話，無法溶解在血液中的尿酸就會形成結晶而沉澱於關節等部位。最容易沉積於腳大拇指的第一關節，還會沉積於各處的關節引起劇烈的疼痛。而痛風腎則是結晶沉積於腎臟而造成腎臟功能變差或疼痛，最近尿酸的管理變得完善，關節疼痛或痛風腎的情況也減少了。不過高尿酸血症會促使高膽固醇血症或高血壓等情況惡化，也和各種文明病有所關連。

注意右列各要點，一起作好預防工作吧。

- 肥胖的人要以標準體重為目標
- 含有高普林的肝臟、竹筴魚、鯵魚、魚乾、鰹魚等請酌量攝取
- 水分要充足
- 蔬菜要攝取充足
- 控制酒精的攝取。尤其是啤酒含有高普林因此請勿飲用
- 養成三餐規律且攝取均衡營養的飲食習慣
- 適量的運動
- 盡快消除累積的壓力

更詳盡的資訊② 腎功能檢查

疑似患有腎臟疾病時，進行腎絲球或腎小管功能的詳細檢查。其中最重要的是藉由蓄積的尿液和血液中的肌酸酐濃度來計算過濾量的肌酸酐廓清率檢查。

肌酸酐廓清率——檢測淨化的功能

肌酸酐是肌肉活動時所產生的代謝物質，當釋出於血液時，腎絲球會進行過濾，最後隨著尿液排出體外。因此測量血液和尿液中的肌酸酐濃度就能檢測腎臟的過濾能力。由於這項檢查不會對身體造成負擔，所以廣泛被利用。這個檢查需要蓄積一天的尿液，或是蓄積幾個小時的尿液，再利用這些尿液來檢測該時段內血清肌酸酐的濃度。也能測量蓄積的尿量和尿液中的肌酸酐濃度，將這些濃度數值填入計算的公式中，大約一分鐘就能計算出血液的過濾量。

正常的數值是一分鐘一百毫升。也就是說，健康的腎臟會在一分鐘內將一百毫升血液中的所有肌酸酐隨著尿液排出，而血液也會變乾淨。

不過，當腎臟的過濾功能變差時，所排出的肌酸酐量也會相對減少。例如，當數值為五十毫克/分的時，一分鐘之內只能排出五十毫克血液的肌酸酐，也就是只能維持正常腎絲球一半的運作功能。

檢測腎小管功能的兩種檢查

檢測腎小管的功能有「酚紅試驗（PHenolsulfompHthalein，PSP）」與「費修貝格氏（Fishberg）尿濃縮試驗」這兩項檢查。所謂的「酚紅試驗」，就是排尿後注射一種紅色色素「酚紅」至靜脈中，接著分別在十五分鐘後、三十分鐘後、六十分鐘後、一二〇分鐘後再收集尿液，然後從這些尿液中檢測色素排出多寡。其中重要的是十五分鐘後的尿液檢測，如果這次的尿液可排出20～50％色素的話，那腎小管功能就是正常。

「費修貝格氏尿濃縮試驗」，需在檢查前一天的晚餐後禁食，排尿後上床就寢，隔天起床後每隔一小時採集尿液一次，作為檢測尿液的比重或滲透壓的一種檢查。若水的比重為一時，那正常的尿液比重為1.022以上，但若腎小管的濃縮功能出現問題，尿液比重就會下降。只是近期已不太進行這兩項檢查了。

●肌酸酐廓清率（CLCr）的檢測方法

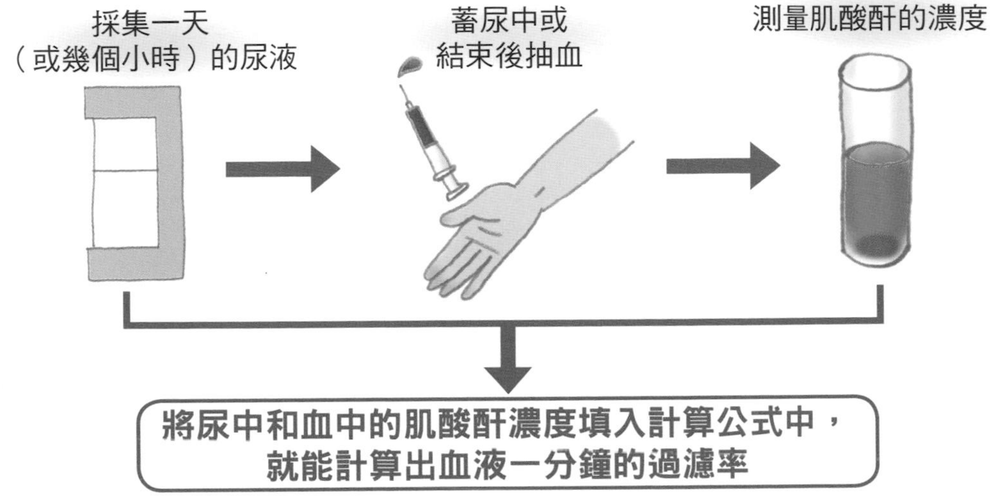
採集一天
（或幾個小時）的尿液
蓄尿中或
結束後抽血
測量肌酸酐的濃度
將尿中和血中的肌酸酐濃度填入計算公式中，
就能計算出血液一分鐘的過濾率

●肌酸酐廓清率的評估

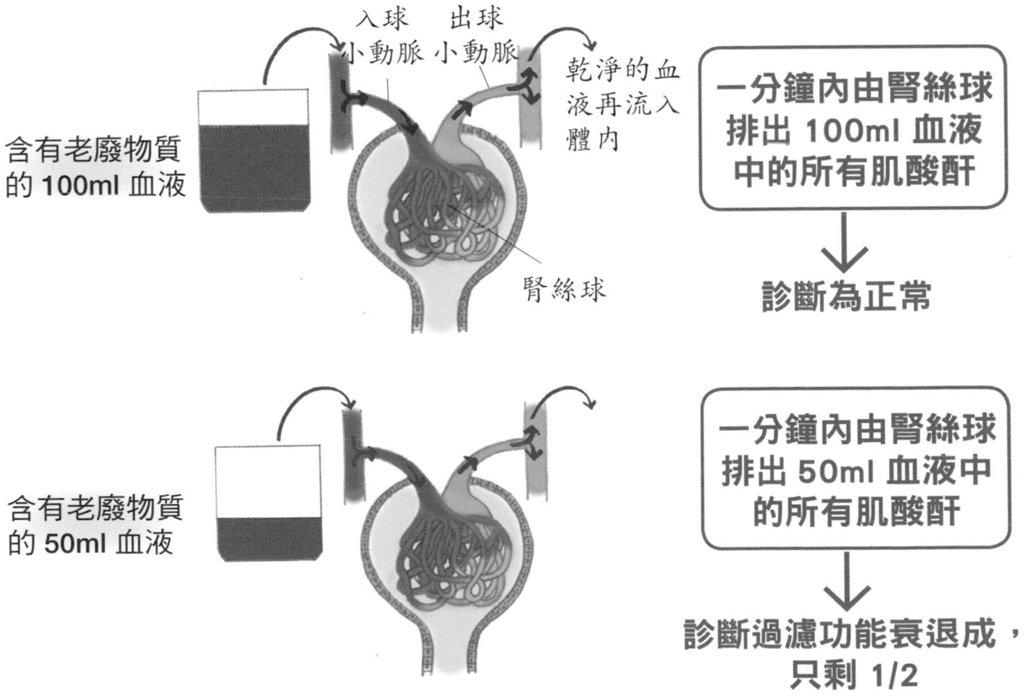
入球
小動脈
出球
小動脈
乾淨的血
液再流入
體內
含有老廢物質
的 100ml 血液
腎絲球
一分鐘內由腎絲球
排出 100ml 血液
中的所有肌酸酐
診斷為正常
含有老廢物質
的 50ml 血液
一分鐘內由腎絲球
排出 50ml 血液中
的所有肌酸酐
診斷過濾功能衰退成，
只剩 1/2

更詳盡的資訊③ 影像診斷檢查

各式各樣的影像診斷檢查可以幫助我們了解腎臟的形狀或是腎臟內部的情況。特別常用於診斷腎臟萎縮與否、尿路型態異常、結石、腫瘤等情況。

超音波檢查——最廣泛常見的影像診斷檢查

使用人耳無法讀取的高頻率音頻來進行檢查，對於人體沒有太大負擔也較容易進行，並且能夠取得許多相關資訊，所以常廣泛利用於影像診斷檢查中，也稱為「聲波檢查」。在受檢臟器上方皮膚塗上一層凝膠，並以「換能器（探頭）」在皮膚上移動掃查，決定位置後再擷取影像。超音波檢查是用來診斷腎臟的形狀、腫瘤、結石、自體顯性多囊性腎病等的利器。

CT掃描（電腦斷層掃描）——軸狀切面的斷層影像

利用X光射線和電腦的組合，可以呈現人體軸狀切面的斷層影像。近期，螺旋狀高速迴轉連續攝影的「高速螺旋CT」，及利用X光射線旋轉照射，可同時獲取數個影像的「多層螺旋切面CT」都廣為使用。幾秒內即可攝影六十四張的「64列多切面CT」也常被使用。只需照射幾秒鐘的X光射線即可完成影像攝影，輻射劑量也不多，所以是個安全可行的檢查。相較於超音波檢查，CT掃描能夠獲得更清晰詳盡的影像，因此超音波檢查時，若發現囊腫、結石、腫瘤的話，則會再進行斷層掃描的深入檢查。

腹部X光檢查——基本影像診斷

由腹部側面拍攝腎臟的X光攝影可取得腎臟至膀胱的影像。拍攝時採取站立姿勢和仰躺姿勢，有助於游離腎（站立時腎臟呈現大幅下垂的狀態）與腎結石的診斷。

其他的影像診斷檢查——使用磁力或顯影劑檢查

MRI檢查（核磁共振造影診斷）：利用磁場特性可取得人體縱向、橫向、斜向等各種斷面影像。但植有心跳節律器的患者則無法接受核磁共振檢查。

使用顯影劑的影像診斷檢查：這類檢查包含將顯影劑注入靜脈之後，以X光射線進行「靜脈注射腎盂造影」和腎臟動脈的「腎血管造影」攝影。

核子醫學檢查：將放射性同位素經靜脈注射後的攝影檢查。

●經常用於腎臟病的影像診斷檢查——超音波和 CT 掃描

超音波檢查

在受檢臟器上方的皮膚塗上一層凝膠，並以探頭放在皮膚上頭移動掃查，決定位置後再擷取影像。是用來診斷腎臟的形狀、腫瘤、結石、自體顯性多囊性腎病等的利器。

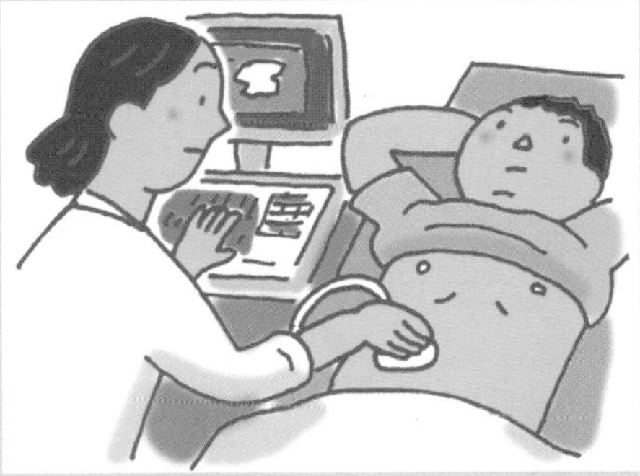

電腦斷層掃描（CT）

利用 X 光射線和電腦的組合，可以呈現人體軸狀切面的斷層影像。
相較於超音波檢查，電腦斷層掃描（CT）檢查能夠獲得更詳盡的影像，因此在超音波檢查時若發現囊腫、結石、腫瘤等情況，會再進行斷層掃描的深入檢查。

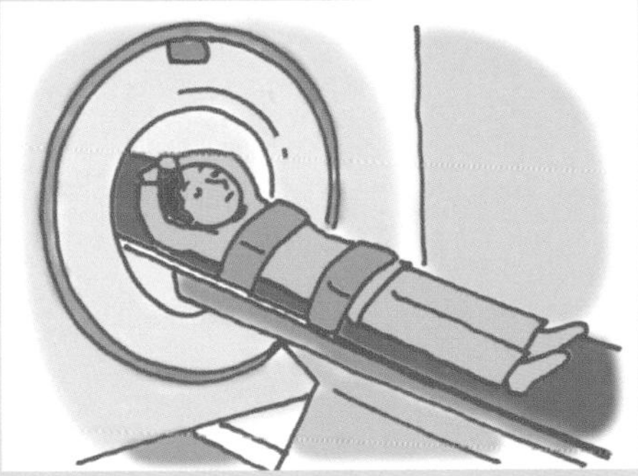

電腦斷層掃描（CT）檢查的種類

電腦斷層掃描（CT）檢查
決定欲檢查的每個斷層面位置後，再以軸狀切面的狀態進行逐張拍攝。

高速螺旋掃描
以螺旋狀進行連續攝影。短時間內可以不間斷取得多張影像。

多層螺旋掃描
一次能夠拍攝數枚影像。連臟器的立體影像也有辦法透過攝影加以呈現。

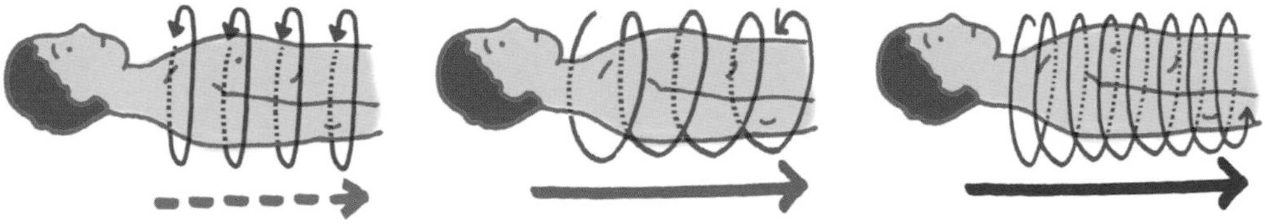

更詳盡的資訊④ 腎臟切片檢查

局部麻醉後直接採集檢體並放在顯微鏡下觀察的一種檢查。診斷確定患有腎絲球腎病變、腎病症候群等疾病時，為了決定適當的治療方式就會進行切片檢查。

為了更正確的診斷與決定治療方針

切片是指採集部分的組織後，以顯微鏡直接觀察的一種檢查。在許多癌症的確定診斷中，切片檢查是一項不可缺少的檢查。腎臟病也是，在其他檢查中若診斷出患有腎絲球腎病變、腎病症候群、IgA腎病變、腎衰竭等情形時，就會進行切片檢查以再次確認。此外，為了往後的評估或決定適當的治療方式，也有進行切片檢查的必要。切片檢查的優點就是可以直接檢測腎組織，在影像檢查中無法取得的腎絲球或腎小管相關詳細情報，也可以從切面檢查中獲取。

利用針管穿刺腎臟進行取樣

腎臟切片檢查有切片前的檢查，或包含切片後的休養時間，因此最少需住院四～五天。患者採俯臥姿勢進行切片。以超音波定位後，進行局部麻醉，從後背以針管穿刺。針管的粗細如同鉛筆的筆芯一般。此針管有雙重的構造，內管的針有凹陷設計。當針刺進腎臟時，外管的針會包覆住內管的針，如此一來，凹陷的部分就可將陷入的腎臟組織切取下來。動作大約反覆操作二～四回。取樣的腎臟組織厚度有如鉛筆的筆芯，長度約有一～二公分。穿刺的瞬間會有衝擊或壓迫感，不過不太會有疼痛感。約花費十五～二十分鐘左右即可完成取樣，傷口經過二十分鐘的加壓後就能止血。完成之後以仰臥姿勢進行半天至一天的休養。

有腎臟萎縮等情形的人無法接受腎臟的切片檢查

腎臟切片雖然是個安全的檢查，不過約有2％的人會有輕微出血等併發症。有出血傾向，或患有難以控制嚴重高血壓的人也無法接受這項檢查。還有腎臟功能長期衰退，有腎臟萎縮、自體顯性多囊性腎病、腎臟或周圍受到感染、無法遵守腎臟切片檢查時的指示，或切片後無法好好休養等，有這些情況者則無法接受切片檢查。

專欄

在家中也要養成檢測尿液的習慣！

一般藥局就有販售可以自行檢查尿液的試紙，可檢驗潛血、蛋白尿、尿糖等。
直接在試紙上滴入尿液，依據試紙顏色的變化來判斷陰性、偽陽性、陽性等反應。
即使是健康的人，大約每半年也要在家中檢查 1 次，為健康把關。

依據試紙呈現的顏色來進行判斷

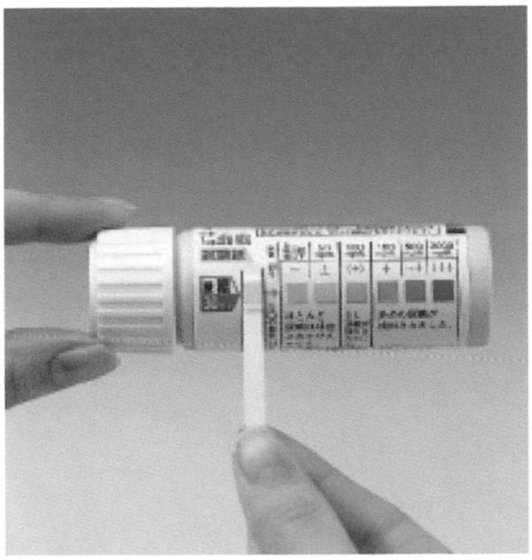

依據試紙呈現顏色對照瓶身所附的顏色對照表來加以判斷。

尿液試紙的判別例子

為了盡可能得知正確的數據，
請務必事先確認使用說明書的內容。

尿蛋白		
顏色對照表的數值	顏色對照表的記號	判別
0～（驗出範圍以下）	−	在這次的檢查中幾乎沒有驗出尿蛋白
15 mg /dl	±	
30 mg /dl	+	在這次的檢查中驗出少許的尿蛋白
100 mg /dl	++	驗出較多的尿蛋白
250 mg /dl	+++	

尿糖		
顏色對照表的數值	顏色對照表的記號	判別
0～（驗出範圍以下）	−	在這次的檢查中幾乎沒有驗出尿糖
50 mg /dl	±	
100 mg /dl	+	在這次的檢查中驗出少許的尿糖
500 mg /dl	++	在這次的檢查中驗出較多的尿糖

資料來自 terumo「驗尿試紙」

腎臟病Q&A

Q. 健康檢查的潛血反應總是呈現陽性，不過肌酸酐等其他的檢查項目都是正常，這種情況該怎麼辦呢？

有些人持續一年以上出現少量蛋白尿或血尿的情形，或斷斷續續發生，不過卻沒有出現其他症狀。這種情況大多會在健康檢查中發現，稱之為「無症狀性蛋白尿、血尿症候群」，健康上也幾乎沒問題。不過也有可能過幾年後，會出現腎臟功能開始衰退的情況，所以必須一年接受一～二次的尿液檢查來加以確認。

此外，只出現在運動中或是運動後的「運動型蛋白尿」、起立或彎腰時才會出現的「起立型蛋白尿」，而這些類型的蛋白尿通常沒有異常的現象發生。

Q. 醫生建議我接受腎臟切片檢查，不過覺得好可怕，難道只能聽從醫生建議接受切片檢查嗎？

腎臟切片檢查，通常是患者持續發生血尿、蛋白尿，或腎病變惡化時，為了確定是否為 IgA 腎病變以及該採取何種適當的治療方針，或要決定腎病症候群的主因及治療方針等，諸如此類的情況就會進行腎臟切片檢查。

聽聞要將針扎進腎臟內切取腎組織時，有不少人會覺得好像很痛、好像會流很多血，而因此感到相當不安。在穿刺腎臟之前，會先進行局部的麻醉，所以應該不至於太疼痛。會有輕微的出血，且大約一千人只會出現二人是需要動用到輸血或外科處置。如果是醫生建議要做切片檢查的話，通常會有醫生考量的原因。

請醫生說明需要接受切片檢查的原因、檢查進行的方式以及併發症等，待能認同之後，再進行切片檢查。

進行切片檢查時，大多還會接受其他精密的身體檢查。一般來說，大約需要住院一週。切片檢查後的五～六天是容易再出血的時期，應該避免提重物、蹲下的排便姿勢或劇烈運動等讓腹部感到壓力的活動。

Part 4 腎臟病的最新治療

減輕腎臟的負擔、期待腎臟功能恢復

腎臟功能的衰退會加速與提高腦溢血或心肌梗塞等攸關性命的併發症發病率。
為了避免失去寶貴的生命，讓我們事先了解腎臟病究竟能進行哪些治療，並盡量延緩腎臟功能的衰退。

藥物療法

使用得當能發揮很好的效果

治療腎臟病的三大要點為：飲食療法、生活指導、藥物療法。藥物使用得當能夠抑制腎臟功能的衰退，進而改善症狀。

腎臟病的治療以藥物療法為主

腎臟病的治療上，在進行透析療法前後有很大的差異。

進行透析前的治療有飲食療法、生活指導、藥物療法、外科療法。腎臟病的手術治療並不多見，還是以藥物療法為主。再搭配自我生活管理，及可以減輕腎臟負擔的飲食，提高治療效果。腎臟病治療時，主要使用的藥物為副腎皮質類固醇、降壓藥物、免疫抑制劑、抗血小板劑、抗凝血劑、利尿劑、抗生素、抗菌藥物等。這些藥物依據疾病的種類或病情來單獨或搭配使用，可用來改善症狀，甚至能夠完全痊癒。

遵照醫生指導確實服用藥物

藥物對於人體而言，基本上就是一種異物進入人體內，在體內進行分解（代謝）、解毒後再排出體外。藥物大多由肝臟來分解，不過也有部分由腎臟來負責分解。不過當腎臟功能衰退時，藥物的分解速度會變得相當緩慢，而且需要花費更長的時間，對於虛弱的腎臟而言，無疑是雪上加霜。

醫生在開立藥物時，通常會以能發揮最大效用且產生最小副作用的藥物為處方箋。不管是哪種藥物都必須遵照醫生的指示，在既定時間內服用既定的藥量，尤其是腎臟病或肝臟病的藥物更要謹慎遵守。感冒或腹瀉等身體不適時是否也要服用藥物、忘記服用藥物時又該如何處理，有這些疑慮時請向醫生洽詢。

MEMO 免疫與自體免疫性疾病

當細菌、病毒、花粉等外敵或是異物侵入體內時，體內會有一套分辨異物入侵並給予擊退、排除的機制，也就是所謂的「免疫系統」。換句話說，免疫系統就像是防止外敵入侵的守衛軍，不過也會有守護軍向自己的身體進行攻擊的情況發生。而這類的疾病就稱之為「自體免疫性疾病」，引起狼瘡性腎炎的「全身性紅斑性狼瘡」就是其中一例。此外，屬於自體免疫性疾病的還有風濕性關節炎、分泌胰島素的胰臟 β 細胞遭到破壞而引發第 1 型糖尿病、甲狀腺功能亢進（巴塞杜氏病）等各種疾病。

腎臟病的治療基礎

透析前（高風險群、慢性腎臟病第 1 ～ 4 期）

慢性腎臟病的發展

藥物療法

根據腎臟病的種類或程度，使用抑制腎臟的病變、降低血壓等作用的藥物。

經常使用的藥物

- 副腎皮質類固醇
- 降壓藥物
- 免疫抑制劑
- 抗血小板劑、抗凝血劑
- 利尿劑
- 抗生素、抗菌藥物

飲食療法

以限制鹽分與蛋白質的攝取為主。鉀或磷也要加以控制。另外還要注意熱量攝取過量與不足的問題。

生活指導

慢性腎臟病的各個階段，都要避免過度勞累，重要的是要有充足的睡眠與休息，不過不需要刻意臥床休息。肥胖和抽煙會增加末期腎衰竭惡化的風險，所以要改善肥胖情況和禁菸。

外科療法

針對腎結石、尿路結石的體外衝擊波碎石手術，或是因 IgA 腎病變而進行扁桃腺切除手術。

透析之後（慢性腎臟病第 5 期）

透析

血液透析
腹膜透析

腎臟移植

飲食療法

限制水、鹽分、鉀、磷的攝取。要注意熱量與蛋白質攝取過量與不及的問題。

生活指導

避免過度勞累，需充足的睡眠與休息。依據症狀可能會有一些工作的限制。

接受藥物療法時的注意事項

- 遵守藥物既定的用法與用量
- 搭配白開水服用
- 向醫生詢問忘記服用藥物時該如何處理
- 向醫生詢問感冒或腹瀉等身體不適時的因應方法

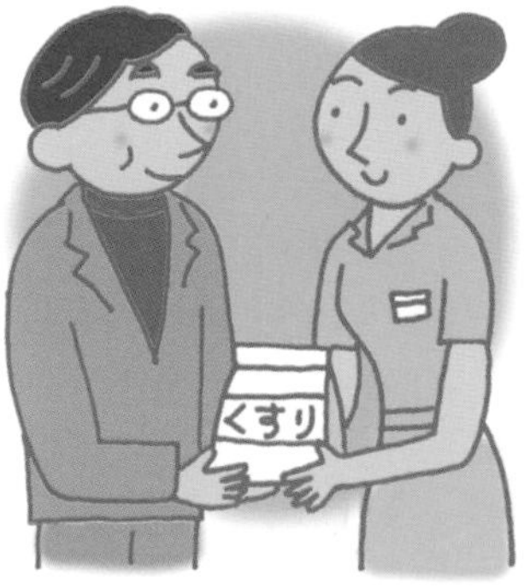

- 詢問服用成藥是否沒問題
- 若有不放心的地方請洽詢醫生、護理師、藥劑師等
- 開朗的心情可以提高免疫力，所以要保持積極的態度來接受治療
- 與醫生或護理師之間建立信賴的關係

藥物的種類與效果、副作用

●副腎皮質類固醇

所謂的「副腎皮質類固醇」是與腎臟的腎上腺皮質所分泌的皮質荷爾蒙擁有相同作用的藥物。皮質荷爾蒙就是防禦身體的荷爾蒙。例如原本是為了抵禦身體受到壓力、發炎，或本來應該守護自我身體的免疫系統竟然開始攻擊自我組織時，身體就會分泌皮質荷爾蒙。而「副腎皮質類固醇」這種藥物也有抑制發炎和免疫的作用。

腎臟病當中有不少都是由免疫異常所引起的疾病。原發性腎病症候群、IgA腎病變、因全身性紅斑性狼瘡而引發的狼瘡性腎炎都是屬於這類疾病。而能發揮療效的藥物就是副腎皮質類固醇。雖然副腎皮質類固醇是有療效的藥物，不過也有容易引起副作用的特性，因此需要在有經驗的醫生的指導下進行服藥。

副腎皮質類固醇會出現的副作用為，容易引發感染症（易感染症）、胃或十二指腸容易出現潰瘍、葡萄糖耐受不良，就是處理血糖的能力變差容易引發糖尿病、臉變得又大又圓就是所謂的月亮臉。此外，還會出現高血壓、肥胖、面皰、多毛、掉毛、骨質疏鬆症、月經異常等各種副作用。長時間服用後若斷然停藥的話，則有可能會因為復發而產生更大的副作用。為了減少副作用的發生與提高療效，會採用副腎皮質類固醇藥物的脈衝療法或是中量脈衝療法。在脈衝療法中，通常三天連續注射一千毫克的甲基普立朗（Methylprednisolone），搭配連續四天服用三十～四十毫克的波尼松龍（prednisolone），之後則每隔數週就減少五毫克的藥量。中量脈衝療法中，通常三天連續注射五百毫克甲基普立朗（Methylprednisolone）；也有注射甲基普立朗五百毫克以下的少量脈衝療法。副腎皮質類固醇的使用方式難以拿捏，若能掌握得宜，則能獲得很好的成效。如果有疑慮的話，則可以向醫生尋求說明，靈活調整治療方式吧！

MEMO 葡萄糖耐受不良

尚未達到糖尿病的標準，不過卻處於不算正常的「臨界型」，屬於糖尿病的預備軍。

所謂的「葡萄糖耐受性」，就是指對於糖的忍受程度，也就是處理糖分的能力，若能力變差則會發生葡萄糖耐受不良，一般認為是由於胰島素分泌不足或胰島素效果變差所造成。健康的人在飯後當血糖上升時，體內就會立刻分泌胰島素，短時間內血糖就會回復到正常值，不過如果葡萄糖耐受不良，則需要花更多的時間才能讓血糖回復正常值。空腹時血糖大多都是正常的情況，所以在健康檢查時難以察覺。檢測葡萄糖耐受性時，空腹喝下葡萄糖，接著過兩小時後，再進行檢測血糖值與胰島素值的「葡萄糖耐受試驗」。

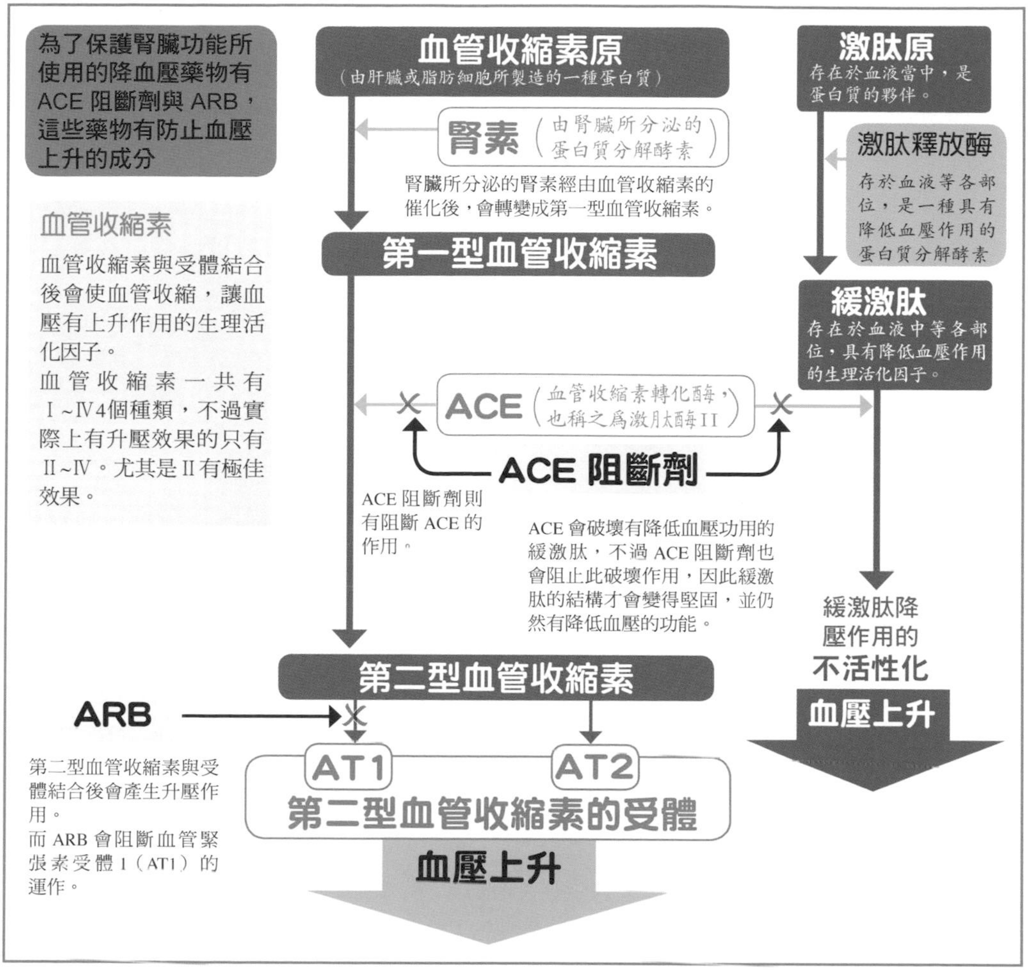
為了保護腎臟功能所使用的降血壓藥物有ACE 阻斷劑與 ARB，這些藥物有防止血壓上升的成分
血管收縮素
血管收縮素與受體結合後會使血管收縮，讓血壓有上升作用的生理活化因子。
血管收縮素一共有Ⅰ~Ⅳ4個種類，不過實際上有升壓效果的只有Ⅱ~Ⅳ。尤其是Ⅱ有極佳效果。
血管收縮素原
（由肝臟或脂肪細胞所製造的一種蛋白質）
腎素（由腎臟所分泌的蛋白質分解酵素）
腎臟所分泌的腎素經由血管收縮素的催化後，會轉變成第一型血管收縮素。
第一型血管收縮素
激肽原
存在於血液當中，是蛋白質的夥伴。
激肽釋放酶
存於血液等各部位，是一種具有降低血壓作用的蛋白質分解酵素
緩激肽
存在於血液中等各部位，具有降低血壓作用的生理活化因子。
ACE（血管收縮素轉化酶，也稱之爲激肽酶II）
ACE 阻斷劑
ACE 阻斷劑則有阻斷 ACE 的作用。
ACE 會破壞有降低血壓功用的緩激肽，不過 ACE 阻斷劑也會阻止此破壞作用，因此緩激肽的結構才會變得堅固，並仍然有降低血壓的功能。
緩激肽降壓作用的不活性化
血壓上升
第二型血管收縮素
ARB
第二型血管收縮素與受體結合後會產生升壓作用。
而 ARB 會阻斷血管緊張素受體 1（AT1）的運作。
AT1
AT2
第二型血管收縮素的受體
血壓上升

●降血壓藥物

腎臟功能惡化的同時，高血壓會隨著腎臟疾病惡化而血壓上升，因此高血壓與腎臟病是會互相影響的疾病。

因此為了守護腎臟功能，也經常需要使用降壓藥物。第一首選藥物為ACE（angiotensin-converting enzyme 血管收縮素轉換酶）阻斷劑，或ARB（AngiotensinII Receptor Blocker 第二型血管收縮素受體阻斷劑）。

由腎臟所分泌的腎素具有提高血壓功能，這點則如前所述（第20頁），這是由分泌腎素開始所產生的一連串連鎖效應。而ACE阻斷劑和ARB會切斷這些連鎖反應，並且具有保護腎臟的作用。此外，服用ACE阻斷劑會出現咳嗽的副作用，而ARB則較無副作用。

服用ACE阻斷劑和ARB後，若治療成效不彰時，則會搭配鈣離子拮抗劑或降壓利尿劑等藥物。

●免疫抑制劑

針對免疫系統會攻擊自己身體組織的疾病，若服用副腎皮質類固醇而不見其效時，則會使用免疫抑制劑。不過這種藥物會抑制免疫系統的功能。進行腎臟移植手術時，也會使用免疫抑制劑來避免自身的免疫系統出現排斥反應。

由於這種藥物抑制免疫系統功能的作用太強，所以容易引起感染症。此外還會出現腎臟障礙、牙齦出血、牙齦腫大、膀胱出血、掉毛、多毛等副作用。

因此免疫抑制藥也得比副腎皮質類固醇更加小心謹慎使用，若使用得宜就能看出效果。雖然醫生建議使用，但是否使用還是會使人心生猶豫。

仔細聆聽醫生建議，若有疑慮時則要向醫生諮詢，待一切都獲得解答並可理解之後，再積極的接受治療。

●抗血小板劑・抗凝血劑

抗血小板劑是種降低血小板抑制出血、凝結血液、防止出血功能的藥劑。而抗凝血劑則有抑制血液凝固的功能。這類藥物用於想減少尿蛋白，或讓包含腎絲球在內的腎臟內微細血管能夠通行順暢。副作用為容易出血，因此若有易瘀血等出血症狀時，就要減少這類藥物的用量。

MEMO 抗凝血劑華法林與納豆

血液的凝血因子在體內合成時與維生素 K 息息相關。由於華法林（Warfari）會抑制合成，當食用太多含有維生素 K 的食物時，就會減低效用。因此通常會教導服用華法林的患者不要吃太多含有維生素 K，以及含有促進腸道內維生素 K 合成成分的納豆。此外，維生素 K 由植物的葉綠體所製造，深綠色的葉菜類蔬菜大多富含維生素 K。建議先向醫生詢問這類蔬菜的可攝取量。

●利尿劑

腎臟功能變差而導致體內囤積水分和鹽分，或循環排泄狀況不佳，使得身體出現水腫時，則會使用利尿劑來加以改善。由於利尿劑能夠促進水分和鹽分的排泄，所以具有些微的降血壓效果。

●抗生素・抗菌藥

抗生素是由微生物產生具有抑制其他微生物等細胞發展的藥物。

而抗菌藥則是由人工化學合成製造的藥物。不管是哪一種都具有抑制細菌繁衍生長的作用，當細菌感染而引發急性腎盂腎炎時會使用這類藥物來治療。

像是抗生素當中的硫酸紫菌素就是具有腎毒性的藥物。在請醫生開立腎臟病以外疾病的藥物時，也要和醫生說明自己的症狀，並選擇對腎臟無害的藥物。

●守護腎臟功能的主要用藥

種類	代表性藥物（商品名）	主要作用	主要副作用
皮質類固醇	· 甲基普立朗（Methylprednisolone sodium succinate） · 波尼松龍（Prednisolone） · 地塞米松（dexamethasone） · 貝他每松（Betamethasone）	抑制炎症、抑制免疫等	易患有感染症、消化性潰瘍、骨質疏鬆症、抑制幼兒及小兒的發育、骨頭無菌性壞死、動脈硬化病變、腎上腺功能低下、皮脂類固醇斷藥症、消化道障礙、葡萄糖耐受不良、精神異常、月亮臉、肥胖、面皰、多毛等症狀
降壓藥物	ACE 阻斷劑 • 利欣諾普（Lisinopril） • 伊那拉普利（Enalapril maleate）	阻斷 ACE 的作用降血壓	乾咳、噁心、嘔吐、腹瀉、高鈣血症、腎臟障礙等
	ARB • 氯沙坦鉀（Losartan potassium） • 纈沙坦（valsartan）	阻斷第二型血管收縮素受體的作用	頭痛、暈眩、嘔吐、噁心、心悸等
	嗪類（thiazide）降壓利尿劑 • 氫氯塞治錠（Hydrochlorothiazide） • 多利固財（trichlormethiazide）	抑制鈣離子的再吸收	低鉀血症、影響脂質代謝、高尿酸血症等
	鈣拮抗劑（calcium antagonist） • 氨氯地平（Amlodipine） • 硝苯地平 nifidipine • 西尼地平（Cilnidipine）	阻擋鈣離子，鬆弛血管平滑肌，減緩末梢血管的阻力	噁心、心悸、頭痛、臉部潮紅等
免疫抑制劑	• 環孢靈 （cyclosporine） • 壓彼迅（azathioprine） • 癌德星（cyclopHospHamide） • 咪唑立賓（Mizoribine） • 他克莫司（tacrolimus） • 鹽酸胍立莫司（gusperimus hydrochloride）	抑制免疫	易患有感染症、腎臟障礙、肝臟障礙、牙齦出血、牙齦腫大、膀胱出血、掉毛、多毛等多種副作用
抗血小板劑	• 二吡待摩（Dipyridamole） • 鹽酸地拉卓（Dilazep Hydrochloride ）	減少尿蛋白	頭痛、噁心、嘔吐、頭部沉重感、發疹出血、狹心症惡化等
抗凝血劑	• 華法林鉀（Warfarin potassium）	抑制凝血因子的作用	出血、皮膚壞死、肝臟功能障礙、黃疸、過敏、噁心、嘔吐等
利尿劑	亨利式環利尿劑（loop diuretics） • 服樂泄麥（Furosemide）	促進水分、鈉、鉀的排泄	低鉀血症
	保鉀利尿劑（Potassium-sparing diuretics） • 歐得通（spironolactone）	促進水分和鈉的排泄，還有鉀的再吸收	高鉀血症
抗生素、抗菌藥	盤尼西林（Penicillin）類 • 阿莫西林（Amoxicillin） 頂頭孢黴菌（CepHalosporiumacremonium）類 • Cefdinir 新奎諾酮類 New Quinolone • 氧氟沙星（Ofloxacin）	消滅細菌	休克、過敏性反應、腹瀉、急性腎衰竭、肝臟障礙、噁心、嘔吐等

飲食療法

慢性腎臟病的治療起點

飲食療法對於防止慢性腎臟病的病情惡化、改善等都扮演著舉足輕重的角色。首先介紹飲食療法的目的以及進行方式。

飲食療法的目的為減輕腎臟負擔

若放任慢性腎臟病的話，那麼腎功能將會逐漸衰退。為了盡可能延緩惡化的速度、維持腎臟功能，因此有必要盡量減輕腎臟的負擔。

腎臟每天都在處理體內所產生的老廢物質、水分，還有鹽分。唯一能夠減輕腎臟工作量的方法只有仰賴飲食療法了。雖然也需要藥物療法的輔助，不過光靠藥物是無法抑制疾病發展。如果能夠確實進行飲食療法的話，就能提高藥物療法的效果，緩和腎臟功能衰退。如果是輕微的腎臟障礙，還有可能回復為健康的腎臟。

第1、2期主要以預防生活習慣病的健康飲食為主

在慢性腎臟病惡化的風險下，飲食療法以改善高血壓、肥胖、葡萄糖耐受不良、糖尿病、高膽固醇血症為目的。基本上以減鹽、改善肥胖為目的來調整熱量的攝取。慢性腎臟病第1、2期內的飲食療法以改善基礎為主，與一般健康的人要防止生活習慣病所採取的健康飲食沒有太大差異，因此家人們也可以一起享用同樣的餐點。第3期以後會限制蛋白質的攝取，所以必須嚴格進行營養管理，並食用病患專用的食物。如此一來，就難以和家人享用相同的餐點。不過盡早開始飲食療法才是上策。在各方面來說，越早開始投入成本越低，因此比較輕鬆且得以持續進行。

第3期的飲食療法是守護腎臟功能的防波堤

如果在病情惡化進入第3期前，能徹底執行飲食療法的話，就能有效阻止腎臟功能衰退，並且將病情控制在第3期。第4期以後，則難以長期維持腎臟功能。飲食療法的目的就是要盡可能讓目前的腎臟功能得以維持更長的時間、安定血壓，延緩慢性腎臟病發展速度。並控制病情不要邁入第4期階段。

慢性腎臟病分期進展與飲食療法的變化
＊註：酸中毒（Acidosis）指體內的含酸度過高，酸中毒主要分為呼吸性酸中毒和代謝性酸中毒兩種。
健康者
高危險群
改善
第 1 期
改善
第 2 期
阻止繼續惡化
第 3 期
以維持腎臟功能和安定血壓為目標
第 4 期
末期腎衰竭。避免惡化為尿毒症，需事先評估透析療法與腎臟移植。
第 5 期
・限制鹽分攝取
・調整熱量的攝取
・限制鹽分攝取
・調整熱量的攝取
・限制鹽分攝取
・調整熱量的攝取
・限制鹽分攝取
・調整熱量的攝取
・限制蛋白質攝取
限制鉀的攝取
需要注意的併發症
高鉀血症
・限制鹽分攝取
・調整熱量的攝取
・限制蛋白質攝取
限制鉀的攝取
需要注意的併發症
高鉀血症、高磷酸鹽血症、低鈣血症、酸中毒、腎性貧血
・限制鹽分攝取
・調整熱量的攝取
・限制蛋白質攝取
限制鉀的攝取
限制磷的攝取
需要注意的併發症
高鉀血症、高磷血症、低鈣血症、酸中毒、腎性貧血、尿毒症

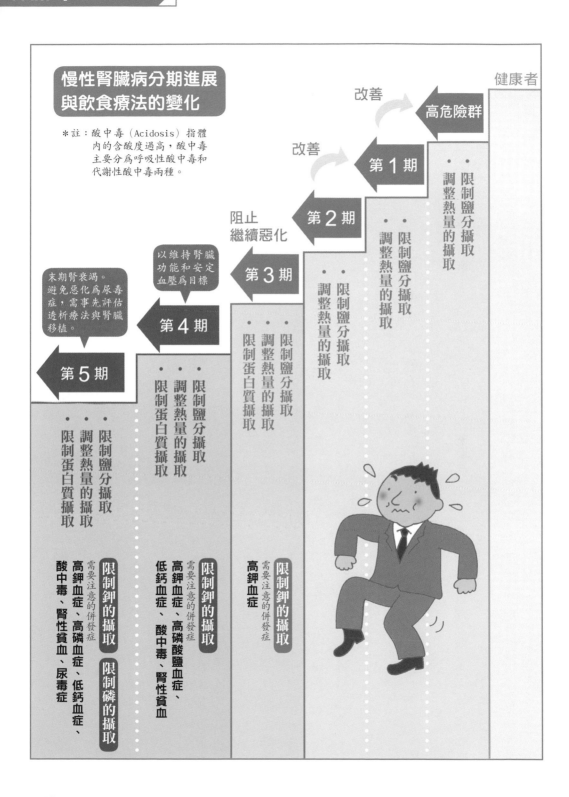

飲食療法的基礎

鹽分、熱量、蛋白質的攝取限制

飲食療法的成敗與否和患者本身的意願有很大的關聯。為什麼必須限制鹽分或蛋白質的攝取？為什麼非得減少攝取量呢？了解原因並立即行動吧！

減鹽能夠預防水腫、高血壓，以減輕腎臟的負擔

腎臟可以過濾血液中的水分或鈉等電解質，然後進行再吸收，如此一來，體內的水分與電解質就能維持一定濃度，還會分泌調解血壓的荷爾蒙。

腎功能衰退的話，首當其衝的就是鈉的排出變差，引起高血壓或水腫而由於流經腎絲球微血管中的血液壓力變高，增加腎臟的負擔，如左頁下圖，隨著食鹽攝取量增加，患有尿蛋白的機率也會提高。一天的鹽分攝取如控制六克以下，則能減少滯留體內的水分或電解質，有望能夠達到體液酸鹼平衡或改善血壓，藉此減輕腎臟負擔。

熱量的攝取以改善肥胖、不增加老廢物質的所需量為主

肥胖即使沒有引起糖尿病或高血壓，但光是肥胖就為腎臟帶來了相當大的負擔，使得腎臟功能容易變差。特別是脂肪蓄積於內臟的代謝症候群，一旦血壓或血糖值升高的話，就會增加發病風險，加速腎臟出現障礙。不過若攝取的熱量不足，那麼構成身體的主要蛋白質就會遭受破壞，成為熱量來源。如此一來，老廢物質就會增加，並造成腎臟的負擔。因此攝取適當的熱量非常重要。如第76頁所示，依照身高和適當體重換算出各別所需的熱量。

限制蛋白質攝取可減少老廢物的產生，守護我們的腎臟功能

飲食上所攝取的蛋白質經過代謝後會運送至腎臟，產生的尿素氮等老廢物質則會隨尿液排出體外。攝取過多的蛋白質與鹽分也一樣會流經腎絲球微血管，使得血壓變高，加重腎臟負擔，尿蛋白的情況也會增加。蛋白質是構成身體的主要原料，為了守護腎臟功能，有必要攝取適當的蛋白質。適量的蛋白質約一般健康人每公斤體重的〇．七克左右，為了維持要攝取足夠的熱量，更重要的是以優質動物性蛋白質為主，並在限制範圍內進行攝取。

●減鹽的理由

鹽分過多會造成體內產生惡性循環

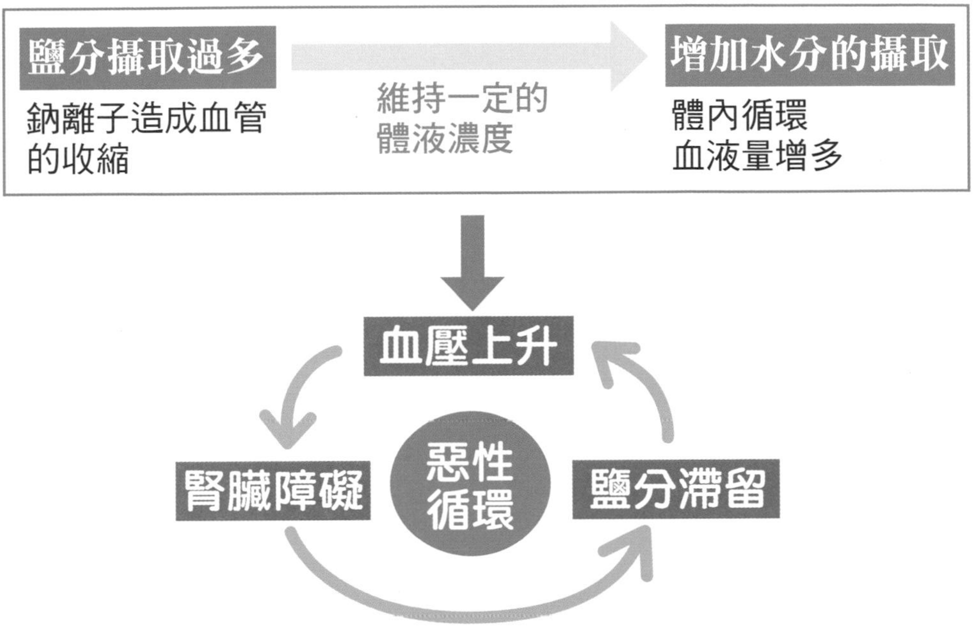

攝取過多的食鹽會給腎臟帶來負擔

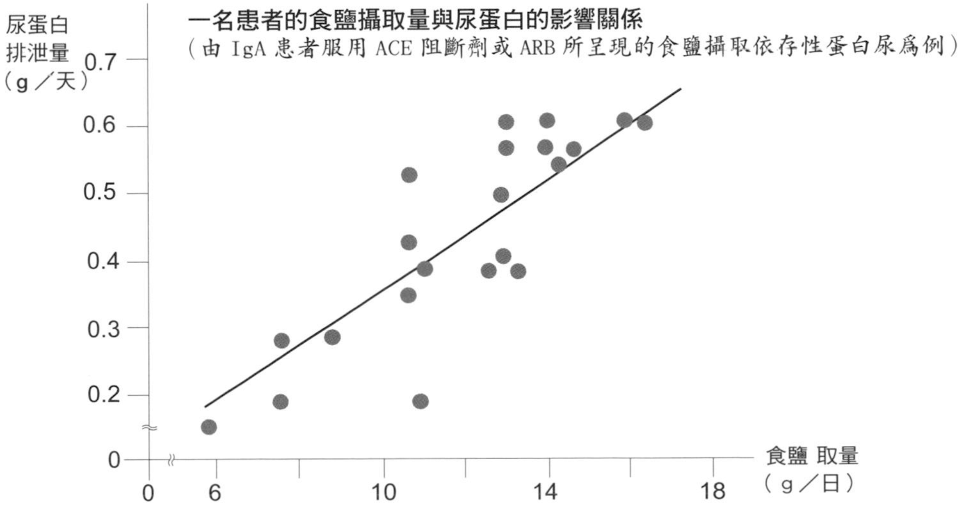

圖片提供：東京慈惠會醫科大學附屬醫院
腎臟．高血壓內科　宮崎陽一

1 一天的鹽分攝取量要克制在 6 克以內

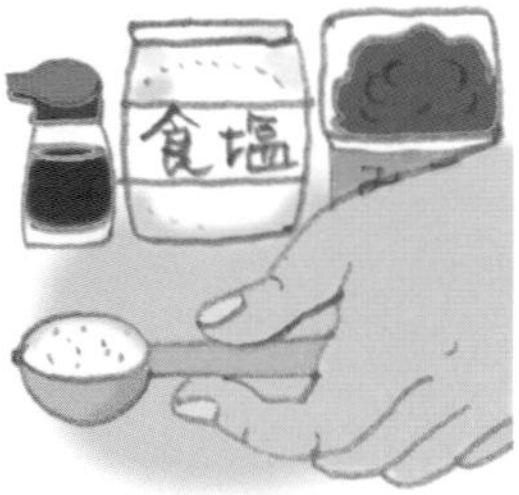

★鹽分的計算是加總食品中所含的天然鹽分與調理時所添加的食鹽量。

※在第 1、2 期階段時，若沒有高血壓，且尿蛋白的量沒有超過 0.5g，則一天的鹽分攝取量可控制在 10g 以內。

※※ 第 3 期階段以後，由於鈉的保持能力下滑，因此一天的鹽分攝取量設定在 3g 以上 6g 以下。

※※※ 在第 4、5 期階段時，若水腫的情況較為嚴重的話，那麼一天的鹽分攝取量則限制在 3g 以上 5g 以下。

2 攝取適當的熱量

一天的熱量總攝取量（kcal）＝標準體重（kg）× 30～35（kcal）

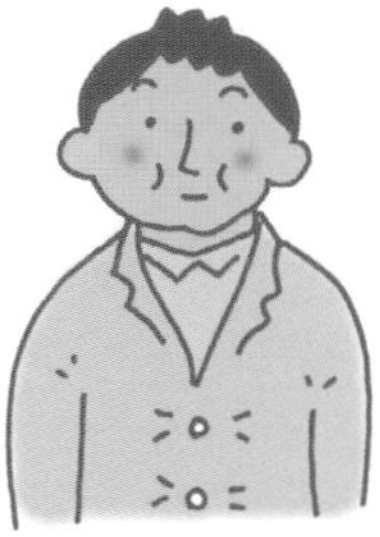

標準體重（kg）=身高（m）x身高（m）x22

3 改善肥胖

肥胖者（BMI25以上）的一天熱量總攝取量（kcal）＝標準體重（kg）× 20～25（kcal）

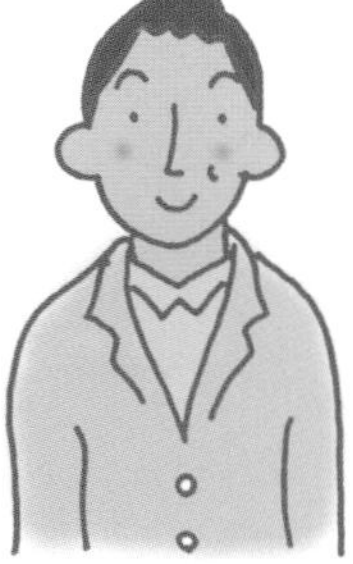

BMI=現在的體重（kg）÷［身高（m）x身高（m）］

（ Body Mass Index ）

出處：引用自《慢性腎臟病的飲食療法準則 2007 版本》並加筆修改

4 蛋白質的攝取量限制

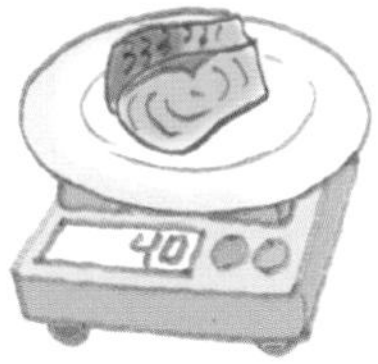

★尿蛋白一天超過 0.5g 的 **第 1、2 期** 和
尿蛋白量一天小於 0.5g 的 **第 3 期**

一天的蛋白質總攝取量（g） ＝ 標準體重（kg） × 0.8～1.0（g）

★尿蛋白量一天超過 0.5g 的 **第 3 期** 和 **第 4、5 期**

一天的蛋白質總攝取量（g） ＝ 標準體重（kg） × 0.6～0.8（g）

※ 病情為第 5 期時，若經醫生判斷需要進行超低蛋白質飲食的話，則每公斤體重可攝取的蛋白質為 0.5g 以下。

5 可能患有高鉀血症的話，則需要限制鉀的攝取

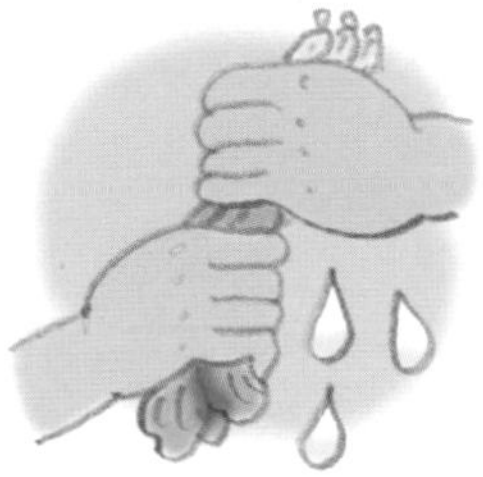

第 3 期

一天的鉀攝取量（mg）=2000mg以下

第 4、5 期

一天的鉀攝取量（mg）=1500mg以下

※ 血液中鉀的檢查數值要向醫生確認。

●不要攝取過多的脂質

一天的脂質攝取量（g）＝ 攝取總熱量（kcal）x20～25（%）÷9（kcal）

●水分要避免飲用過多或極端的限制

※ 嚴重的水腫、尿液量減少的話，則要遵照醫生的指示來限制水分的攝取。

第4、5期的飲食療法 水分、鉀、磷也有攝取上的限制

本書的飲食療法是以第1～3期的患者為對象。病情發展至第4、5期的患者則需要強化飲食療法，並且增加攝取成分的限制。不論如何，都需要在醫生和營養師的指導下來進行飲食療法。

若有水腫情形的話，則需要加強鹽分與水分的限制

一天的鹽分攝取限制在六克以下，卻還出現水腫情況，表示腎臟功能已衰退，需要更加限制鹽分攝取。水腫也有可能是因為攝取過多的水分所引起。不過限制過度恐怕也會對腎臟帶來負擔。在尿量減少的情況下，光是飲用水，一天也要盡量攝取一千～一千五百毫升。

若有高鉀血症徵兆時，則要限制鉀的攝取量

從飲食中攝取到多餘的鉀會經由尿液排出體外，不過一旦腎臟功能變差時，排泄也會跟著變緩慢，如此一來，血液濃度就會升高。惡化為高鉀血症時，甚至還會有引發心律不整的危險，因此必須要減少鉀的攝取量。限制攝取量則依患者的血清鉀離子濃度數值而有所不同，請遵照醫生的指示。蔬菜、水果、地瓜或豆類中大多含有鉀，由於鉀屬於水溶性，所以經過水煮、清洗後皆會減少鉀含量。不過地瓜或豆類即使水煮後仍然不會減少鉀含量，因此要限制攝取量。此外，也要控制果汁和水果乾，以及青汁或綠球藻等健康食品的食用量。

注意高磷血症、低鈣血症的發生

腎臟藉由活化體內的維生素D來調整血液中磷和鈣的平衡，這也和骨頭的代謝相關。一旦腎臟功能衰退的話，維生素D的活化速度也會變慢，導致磷的排泄變差，鉀和磷也失衡，進而影響骨頭的代謝。磷大多存在於含有蛋白質的食物中，當我們限制蛋白質的食用量時，自然會減少磷的攝取。而鈣則大多存在於富含磷的食物當中，如果缺鈣，也能以藥劑來補充。

第5期也可能會更加限制蛋白質攝取量

病情發展到第5期的話，已經必須在罹患尿毒症之前先導入透析療法。也有報告顯示，加強限制蛋白質的攝取可以幫助延緩透析療法導入的時間。相關細節請先和主治醫生討論。

●透析療法中的飲食療法基礎

病情發展至第 5 期，若是出現有尿毒症的末期腎衰竭時，就是開始進行透析療法的時機點。

透析療法能夠改善尿毒症，不過卻完全無法改善高血壓、高鉀血症、高磷酸鹽血症的症狀，也有可能會引發腎性貧血、從骨頭中會溶出鈣的腎性骨病變、或是心臟衰竭等併發症。

這些症狀當然可以使用藥物療法控制，不過由飲食療法來進行自我飲食管理也是治療上不可欠缺的一部分。

尤其是預防心臟衰竭，確實管理鹽分和水分的攝取量也是相當重要的一環。

一天的攝取量	血液透析（HD）	腹膜透析（PD）
蛋白質（g）	[標準體重（kg）x1.0 ～ 1.2]（g） ※ 為了避免消耗肌肉，因此要攝取足夠的蛋白質。據報告顯示，若蛋白質攝取量不足，透析治療之後的存活率也會降低。	
鹽分（g）	小於 6g	[尿量（l）x5 ＋ 透析後脫水量（l）x7.5]（g）
水分（ml）	[淨體重（kg）x15]（ml） （體內的水分沒有過量或不足，維持著適當水含量時的體重＝透析後的目標體重）	尿量（ml）＋ 透析後脫水量（ml）
鉀（mg）	2000mg 以下	依據檢查的數值有可能需要加以限制
磷（mg）	[蛋白質攝取量（g）x15]（mg）以下	

透析療法① 血液透析（HD）

接受透析療法的患者中，有97%都是進行血液透析。通常一次療程需要三～五小時左右，而一週往返醫療機關三次。

腎臟功能惡化至10%以下，就有必要導入透析療法

腎臟功能惡化至末期腎衰竭時，就不太可能恢復以往的腎功能，也無法光靠藥物來治療。一旦放置腎功能惡化不管，那麼就會演變為危及生命的尿毒症。若惡化到這個階段時，所能採取的治療方式有透析療法和腎臟移植（第94頁）。腎臟功能只剩下10%以下時，就須考慮進行透析療法或腎臟移植。當血清肌酸酐超過八毫克／公升以上的話，也要考慮這些腎臟病療法。如果檢驗值尚未超標，不過有噁心、嘔吐、食慾不振、腹瀉等疑似尿毒症的症狀時，也要開始導入透析療法。所謂「透析療法」，就是代替腎臟處理老廢物質的排泄、調節水分和電解質及調節酸、鹼值的治療，有血液透析和腹膜透析兩種。

血液透析是透過體外醫療裝置來代替腎臟功能運轉

血液透析是由一種稱之為「透析器」的裝置將抽出體外的血液（抽出血）淨化後再輸回體內（返回血）。因此不得不製造一個血液的出入口。這個出入口就稱之為「血管通路」，大部分的血液出入口會直接裝置於手腕前面的橈動脈與頭靜脈之間。這稱之為「動靜脈瘻管」。另外還有以合成樹脂的管子連接兩條血管裝置在外部的「人工合成植入型的搭橋瘻管」，不過由於合成樹脂管容易感染細菌，所以大多都採用動靜脈瘻管。血液透析必須在一分鐘內抽出二百毫升的血液。因此需要直徑較大的血管，動脈和靜脈相連接的話，血壓高的動脈自然會順勢往血壓低的靜脈流去，如此一來，靜脈也會變粗。不過血管擴增至需要的寬度之前需要花點時間，因此保險起見，還是盡可能在透析開始前一個月就先裝設完成。緊急狀況或血管太細無法裝置動靜脈瘻管，或裝置人工血管後針無法刺入等情況時，則在股靜脈、內頸靜脈、鎖骨下靜脈等留置雙腔導管（有出口和入口兩個通道的導管）來進行透析。

●導入透析療法的基準

疑似尿毒症的症狀

嘔吐

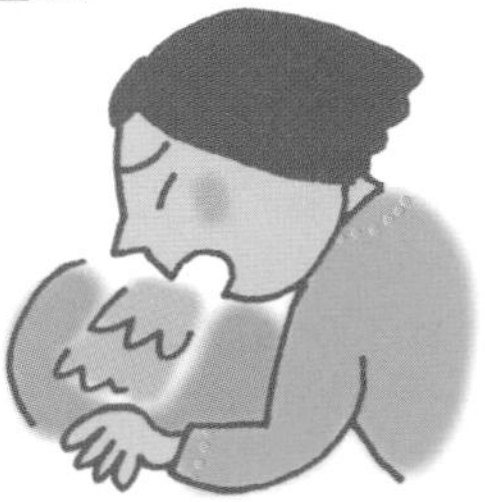

噁心

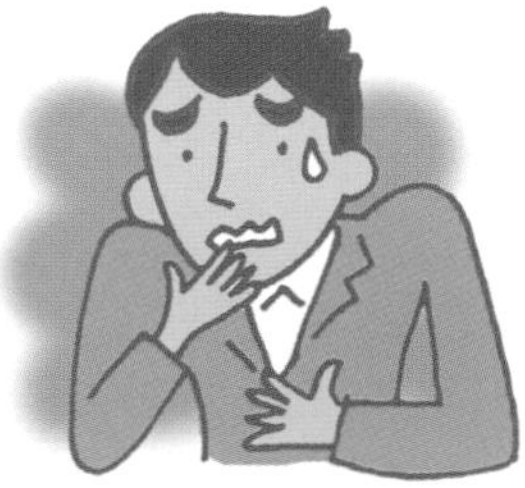

腹瀉

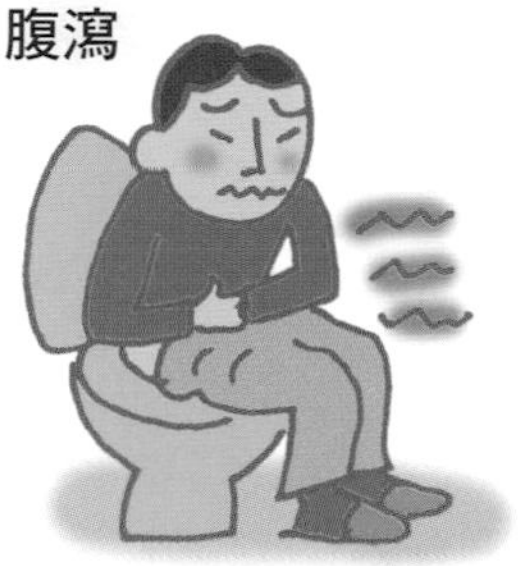

食慾不振

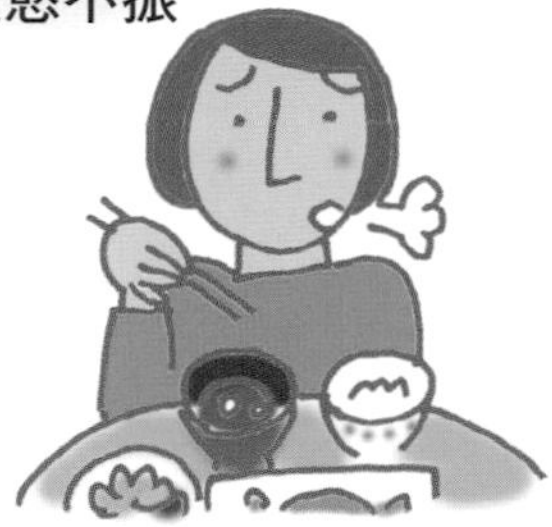

腎臟功能衰退至 10% 以下

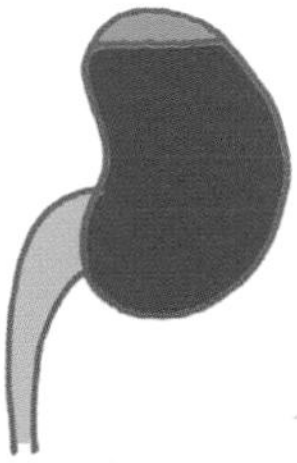

血清肌酸酐數值 8mg/dl

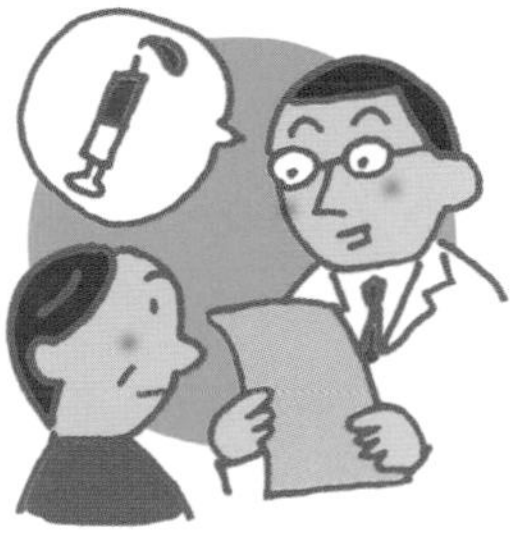

●透析療法的目的

排除老廢物質

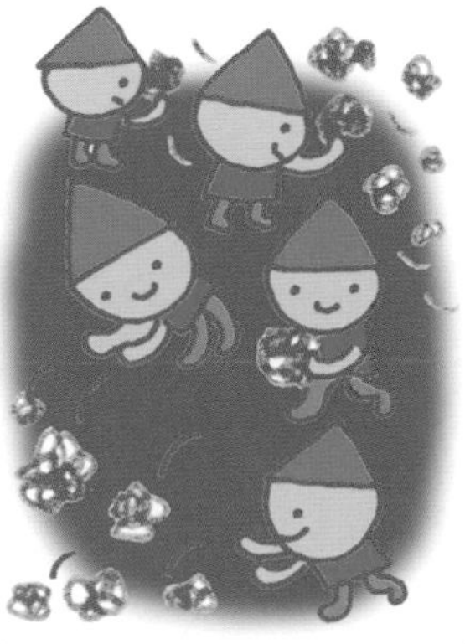

調節水分和電解質

調節酸、鹼值

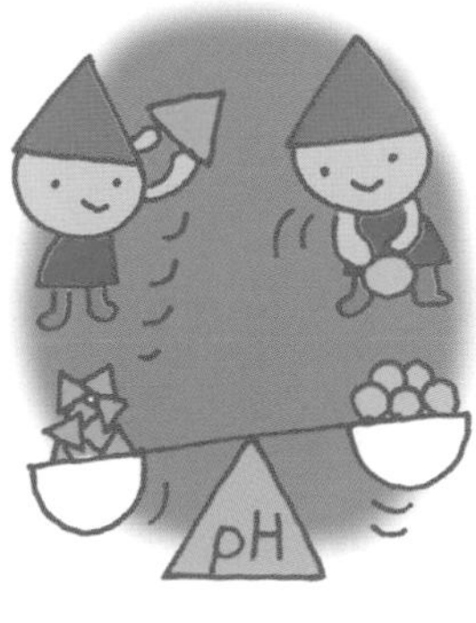

透析器的淨化作用為何

透析器中約有一萬條直徑約〇・二公釐的透析膜管。由透析器周圍的透析液供給裝置流出透析液；從身體抽出的血液通過透析膜管時就會與透析液接觸。透析膜上有小孔，而透析液和血液之間由於濃度或壓力差，會使分子小的水分和肌酸酐或尿素氮等老廢物質、鈉、鉀、磷等流向透析液。另外，分子大的血球成分、蛋白質等，由於無法通過透析膜，所以會殘留在血液當中。如此一來，淨化後的血液將會流回體內。不過透析療法無法百分百取代腎臟原來的機能，因此還是得嚴格限制飲食（第79頁），並且要避免血液中的磷增加太多，所以要服用磷結合劑。另外透析器無法取代腎臟分泌荷爾蒙與活化維生素D的功能；而紅血球生成素可由注射製劑、維生素D則能用內服製劑來補充。

標準的透析方法為一次四小時、一週三次

透析治療需要一些時間，但不會讓身體感到負擔，通常一次需要三～五小時。

一週要回醫療機關進行三次的血液透析。透析時可以讀書、聽音樂、看電視來消磨時間。

一週去醫院三次的確有些麻煩，不過有些醫院提供晚上的透析治療，所以白天仍然可以繼續工作。

另外，還有「居家透析」，在家中安裝透析儀器，透過自己或家人的協助來進行血液透析。

計算淨體重 體重增加在5%之內

當腎臟處於健康狀態時，體內多餘的水分會隨著尿液排出，不過接受透析療法的患者在平時沒有透析時，多餘的水分會直接囤積在體內。即使量了體重也無法判定為真正的體重。

因此為了要制訂體重管理和必要營養素的基準時，就得計算出「淨體重」。

所謂的「淨體重」就是體內沒有多餘的水分，血壓正常、心臟胸廓比率（心臟橫徑與胸廓橫徑的比例）在50%以下時的體重。將此體重視為透析完成後的目標體重。

透析時能夠除去的水分有限。水分攝取過多卻無法徹底排出時，血液量會增加，造成心臟或血管的負擔，因此水分攝取以體重的5%以內為原則。

不過透析導入時，即使沒有體力且肌肉量較少，也還是可以在透析導入後以運動等方式來增加肌肉量。一旦肌肉增加後，淨體重也會有所改變。因此必須要時常計算目標的淨體重。

●血液透析的方式

瘻管的種類

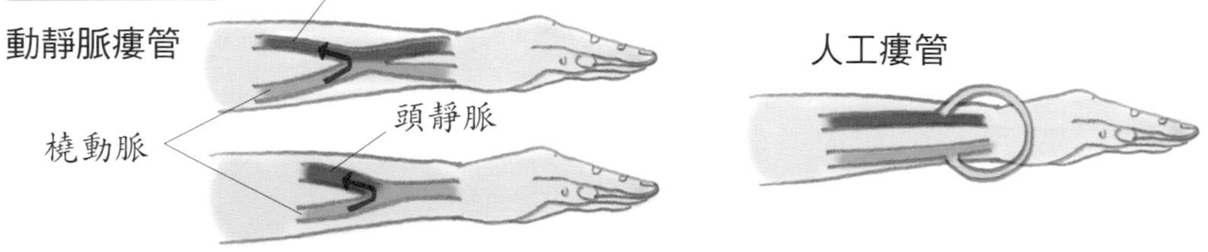

透析時的血液流向

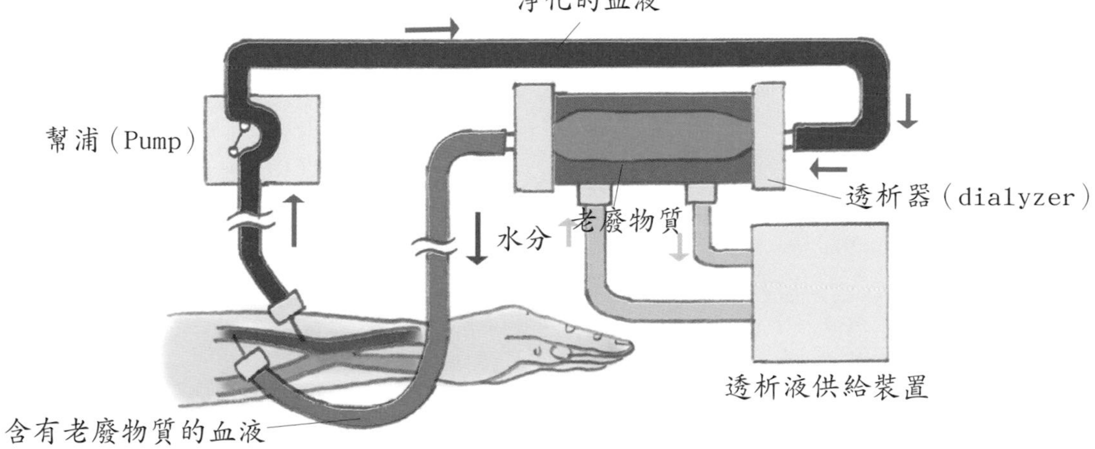

透析器的構造

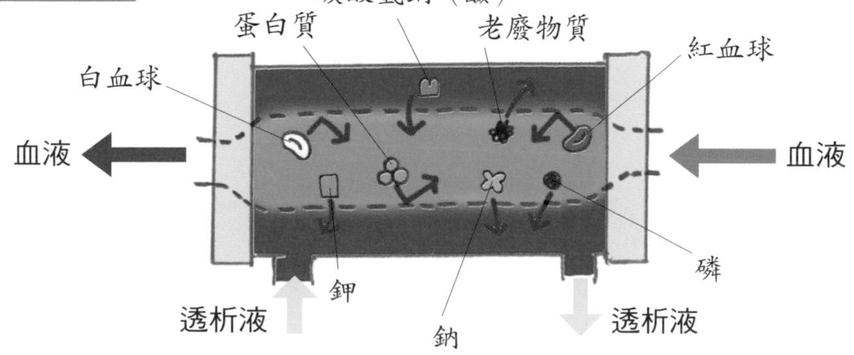

透析療法②
腹膜透析（ＰＤ）

利用自己的腹膜進行透析的方法，除了換液外，其他時間可以自由行動。由於是二十四小時連續進行透析，所以身體的負擔較小，不過頂多只能進行五～八年。

腹膜透析的構造與方法

相對於血液透析是使用人工的透析裝置，腹膜透析是使用患者本身的腹膜來進行透析治療。導入腹膜透析時必須先進行手術，在腹腔內植入透析液進出的專用導管。導管的接頭在體外，並與裝有一．五～二公升的透析液管組相連接。透析液管組會掛在高於腹部位置，因此透析液自然會流至腹腔內。而透析液留置腹腔的這段時間內，老廢物質或多餘水分等會通過腹膜，然後移動至透析液中。含有老廢物質的透析液則引流至空的袋子中。導管與空袋連接後，將袋子放置在低於腹部的位置，老廢的透析液就會自然流入袋中。

目前腹膜透析包含連續可活動式腹膜透析（ＣＡＰＤ）與全自動腹膜透析。

ＣＡＰＤ的交換透析液時間約三十分鐘，一天進行四次

ＣＡＰＤ的透析液交換時間需三十分鐘，原則上一天進行四次。通常換液時間為早餐、午餐、晚餐、就寢前，除此之外，都可自由活動。若病情穩定，一個月只需要去醫院回診一次即可。由於能夠二十四小時持續進行透析，對於心血管的負擔也較小。相較於與血液透析，腹膜透析還能保有腎臟功能，即使進行透析治療，數年內都還能維持一定程度的尿量。只是腹膜透析的導管前端容易受到細菌感染，因此導管前端與周圍都必須保持清潔。進行交換透析液之前，請務必將雙手確實清洗乾淨。不過由於腹膜長時間進行透析治療，腹膜狀態會逐漸變差，而容易引起嚴重的併發症，因此進行腹膜透析的極限約五～八年。

ＡＰＤ在睡眠時自動進行換液

睡眠中使用自動腹膜透析機進行交換透析液的方法就是ＡＰＤ。就寢前將透析液管組與管路（塑膠的管子）連接到機器上，睡眠時會執行換液而淨化血液。隔日早晨只需將裝有老廢物質的透析液管組和管路拔除即可。

CAPD 的方法 將含有老廢物質的透析液排出後再注入乾淨的透析液

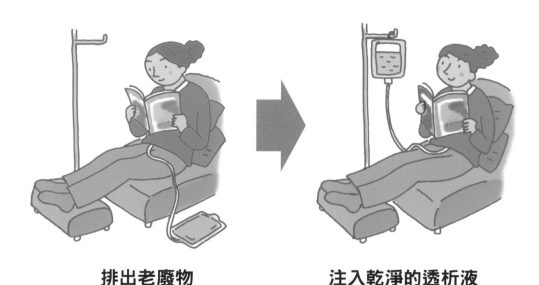

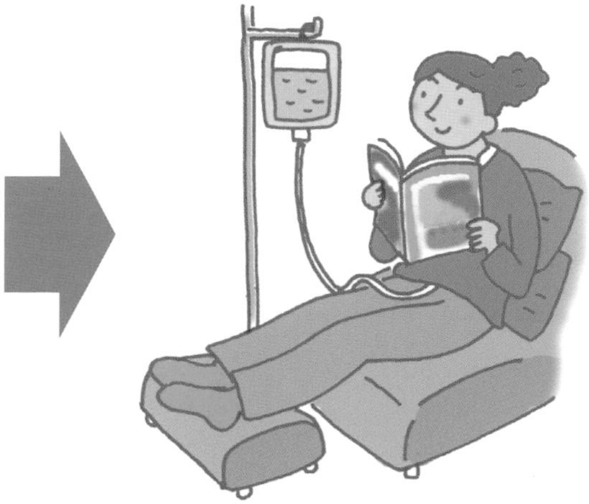

排出老廢物

注入乾淨的透析液

CAPD 的交換透析液 早餐時刻、午餐時刻、晚餐時刻、就寢前的 4 個時段進行換液

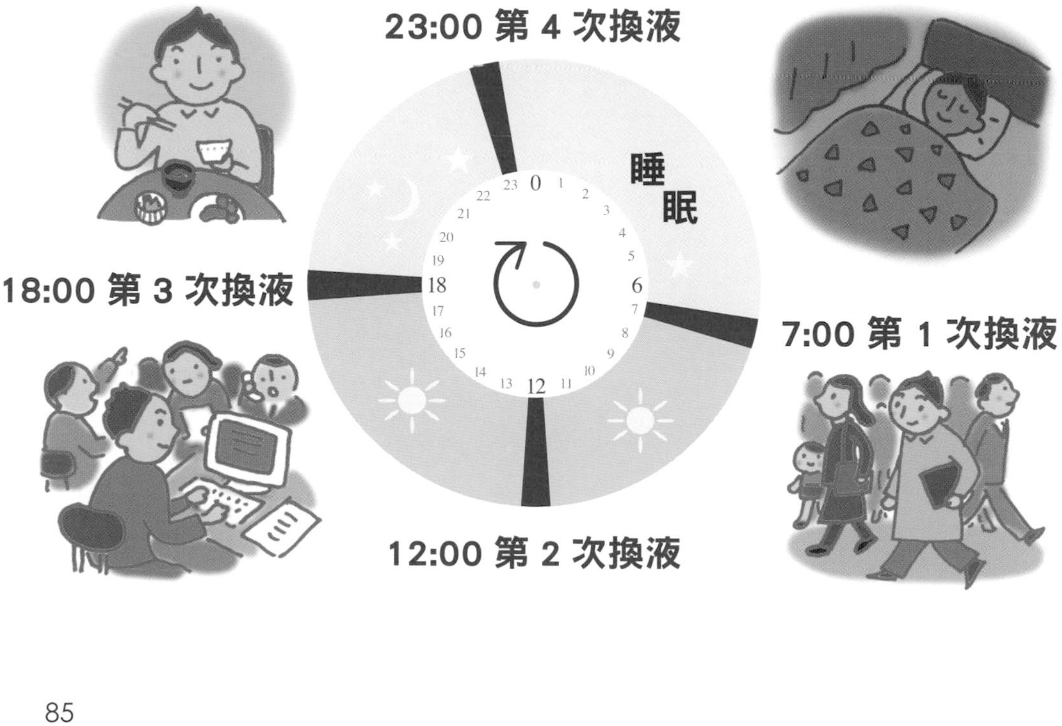

透析療法③

透析療法容易引起的併發症

因為透析療法無法百分百替代腎臟，除了腎衰竭所引起的併發症外，透析療法也會引起併發症。長期利用透析療法更容易發生。

血液透析引起的併發症

●不平衡症候群

透析時或結束後十二小時內，會發生頭痛、噁心、嘔吐、抽筋等症狀，這是為了快速去除老舊廢物，使血液和腦細胞之間的老舊廢物濃度產生差異所致。一旦習慣後就不會產生不適。

●心律不整

若患有心臟病，快速排水會造成循環時血液量減少或電解質產生變化，進行透析時，會有心律不整的情形。

●其他併發症

高齡、營養不良、貧血、糖尿病、心臟機能障礙等情形，也易發生打哈欠、噁心、嘔吐、頭痛、心悸等症狀。

腹膜透析所引起的併發症

●腹膜炎

更換透析液時，細菌侵入，引起腹膜發炎、腹痛、透析液混濁、發燒等。

●其他併發症

腹膜透析導管出口或皮下隧道受到細菌感染，會引起化膿、疼痛等症狀，也會隨著腹膜的癒合，而發生腸胃蠕動變差、噁心、嘔吐、便秘等情形。

血液及腹膜透析引起的併發症

●貧血

腎臟無法充分分泌紅血球生成素，且老舊廢物會縮短紅血球的壽命，就會造成貧血，並容易引起疲倦、心悸、上氣不接下氣等情形。

●腎性骨病變

除了因維生素D活性化異常所引起的低鈣血症外，也會隨著磷的代謝量減少，造成從骨頭中溶出鈣質的副甲狀腺荷爾蒙增加，使骨頭脆弱。

●其他併發症

透析療法無法完全去除稱之為「類澱粉性」的物質，這種物質會沉積在骨頭、關節、內臟等部位，因此會出現手指麻痺、疼痛、指頭運動變差、手掌或肩關節產生疼痛等情況。此外、也會引起心臟衰竭、冠狀動脈或心臟瓣膜硬化、腦血管病變、胃病變等。

●透析療法容易引起的併發症

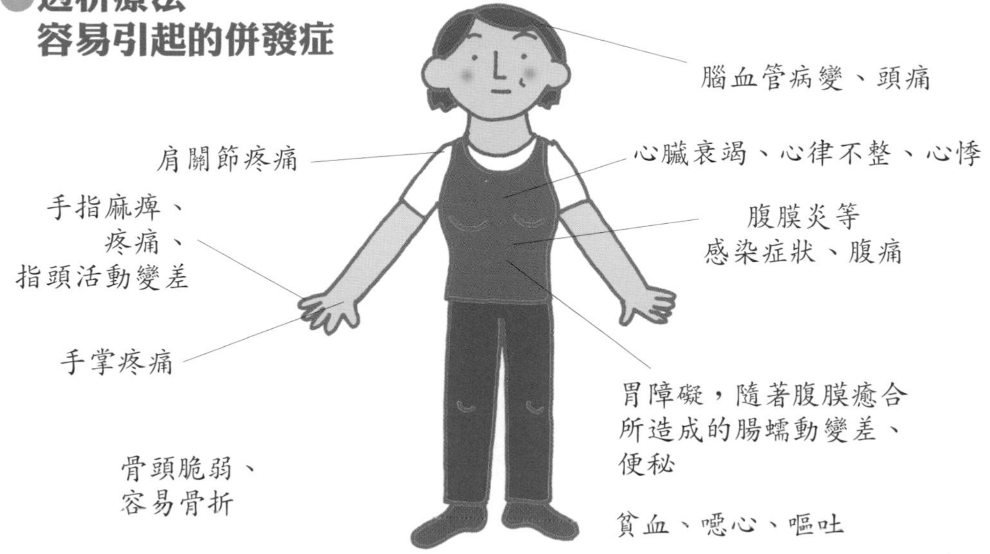

●透析患者的死亡原因

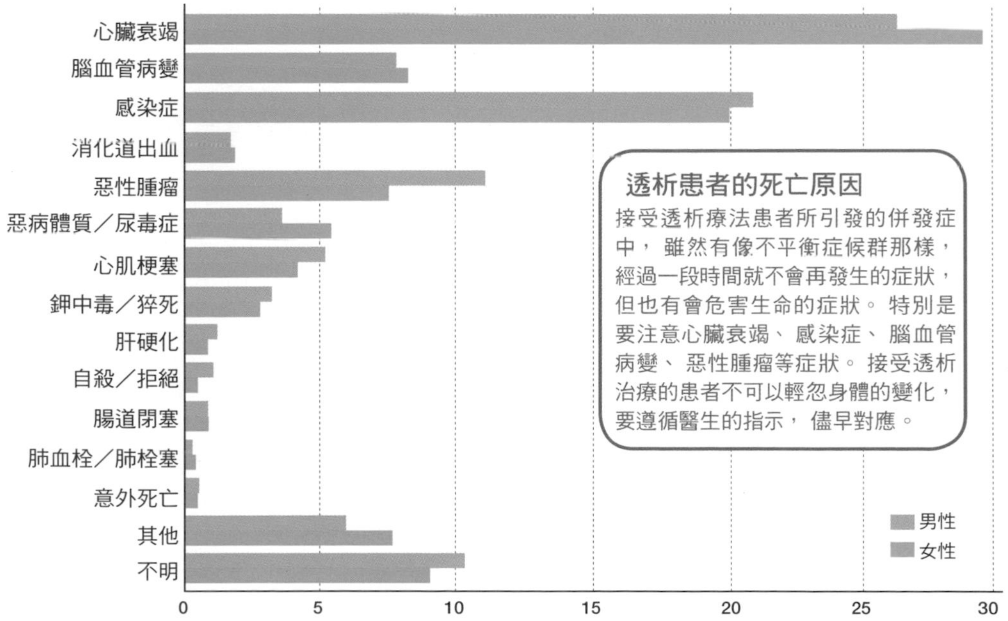

透析患者的死亡原因

接受透析療法患者所引發的併發症中，雖然有像不平衡症候群那樣，經過一段時間就不會再發生的症狀，但也有會危害生命的症狀。特別是要注意心臟衰竭、感染症、腦血管病變、惡性腫瘤等症狀。接受透析治療的患者不可以輕忽身體的變化，要遵循醫生的指示，儘早對應。

患者統計（2010年）　出處：日本透析醫學會統計調查委員會《圖說 我國慢性透析療法現況》

＊註：惡病體質是一種臨床症候群，爲腫瘤宿主營養及代謝異常所產生的結果。

透析患者的溫泉旅行、海外旅行

要過夜的溫泉旅行須先確認透析設施

接受血液透析的患者，如果在旅行期間需要過夜，且剛好會碰到要進行透析的日子時，則要事先確認住宿場所是否有透析設備。在日本，幾乎所有的溫泉旅館都有透析設備，但可能還沒有普及到較遠的祕境溫泉旅館，因此事前先確認會比較安心。

接受血液透析、腹膜透析的患者也能出國旅行

透析患者中，有些人認為自己沒辦法到海外旅行而放棄出國的機會，只要做足事前準備，還是可以出國觀光或是出差。透析療法並不是只有先進國家才有，只要不是偏遠地區，大多數國家的大城市都可以進行。

首先，先調查一下目的國的醫療狀況吧！特別是血液透析患者，要確認有透析設備的場所、手續、可否使用健康保險等。一般狀況是先全額支付後，回國後再向健康保險申請，但也有不能使用健康保險的國家。因此先跟您投保的保險公司業務員詢問一下吧！

腹膜透析患者是要將透析液袋或必要器材隨身攜帶呢？還是事前先送到目的地？也要考慮無法如期回國的情形，因此透析液袋要多準備一些。

此外，也有專門針對透析患者為對象的旅遊行程，對於不習慣旅行的人來說也可善加利用這類的特殊行程。

旅行中要注意飲食內容及避免飲食過量

透析患者通常會攝取適量的蛋白質與水分，限制電解質的攝取，但在旅行中很難做到營養均衡，也會發生過量的情形。雖然旅途愉快但也不能過於沒節制。

另外，旅行中喝酒的機會也會變多，酒精中含有水分、蛋白質、維生素，特別要留意葡萄酒或是水果沙瓦，不要忘記這些是含有鉀的酒精飲料。

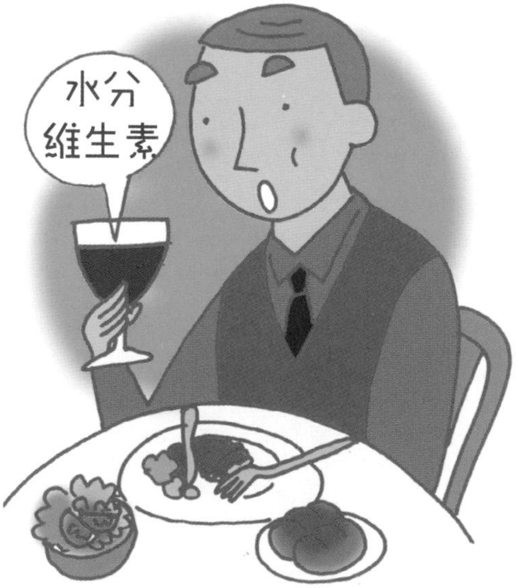

專欄

透析患者的災害預防準備

平時先熟讀防災手冊

對於透析患者而言，遇到波及範圍廣的大地震時，會讓人產生何時、何地才可以接受透析的不安感。地方自治團體會製作災害時的防災手冊，其中也有以透析患者為對象的部分，例如，東京都有製作以醫療機關為對象的防災指南，並公開於網站網頁上，只要用「透析患者用防災指南」查詢的話，任何人都可以瀏覽與列印，為了以防萬一，還是事先閱讀一下吧！

平常就攜帶著災害時所需的透析患者卡片

災害發生時可能會有好幾天不能接受透析治療或是要減少透析次數、透析時間或食物不足的情形。在飲食方面以「確保身體能量」、「控制鉀、蛋白質、鹽分」、「包含食物中水分的攝取一日為 300 ～ 400ml+ 控制尿量」等為基本注意事項。

另外，很多透析設施有提供寫著就診醫療機構名字及緊急聯絡人可隨身攜帶的「災害時透析患者卡片」。也有利用患者的身分證字號及密碼，即可二十四小時提供最新情報的醫療機構。「透析資料記錄手冊」不僅在大地震等災害，或是任何時候發生事故時都會派上用場，平時還是隨身攜帶吧！

大規模災害發生時，日本透析醫學會的「災害時情報廣播網」，也會有透析設備的相關情報。對於不擅長使用電腦的人，請在家人或親人的協助下，一起先練習一下查詢方法吧！

事前準備的防災物品

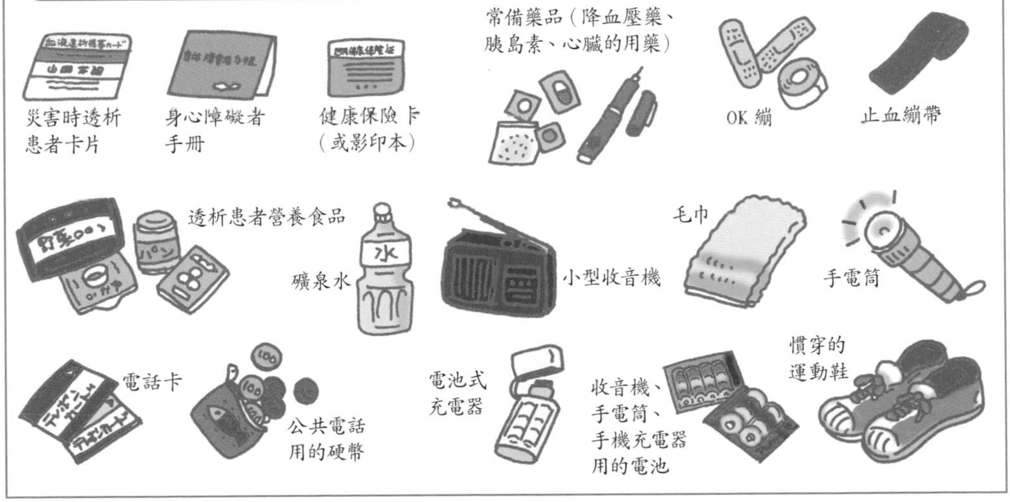

外科療法

體外震波碎石術、開刀手術等

無法由藥物治療得到希望療效的尿路結石或腎臟癌等，也會以外科方式進行治療。除了傳統的剖腹方式外，也有各式各樣的外科治療。

尿路結石以不受傷的治療方式為主流

腎臟病的治療，要以藥物治療或飲食治療為主，進行手術的情況並不多。但以藥物治療無法達到預期效果的話，如尿路結石或腎腫瘤，就會以外科方式治療。

治療ＩgＡ腎病變患者也有採取扁桃腺摘除術治療的醫療機構。最常接受外科治療的就是尿路結石。尿路是很容易發生結石的地方，在腎臟、輸尿管、膀胱等尿路的任何地方都會發生，首先會攝取大量水分促進結石自然排出，然後再根據結石的種類，使用溶化結石的藥物。

無法自然排出結石的話，便會進行外科治療。首選方式就是以體外產生的震波，將結石粉碎的「體外震波碎石術（ＥＳＷＬ）」。震波通過時，因為會傷到腎臟所以會產生血尿，但住院二～三天即可痊癒，屬於對身體負擔較小的治療。ＥＳＷＬ的效果不如預期時，也有從身體背後開一個小洞或從尿道放入內視鏡，以雷射、超音波或電壓水波粉碎結石的治療方式。尿路結石很少會進行開刀治療。

腎腫瘤的治療多以手術為主

腎臟所發生的腫瘤大多為腎臟癌，腎臟癌的治療大多是剖腹或切開側腹，摘除整個腎臟，摘除範圍含有腎臟周圍的脂肪組織或副腎。但如果癌細胞範圍較小的話，也有只摘除部分癌細胞，或開個小傷口即可完成治療方式。

ＩgＡ腎病變的扁桃腺摘除術

在ＩgＡ腎病變的症狀中，疑似與上呼吸道感染有關（第32頁），因此會採用摘除細菌經常附著的扁桃腺，以及副腎皮質類固醇脈衝療法（Steroid Pulse Therapy）的合併治療。需要全身麻醉，從口中摘除扁桃腺，雖然會引起出血或疼痛，但住院一週左右即可痊癒。而類固醇脈衝療法通常在術後一週左右進行。

●以外科方式治療腎臟病的情況

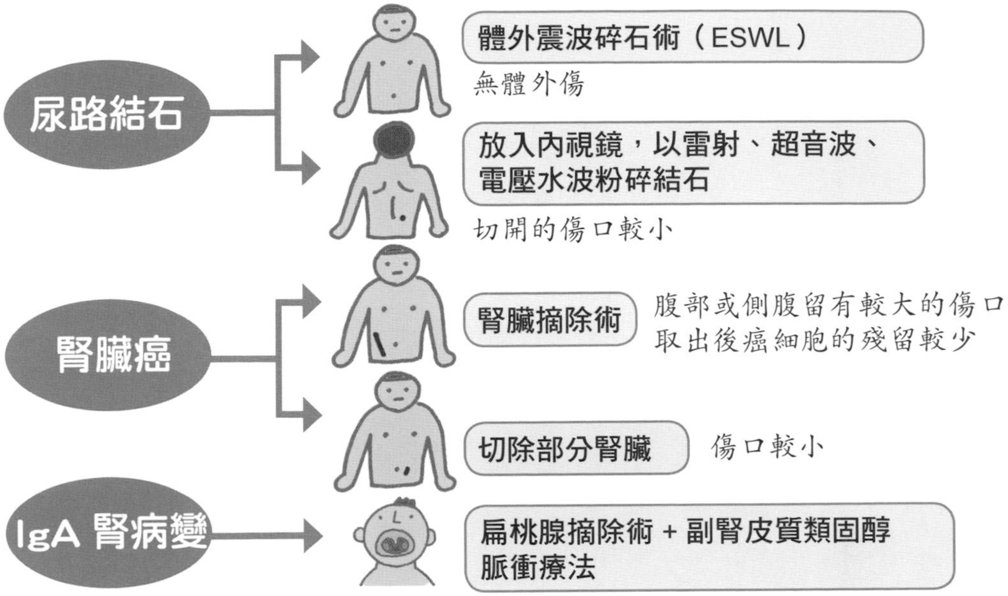

全身麻醉的扁桃腺摘除術 ◀……一週後……▶ 副腎皮質類固醇脈衝療法

副腎皮質類固醇脈衝療法的具體例

①

連續三天，以點滴注射甲基培尼皮質醇 500ml → 連續四天，服用口服波尼松龍 30mg

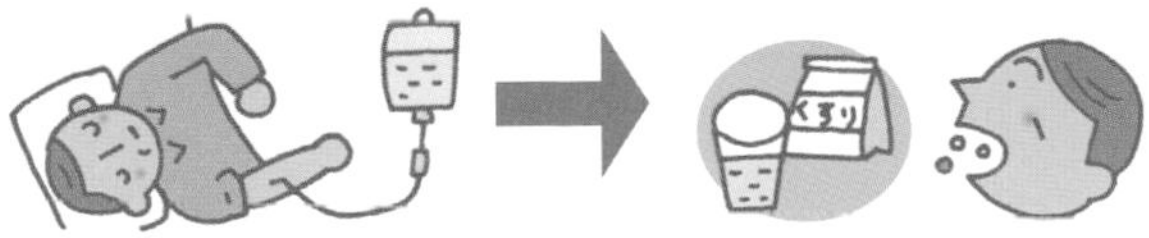

這樣的療程連續進行三週。之後服用口服波尼松龍 30mg，從隔天開始逐漸減少用量，最長口服一年。

②

連續三天，以點滴注射甲基培尼皮質醇 500ml → 口服波尼松龍 0.5mg／標準體重／每隔一天／內服

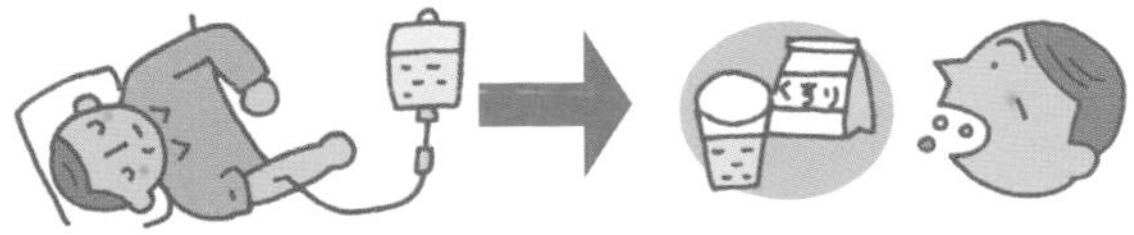

這樣的療程每隔二個月一次（第一個月、第三個月、第五個月）總共進行三個循環。半年內減量，停止。

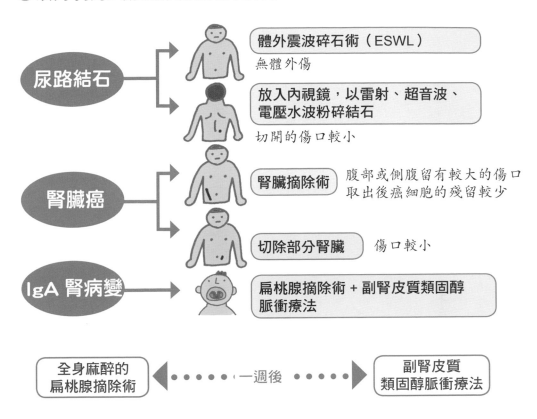

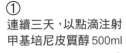

日常生活的小提點　在藥物療法的幫助下

大部分的腎臟病治療至痊癒為止，都需要花上一段很長的時間，甚至花上一輩子都有可能。因此，生活管理也是維持腎臟功能持久的治療之一。

配合腎臟功能進行適當的運動

發燒或嚴重浮腫、腎功能急遽降低時，保持身體平靜雖然重要，但當病情穩定時，也要慢慢地活動身體。

日本腎臟學會將運動強度以代謝當量（ＭＥＴｓ）為單位來進行指導。平靜狀態為1ＭＥＴｓ，運動強度越高則數值越高。

如左頁所示，請作為選擇適當運動的參考依據。

謹慎地考量各個患者的血壓、尿蛋白、腎功能等，再加以調整運動量是很重要的。

千萬不要逞強，急著重返社會或有壓力

有人因焦急而做了超過體力可負荷的工作，導致腎臟病惡化。因治療腎病症候群而長期住院，進行類固醇脈衝療法或透析療法，回歸職場後，暫時先從上班半天、變更上班時間、確保休息時間、週休三日等不勉強的方式開始，一邊觀察身體狀況，再慢慢回復到正常的勤務工作。如果是外勤、應酬、加班等無法避免的工作，建議申請調職比較好。和醫師討論後再開始上班吧！

有些患者會有想工作卻無法工作，或怕造成周遭親人朋友麻煩的想法而感到壓力大。不要去想那些做不到的事，抱持著還可以過著平常的生活是多幸運的一件事，以積極正面的態度繼續生活下去吧！

少量飲酒、禁止抽菸

如果醫生沒有禁止的話，可以少量喝酒。一天可以喝的量，日本酒一合、啤酒一小瓶，但要注意，酒類所含的熱量、蛋白質、礦物質，特別是紅酒的鉀含量比較高。小菜部分，避免蛋白質或礦物質含量高的東西。

還有抽菸會使血管收縮，阻礙流往腎臟的血液，也會使高血壓或動脈硬化發展，因此一定要禁菸。

●以代謝當量（METs）為單位的運動強度分類

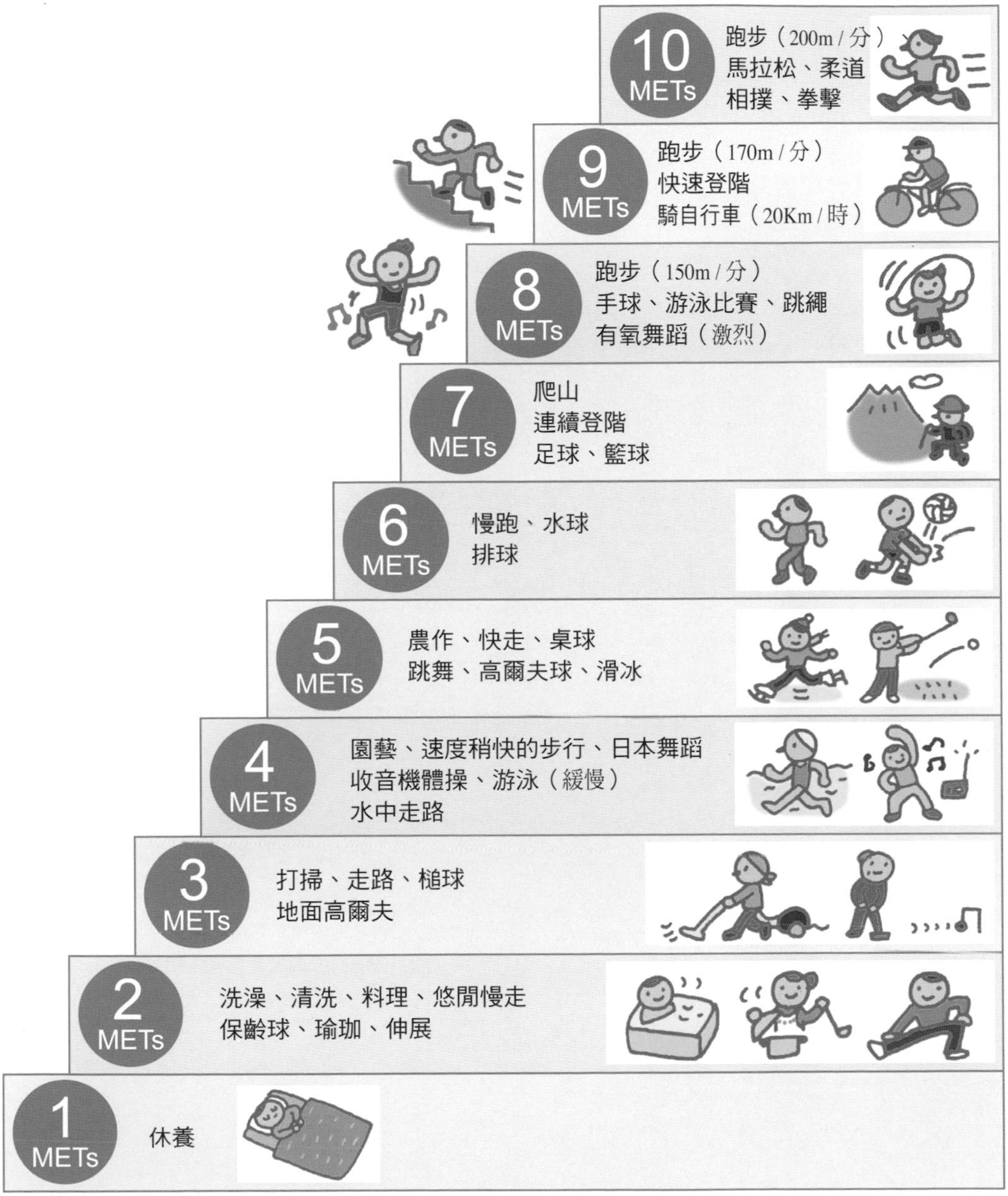
10 METs
跑步（200m / 分）
馬拉松、柔道
相撲、拳擊
9 METs
跑步（170m / 分）
快速登階
騎自行車（20Km / 時）
8 METs
跑步（150m / 分）
手球、游泳比賽、跳繩
有氧舞蹈（激烈）
7 METs
爬山
連續登階
足球、籃球
6 METs
慢跑、水球
排球
5 METs
農作、快走、桌球
跳舞、高爾夫球、滑冰
4 METs
園藝、速度稍快的步行、日本舞蹈
收音機體操、游泳（緩慢）
水中走路
3 METs
打掃、走路、槌球
地面高爾夫
2 METs
洗澡、清洗、料理、悠閒慢走
保齡球、瑜珈、伸展
1 METs
休養

出處：日本腎臟學會《腎臟疾病患者的生活指導、飲食療法指南》

腎臟移植

拯救末期腎衰竭的患者

腎臟移植和透析療法一樣，是末期腎衰竭患者的重要治療方式之一。近年來，隨著免疫系統抑制藥物的醫學進步，提高了不少存活率。

日本的活體腎臟移植比捐腎移植來得多

腎臟移植有使用親屬或血緣者腎臟進行移植的「活體腎臟移植」，以及由死亡者提供腎臟進行移植的「屍腎移植」兩種。屍腎移植甚至還有使用腦死病患或心臟死亡病患所捐贈的腎臟來進行移植。提供器官的人稱為「捐腎者」，接受器官的人稱為「受腎者」。和歐美等地不同，在腎臟移植歷史較短的日本國內，捐腎者的人數少，大多為活體腎臟移植；屍腎移植則大多為心臟死亡的案例。屍腎移植是由社團法人日本臟器移植NETWORK作為捐腎者與受腎者間的橋樑，需要尋找捐腎者的話，可以先在這個組織中登錄，台灣可至器官捐贈移植登錄中心登錄（http://www.torsc.org.tw）。

約90％以上的移植腎有五年以上的存活率

移植後的臟器能否在受腎者體內發揮正常功能的比率稱為「器官移植存活率」。由於醫學進步，特別在有效的免疫系統抑制藥物出現後，移植器官存活率大大的提升。例如，二○○○年之後，五年內的移植器官存活率，活體腎臟移植約為90.9％，屍腎移植約為78.6％。

最近還出現了即使紅血球血型或白血球血型不同，也可以移植的案例。

移植後的腎臟若能發揮正常功能，除了服用免疫系統抑制藥物外，不需要控制水分及食物，幾乎可以和正常人一樣過相同的生活。但因為移植後的腎臟對受腎者來說是外來物，自體內的免疫系統會對這個新腎臟進行破壞除去，這樣的排斥反應分為移植後三個月內的「急性排斥反應」和三個月後所引起的「慢性排斥反應」。使用抑制排斥反應的免疫系統抑制藥物後，排斥反應就會減少。

但是比較可惜的是，也有發生腎臟移植後無法發揮正常功能，還得接受透析療法或再度移植的情形。

可進行活體腎臟移植的親等及姻親

（●為實際可成為捐腎者的關係）

雖然開放到三等親，但實際上會成為捐腎者的，只到親子、兄弟姊妹、夫婦為止。
（台灣為五等親以內）

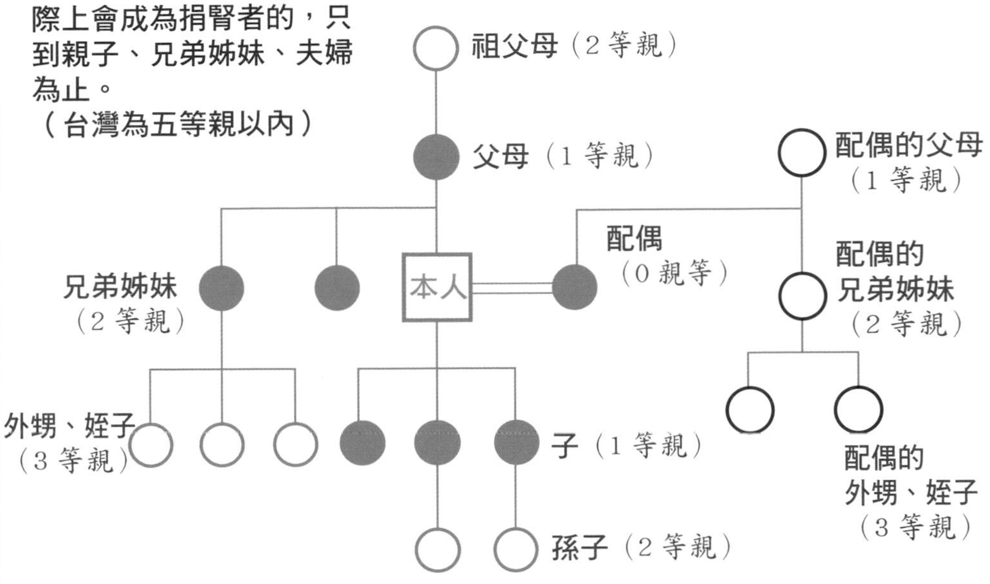

●腎臟移植手術的構成

受腎者的腎臟原封不動放著，將捐腎者含有腎動脈、腎靜脈、輸尿管的腎臟移植到左邊或右邊的腸骨下方，移植後的動脈和受腎者的內腸骨動脈、靜脈和外腸骨靜脈、輸尿管和膀胱連結。

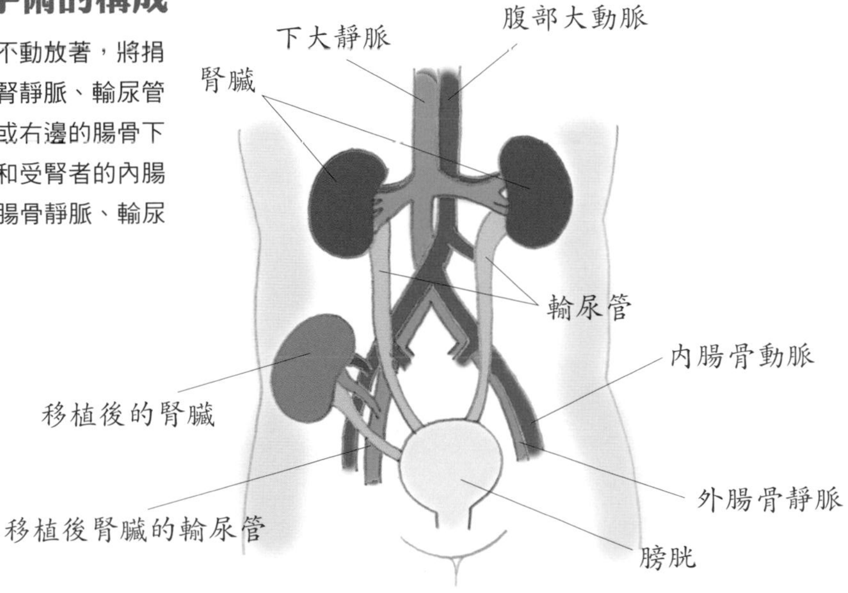

孩童腎臟病需要注意的地方

小孩子除了因為遺傳基因異常，而發生腎絲球微血管基底膜異常的先天性疾病、尿路感染症之外，以患有微小變化型腎病變（第 26 頁）和急性腎絲球腎炎居多（第 24 頁）。

小孩子一旦患有需要長期治療的疾病時，父母通常都會變得很神經質。但是極端地限制飲食及運動會妨礙小孩子的成長，也會為孩子帶來壓力。因此家長要和主治醫師討論如何照顧患病的孩子，並關心孩子的心理健康。

學齡兒童在長期休息後重返學校時，主治醫師會提供病症、運動或活動的限制說明，事先將這些情形告知導師、保健老師。然後，再由導師跟同學說明，這樣比較容易被班上全體同學認同與接受。

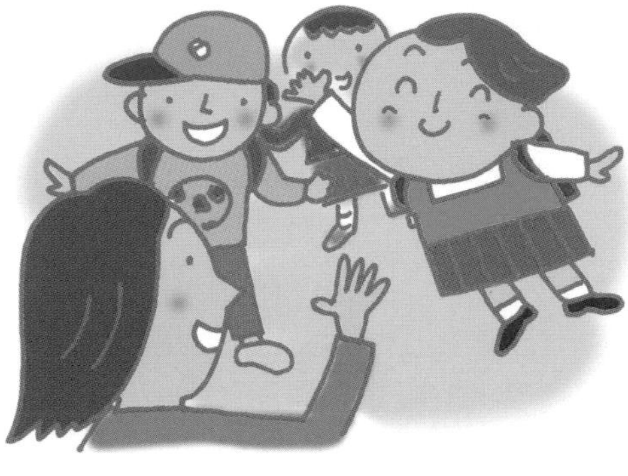

由於頻繁休息、副腎皮質類固醇藥的副作用，而產生肥胖、月亮臉，這些容易變成孩子被嘲笑、欺負的原因。對孩子來說，除了讀書，與同儕間的合作和競爭，都是構築健全人際關係的重要因素。所以盡可能讓孩子儘早回到良好環境的學校。

高齡者的腎臟病對應重點

高齡是慢性腎臟病的危險因子之一，程度會因人而異，隨著年紀增長，腎臟功能變差也是沒辦法的事。尤其我們都知道，隨著高齡者的腎臟功能越來越差，病情也會加速發展進入下個階段。也就是說，高齡者進展到末期腎衰竭的速度是很快的。

而且，高齡者併發高血壓、糖尿病、動脈硬化等，會讓腎臟功能惡化的疾病的比例也較高，有不少人需要常常服用控制併發症的藥，也因為配合用藥、使用多種藥物而對肝臟、腎臟造成影響。

還有腎硬化症（第 34 頁）、痛風腎（第 57 頁），會因藥物而產生更多的腎功能障礙，以泌尿科患者來說，他們的尿液不易呈現異常，難以分辨症狀。除此之外的疾病，也有難以分辨症狀而太晚發現的狀況。發現身體狀況和平時不一樣，家人要多留意觀察，才能儘早就醫接受治療。

此外，患者也會擔心是否忘了吃藥，或者忘記已經吃藥而重複服藥。就診時，最好有家人陪同一起聆聽醫生的囑咐，協助管理藥物服用。高齡者的腎臟病照護跟照顧小孩子一樣，家人的幫助是很重要的。

專欄

女性腎臟病患者的懷孕、生產

懷孕、生產的條件

懷孕時，為了供給胎兒氧氣及營養素，就會需要較多的血液流量，而腎臟也要處理胎兒所排出的老廢物質，所以會增加腎臟的負擔。

雖然依照腎臟病的種類及程度，懷孕會有其難度，但以下情形還是可以安全懷孕、生產的。

- 急性腎炎症候群，蛋白尿反應呈陰性，且維持一年以上。
- 慢性腎炎症候群，懷孕前肌酸酐廓清率在 90 ～ 70ml /min 以上。
- 腎病症候群則是病情完全和緩，並且結束治療後六個月內無復發，或病情不完全和緩（蛋白尿 1 ～ 2g ／日）但結束治療後過了六個月病情仍穩定者。
- 糖尿病腎病變（第 28 頁），處於第 1、2 期者則沒有問題，而處於第 3 期 A 者須慎重考慮。

妊娠高血壓症候群的注意事項

懷孕期間若有高血壓（收縮壓在 140mmHg 以上或舒張壓在 90mmHg 以上）、蛋白尿、水腫（體重增加）等任一症狀，都稱為妊娠高血壓症候群（妊娠毒血症），一旦病情惡化都會威脅母體和胎兒的生命。健康的人都有可能會發生妊娠高血壓症候群，若有腎臟病的話，則危險性會更高，請務必聽從醫生指示來接受檢查。只要出現以上其中一種症狀時，每日鹽分攝取要控制在 7 ～ 8g，而攝取熱量須控制在 1600 ～ 1800kcal 之內，並且在上午及下午各休息 1 ～ 2 小時。

若依照上列方式，血壓還是偏高或出現蛋白尿時，就要住院觀察，若有需要服用降血壓藥的話，要選擇對胎兒沒有影響的藥物。妊娠高血壓症候群，隨著懷孕的進程發展會越容易出現，因此在懷孕初期便出現症狀的人要特別注意。

妊娠高血壓症候群的症狀

- 高血壓
  （收縮壓在 140mmHg 以上或舒張壓在 90mmHg 以上）
- 蛋白尿
- 水腫（體重增加）

→

減輕腎臟負擔

- 每日鹽分攝取為 7 ～ 8g
- 攝取熱量須控制在 1600 ～ 1800kcal 之內
- 休息

腎臟病 Q&A

Q. 聽說性生活會對腎臟帶來不良的影響，是真的嗎？

性生活和快走是差不多程度的運動量，通常不會有問題，但是腎臟功能較差，需要限制運動量的患者，則需要加以控制。另外，雖然也有因為糖尿病神經病變或長期透析治療的併發症，而引發勃起不全（ED）的男性，不過這也有其治療方式，像是改變遺傳基因的紅血球生成素，對於改善ED則有成效。性生活在男女關係的構築上很重要，所以不要覺得害羞，請和主治醫師諮詢。

但是，ED的治療藥物──枸櫞酸西地那非（Sildenafil，商品名：威而鋼Viagra）或伐地那非（Vardenafil，商品名：樂威壯Levitra）不可以和某些冠狀動脈擴張劑（狹心症用藥）一起服用，若無醫師指示，個人私自服用的話，會發生危險。

Q. 使用全自動腹膜透析機時可以改變睡姿嗎？

可以在睡覺時自動進行透析的自動腹膜機（第84頁），由於長時間進行透析，所以具有對身體負擔較小的特點。因為導管是安裝在肚子裡面，所以睡眠中改變睡姿的話，還不至於會使導管脫離或破掉，不過還是建議仰睡或側睡會比較好。

透析進行時如果發生問題的話，蜂鳴警示器會響起，也有從警示聲中辨識問題的設計。

Q. 導入透析療法後，將失去功能的腎臟繼續留在體內沒問題嗎？

即使是末期腎衰竭的腎臟，多少還是可以繼續運作，也還會排出少許的尿液，而且還是有可能產生紅血球生成素（造血荷爾蒙），所以就算開始進行透析治療也不會把原本的腎臟摘除。

不過長時間沒有產生功能的腎臟有可能會發生腎臟癌，因此要定期接受超音波或CT的檢查。

Part 5 飲食療法的入門

慢性腎臟病的飲食入門療法

慢性腎臟病（CKD）的飲食療法如同第 72～79 頁所介紹的，以控制熱量、蛋白質、鹽分為重點，依照症狀調整鉀的攝取量。要注意不知不覺間所攝取的食物，還要控制慾望，有不少人因此而卻步。所以要先依照症狀來考慮飲食療法該如何調整變化。有鑑於此，本章節會介紹如何將想法和自身飲食生活結合的作法，當結合完成時，慢性腎臟病的飲食療法的事前暖身準備動作也算完成了。

本書是以延緩疾病進展的飲食療法為目標

在被診斷為慢性腎臟病之後，如何保持身體狀況並盡可能延緩病情惡化，本章將介紹關於控制病情不要惡化到需要透析治療的營養管理和飲食生活相關重點。

首先，努力降低鹽分攝取，即使只做到這點也會出現效果

慢性腎臟病的飲食療法是以營養均衡的飲食為基礎，再加以調整攝取的熱量、減少鹽分、控制蛋白質。一旦病情惡化，就必須增加需要控制攝取的成分，並更嚴格控制。

飲食療法的難關應該就是減少鹽分了，因為鹽分是美味的關鍵，所以減少鹽分是個高難度的技巧。

不過，鹽分的攝取量和血壓、水腫、尿蛋白有密切關聯，只要努力減少鹽分的話，這些數值就會有所改善，而成為阻止腎臟問題繼續惡化的力量。病情發展至第 2 期之前，都有可能恢復腎臟的功能，甚至還能回復到第 1 期。

慢性腎臟病飲食療法的重點

1. 調整攝取的熱量
   懂得適量 P.108 ～ P.109

2. 調整蛋白質的攝取量
   懂得適量 P.108 ～ P.109

3. 食鹽攝取量一天不超過 6g
   減鹽小撇步 1 ～ 6 P.110 ～ P.119

4. 營養均衡的飲食
   菜單設計法 1.2 P122 ～ P125

隨著慢性腎臟病進展的同時也要改變飲食習慣

慢性腎臟病的飲食療法是以健康飲食為基礎，
即使病情惡化，也是需要吃甜點或果汁。
讓我們看一下從第 1 期開始到進行血液透析為止的初步規劃。

（身高 172cm 標準體重 65kg 的男性）

正常飲食

1 日
熱量約 2000kcal

蛋白質 65 ～ 78g
鹽 9g

主食雖然是飯類，但因為漢堡的配菜為炒菜、副菜為沙拉，即使是一般調味也可以控制鹽分攝取，水果跟優格飯後吃也沒問題，要吃點心的話則要選擇在晚餐前。

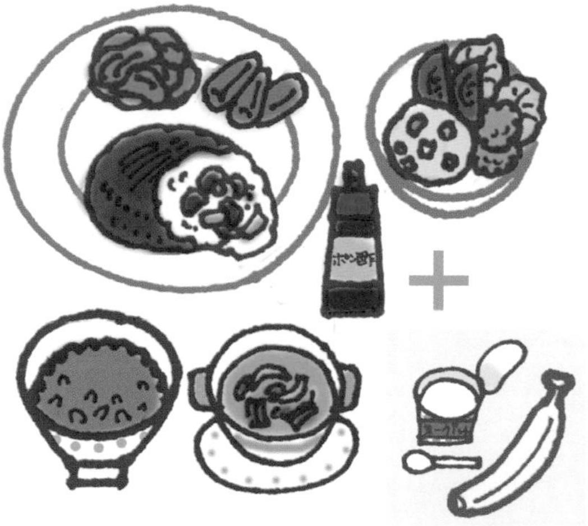

一餐 800kcal
蛋白質 27g　鹽 3.4g

- **糙米飯** 180g
- **高湯**
  洋蔥、紅蘿蔔、培根
- **和風漢堡排**
  冷凍漢堡排　80g
  香菇風味醬汁
  橙醋醬
  炒菠菜及紅蘿蔔
- **馬鈴薯蔬菜沙拉**
  馬鈴薯沙拉（市售品也可）、萵苣、番茄、綠花椰菜

點心

- 香蕉 1 根
- 含糖優格（全脂）

第 1.2 期

1 日
熱量約 2000kcal

蛋白質 65 ～ 78g
鹽少於 6g

為了減少鹽攝取，所以不喝湯，而另一方面，為了讓飯更好入口，所以增加了烤海苔或香鬆，而且漢堡排的橙醋醬改用減鹽產品，合計可以減少 1.3g 的鹽。

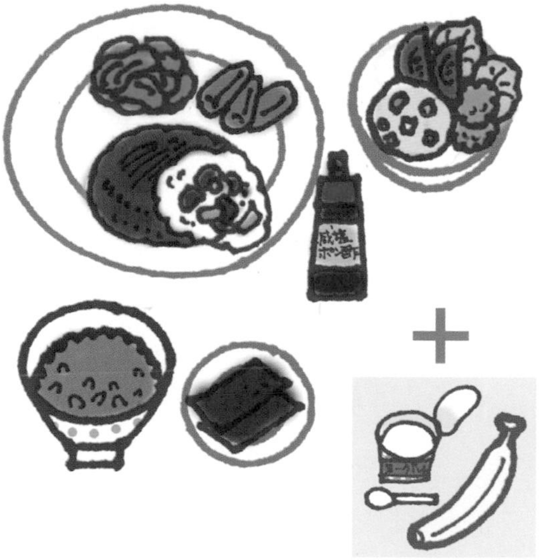

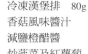

一餐 800kcal
蛋白質 27g　鹽 2.1g

- **糙米飯** 180g
  烤海苔或香鬆
- **和風漢堡排**
  冷凍漢堡排　80g
  香菇風味醬汁
  減鹽橙醋醬
  炒菠菜及紅蘿蔔
- **馬鈴薯蔬菜沙拉**
  馬鈴薯沙拉（市售品也可）、萵苣、番茄、綠花椰菜

點心

- 香蕉 1 個
- 加糖優格（全脂）

控制熱量攝取時

★沙拉中換掉馬鈴薯沙拉，並改用無油的調味醬。
★★優格換成無糖、低脂優格。

第 3 期

1 日
熱量約 2000kcal

蛋白質 45 ～ 52g
鹽少於 6g

減少三成蛋白質攝取量，米飯換成低蛋白米；主食用切薄片的肉捲上蔬菜油炸，所以即使是少少的肉也會呈現大份量，而減少肉類的熱量可從其他油類來補足。優格也因為要減少蛋白質，所以改由蔬菜汁取代。

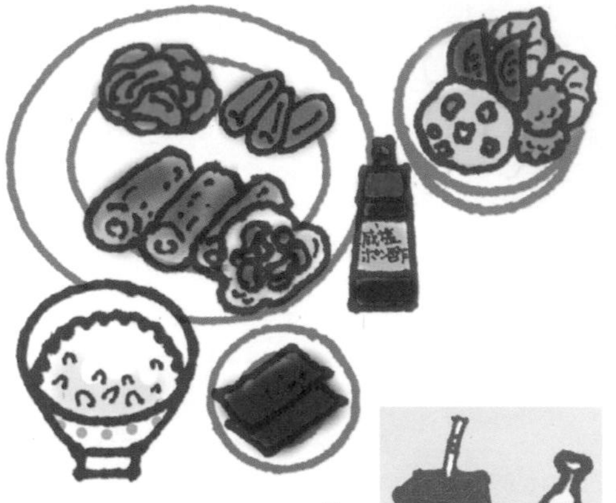

一餐 800kcal
蛋白質 19g　鹽 1.3g

●低蛋白飯　180g
烤海苔或香鬆
●油炸豬肉蘆筍卷
豬里肌肉　40g、綠蘆筍、麵衣、油炸油
香菇風味醬汁
減鹽橙醋醬
炒菠菜及紅蘿蔔
●馬鈴薯蔬菜沙拉
馬鈴薯沙拉（市售品也可）、萵苣、番茄、綠花椰菜

點心

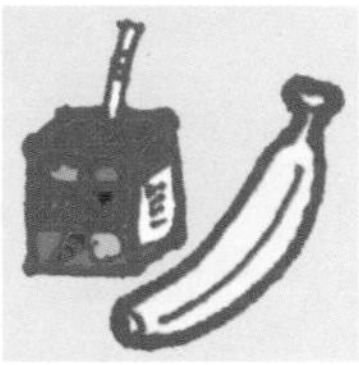

●香蕉 1 根
●蔬菜汁 1 小瓶

控制熱量攝取時
★沙拉中換掉馬鈴薯沙拉，並改用無油的調味醬
★★豬肉蘆筍卷不要沾麵衣，改用不沾鍋來蒸煮。

第 4 期

1 日
熱量約 2000kcal

蛋白質 45 ～ 52g
鹽少於 6g
鉀少於 1500mg

除了鹽及蛋白質之外，還要再限制鉀的攝取量。很多生菜、水果、地瓜的鉀含量很高，因此蘆筍要用水煮過，不用蘿蔔泥醬汁，菠菜也換成鉀含量較少的水煮高麗菜。馬鈴薯沙拉換成燙青菜，水果則改用鉀含量少的罐頭，蔬菜汁也換成特殊食品。

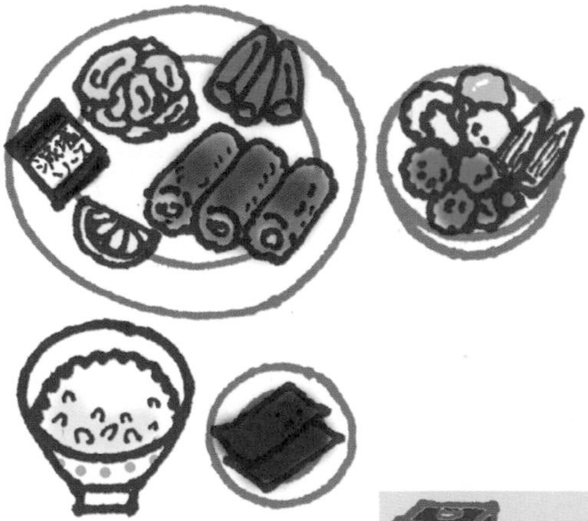

一餐 800kcal
蛋白質 18g　鹽 1.5g
鉀少於 500mg

●低蛋白飯　180g
烤海苔或香鬆
●油炸豬肉蘆筍卷
豬里肌肉　40g、綠蘆筍、麵衣、油炸油
減鹽醬汁、檸檬
燙高麗菜及紅蘿蔔
●燙蔬菜沙拉
白花椰菜、綠花椰菜、玉米筍、美乃滋

點心

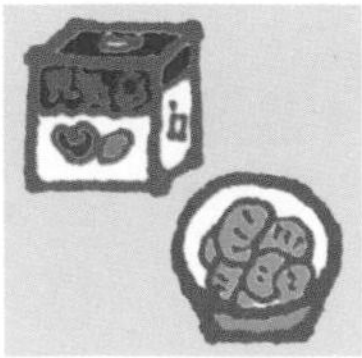

●橘子罐頭 5 ～ 6 瓣
●市售低蛋白熱量補充飲 1 杯
（高熱量、高膳食纖維、蛋白質 0g、低鉀、低磷的治療用特殊食品）

第 5 期

1 日
熱量約 2000kcal

蛋白質 19.5 ～ 26g
鹽少於 6g
鉀少於 1500mg

由於要更加嚴格限制蛋白質的攝取量，所以主菜由豬肉換成了鵪鶉蛋。雖然和洋蔥串在一起油炸，不過洋蔥有先快速汆燙的話，可以減少鉀含量。為了補充減少的熱量，點心就用特殊食品的餅乾來代替。

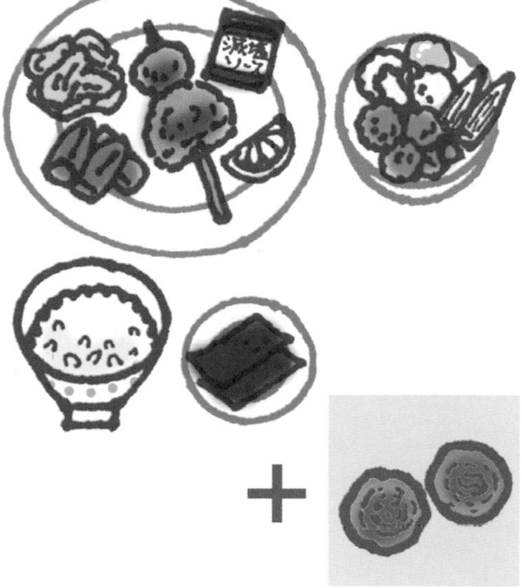

一餐 800kcal
蛋白質 12.9g　鹽 1.5g
鉀 少於 500mg

●低蛋白飯　180g
烤海苔或香鬆
●鵪鶉蛋蔬菜串炸
鵪鶉蛋 1 個、洋蔥
麵衣、油炸油
減鹽醬汁、檸檬
燙高麗菜及紅蘿蔔
●燙蔬菜沙拉
白花椰菜、綠花椰菜、玉米筍、美乃滋

點心

●高熱量低蛋白點心
（高熱量、低蛋白、低鹽食品 1 份）

血液透析時期

1 日
熱量約 2000kcal

蛋白質 65 ～ 70g
鹽 6g
鉀少於 1500mg
食物中的水分
1000 ～ 1200ml

放寬蛋白質的攝取限制，主菜為漢堡，沙拉裡多加了汆燙過的蝦子。但除了要控制鉀攝取量外，還要加上水分控制，因此香菇醬汁中換掉鉀含量跟水分多的蘿蔔，改由炒鴻喜菇佐番茄醬調味，再搭配上高麗菜。點心除了餅乾之外，又加上橘子罐頭，但要將糖水去除。

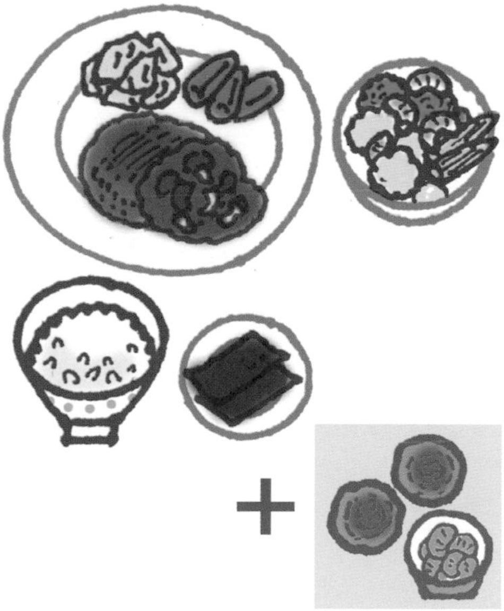

一餐 800kcal
蛋白質 25.9g　鹽 2g
鉀 600mg

●白米飯　180g
烤海苔或香鬆
●和風漢堡排
冷凍漢堡排　80g
香菇風味番茄醬汁
（汆燙過的鴻喜菇、番茄醬、減鹽醬汁）
燙高麗菜及紅蘿蔔
●水煮蝦子及蔬菜沙拉
蝦仁、白花椰菜、綠花椰菜、玉米筍、美乃滋

點心

●橘子罐頭 5 ～ 6 瓣（不含糖水）
●高熱量低蛋白點心 1 份

試著記錄每天的飲食

首先試著從改善自己的飲食開始！
試著去記錄每天的飲食，就能發現其中的問題點。
這份覺悟就是飲食療法的第一步。

○月○日

早上 7：00
牛角麵包 1個◎
香腸 2條●
優酪乳 1瓶

午餐 外食 0：00
拉麵▲
冰淇淋◎
柳橙汁

晚上 7：00
白飯 1碗
味噌湯（海帶芽、蔥）●
薑燒豬肉
炒青菜
泡菜●

點心
甜甜圈◎
焦糖拿鐵◎

首先，盡可能的寫下吃飯時間、食物、數量，飲料也要記得記錄。

確認食用的食品或菜單是否有在需確認三項名單中，有的話則要做記號。思考一下哪個記號多？記號多的日子跟記號少的日子有何差別？

首先，試著寫一星期的飲食日誌

就算是考慮費用或所費的工夫等條件，到目前為止的飲食是順從自己的慾望來隨便挑選的。進行飲食療法時，最重要的是要依照醫生的指示量，來加以控制飲食內容。但因為是以被動的姿態來改善飲食，壓抑口腹之慾的心情，會讓飲食療法無法持續下去。在此，想推薦的作法是記錄自己每天的飲食。首先記錄一個禮拜的時間，內容不單只有三餐，餅乾、飲料等吃下肚的東西都試著全部寫出來。

一旦開始試著記錄，應該就會發現自己飲食習慣的特點，同樣的東西吃了好幾遍，中餐老是吃麵、餅乾吃的比想像中多等，這樣的自我發現就是第一步。不過鹽分的攝取量和血壓、水腫、尿蛋白有密切關聯，只要努力減少鹽分的話，這些的數值就會有所改善，而成為阻止腎臟問題繼續惡化的力量。病情發展至第 2 期之前，都有可能恢復腎臟的功能，甚至還能回復到第 1 期。

檢查飲食記錄後，試著找出適合自己的替代方案

記下飲食項目，對照左頁的三個確認項目，若有符合的食品或菜單就標上記號。

還要確認慢性腎臟病飲食療法中，非控制不可的鹽分和熱量。

像這樣反覆的記錄與確認，也許不到一週，你的飲食習慣就會改變了。

因為會開始注意想要買的食物和想要吃的菜單有沒有在這些確認項目中。

試著想看看要選些什麼食物來替代，在查看本書所寫的答案之前，自己先試著想看看。

如此一來，在知道答案時的心理接受度也會提高。

可以接受的話，心中的不滿自然就會消失，進而能提升飲食療法的效果。

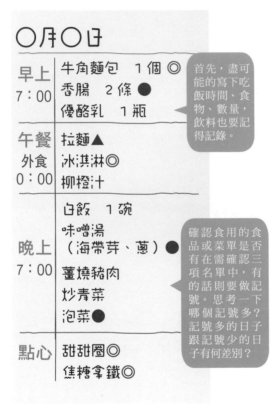

●飲食記錄中需要確認的三項目

● 鹽分多的食物、菜單

特別要注意加工食品中含有很多鹽。盡可能用心手工製作，會有減鹽的效果。因為湯菜沒有一定的濃度就不好吃，所以即使手工製作，也會有鹽含量高的傾向，因此一定要減少湯的食用量（第 117 頁）。

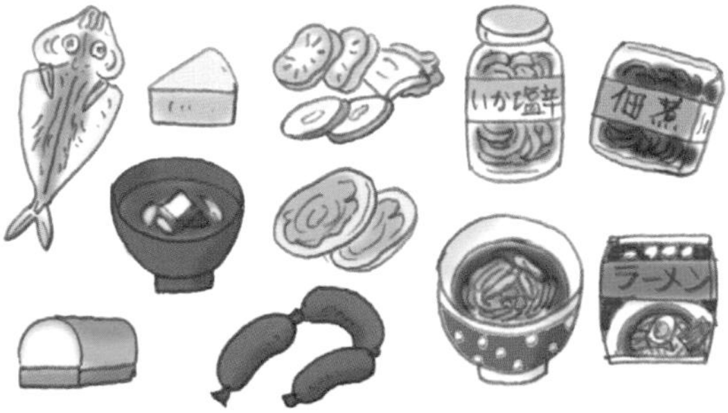

魚乾、起司、醬菜、魚貝類醃漬物、佃煮製品、魚漿製品、火腿、香腸、湯菜、麵類（蕎麥麵、烏龍麵、拉麵、泡麵）

◎ 高熱量食物

特別注意甜點在高熱量食品中最容易提升血糖或中性脂肪。另外，脂肪含量多的肉跟魚也要注意，雖然說魚類的脂肪是健康的，但攝取過多的話，還是會讓血糖或中性脂肪升高。

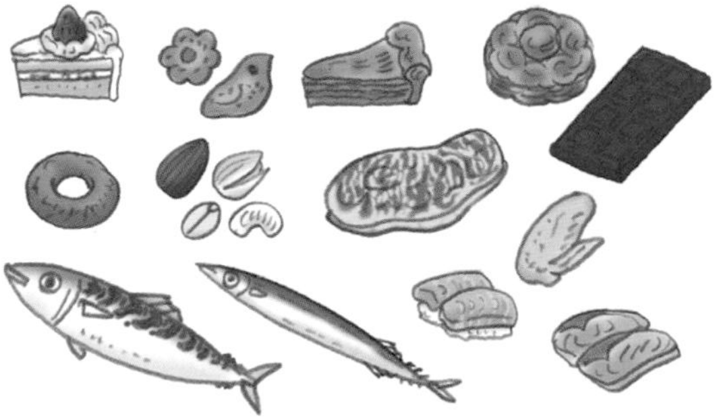

蛋糕、餅乾、糕餅、巧克力、油炸甜點、堅果類、霜降肉、雞皮、青花魚、秋刀魚、鰤魚、鮪魚肚

▲ 高鹽、高熱量的外食菜單

想請大家注意的是口味重的人氣菜單。重口味本身就是高脂肪、高鹽。在味道的平衡上，主菜的份量也會變多。對照慢性腎臟病飲食療法，一餐的鹽幾乎是一天的鈉攝取限制量，不少重口味菜單的熱量接近兩餐的份量。

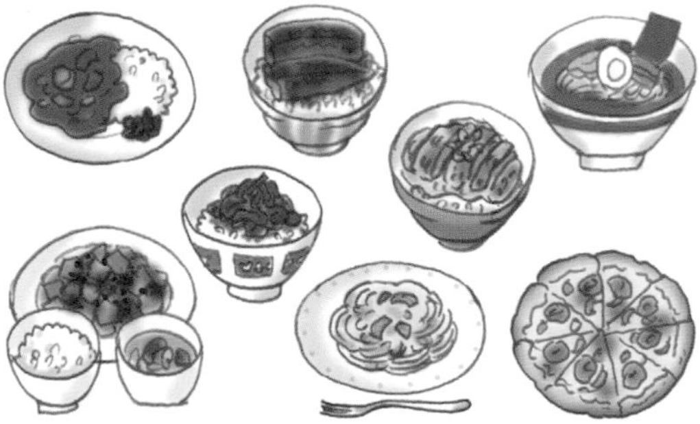

咖哩飯、鰻魚飯、豬排丼、牛丼、中華料理定食（糖醋豬肉、麻婆豆腐、青椒肉絲等）、拉麵、披薩、義大利麵

你屬於哪種類型？檢視鹽分的攝取方式

在選擇食物上，鹽分是會在不知不覺中攝取的東西。
試著自我檢視平時的攝取方式。
如此一來，較易調整攝取的食物，並達到減鹽的效果。

●請在自己有符合的□中打✓●

1		□喜歡較清淡的飲食
2		□吃飯前會在飯菜中加入醬油或醬汁
3		□家人、朋友都說我喜歡重口味
4		□喜歡咖哩、燉菜、關東煮等燉煮料理
5		□會挑戰清淡的口味，但沒辦法持續
6		■每天喝一碗以上的味噌湯、清湯或其他湯類
7		■吃飯少不了醬菜或佃煮製品
8		■常吃火腿或起司
9		■以魚類來說，比起生魚片，比較常吃魚乾或西京醬菜等有味道的食物
10		■常吃杯麵或速食麵
11		○白天多是外食
12		○常在外面吃晚餐
13		○常吃便利商店或速食
14		○早餐多在公司吃
15		★別人經常對我說：「你很會吃。」
16		★在外用餐時，有吃完一人份餐點後，仍不飽足的經驗（迴轉壽司五盤以上）
17		★一天用餐超過三次
18		▲每天喝超過500ml以上的運動飲料或蔬菜汁
19		▲料理時常用現成的高湯為基底
20		▲相較於飯類，比較常吃麵包或麵類
21		◎使用減鹽產品當調味料
22		◎生魚片、烤魚、炸物等常不使用調味料就直接食用
23		◎不常吃味噌湯跟醬菜
24		◎控制外食，盡可能自己煮

統計結果

1. 確認一下各種記號的數量為何？

□（　　）個 ■（　　）個 ○（　　）個 ★（　　）個
▲（　　）個 ◎（　　）個

2. 除了◎以外的合計數量為何？ （　　）個

評估 & 建議

除了◎以外，其他項目的打勾數是
鹽攝取量比例

0～5個……目前沒有什麼大問題，維持目前狀況持續努力吧！

5～10個……避免慢性腎臟病的進展，就從飲食開始，改變生活習慣吧！

10個以上……要請醫生或營養師進行營養指導。不加以改善，擔心慢性腎臟病會持續惡化。

數目較多的記號，是顯示你的
飲食習慣傾向

□的數量多……有喜歡重口味的習慣。可以多嘗試其他酸味、香味、辣味等各種味道。

■的數量多……喜歡吃湯菜、醬菜、加工食品等鹽分多的食物，試著想一下可以取代這些的菜單或食物吧！

○的數量多……外食機會多，因此鹽分攝取量也容易偏多，思考一下外食的選擇吧！

★的數量多……份量上吃太多。也不能因為味道清淡就吃多。要注意節食囉！

▲的數量多……看不見的鹽分不斷累積，鹽分攝取量有過多的傾向。不要忘記運動飲料、麵包、調味料中也含有鹽分。

◎的數量多……平時有控制鹽分的攝取量，仍要持續注意控制鹽分的攝取。

計算自己適當的飲食攝取量

醫師會指示適當的飲食攝取量。
確認醫師所指示的攝取量是如何計算而來的吧。
了解過後就會產生自覺。

(1) 標準體重

身高（　　　）m × 身高（　　　）m × 22

※身高170cm的話
就是〔1.7m*1.7m*22〕

＝〔　　　〕kg

(2) 一天所需的適當熱量

標準體重〔　　　〕kg × ※30～35kcal

※BMI（身體質量指數＝
體格指數、請參照第50、76頁）
數值若在25以上，
則以20～25kcal來計算。

＝〈　　　〉kcal

(3) 一天所需的適當蛋白質量

標準體重〔　　　〕kg × ★0.6～0.8g

★尿蛋白量為每日0.5g以上的第1、2期患者，
或不超過0.5g的第3期患者，
以0.8g～1.0g來計算。

＝（　　　）g

(4) 一天的鹽分攝取量

☆不超過6g

☆水腫嚴重的情況則為1天3.0～5.0g

●舉例來說，您適當的攝取熱量為……

女性　身高155cm

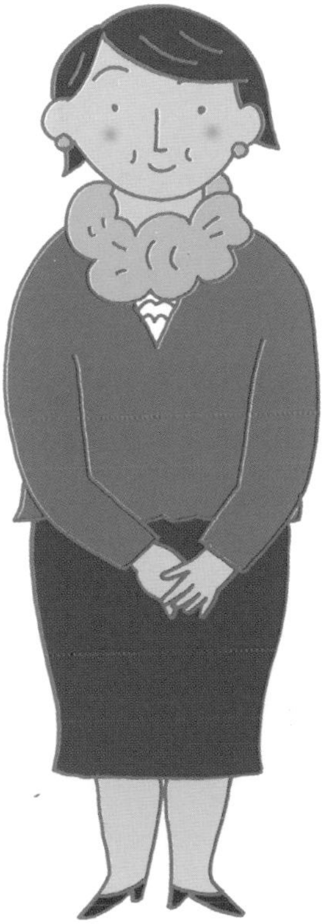

(1) 標準體重	52.85	kg
(2) 適當熱量	1585～1849	kcal/ 日
(3) 適當的蛋白質攝取量	32～42	g/ 日
(4) 鹽分攝取量	6.0	g/ 日

男性　身高170 cm

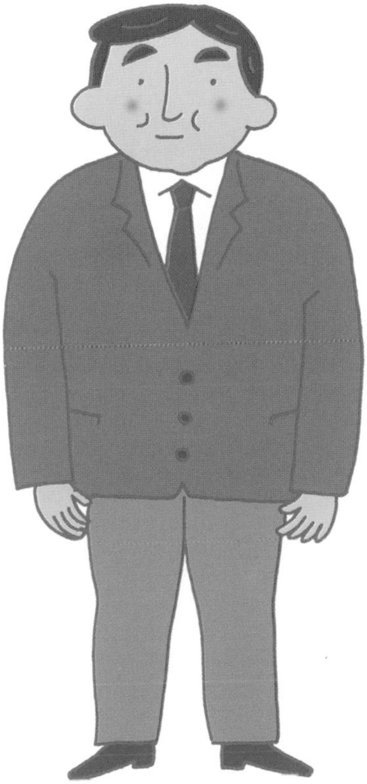

(1) 標準體重	63.58	kg
(2) 適當熱量	1907～2222	kcal/ 日
(3) 適當的蛋白質攝取量	38～50	g/ 日
(4) 鹽分攝取量	6.0	g/ 日

成功減少鹽分攝取的 6 個祕訣

減少鹽分，也就是改變自己長年攝取鹽分的習慣。
為了保護腎臟只能夠試著去習慣。
介紹您 6 個可以不犧牲美味又可輕鬆減鹽的訣竅。

「食鹽一天 6g」是平常攝取量的一半

慢性腎臟病的飲食療法，鹽分含量一天 6g。日本成人的鹽分攝取量平均為 10.7g，但男性為 11.6g。如果是 60～69 歲者，其鹽分攝取量則高達 12g。所以請記得腎臟病的飲食限制中，鹽分是以往攝取量的一半。

日本人食鹽攝取量的平均值（20 歲以上）

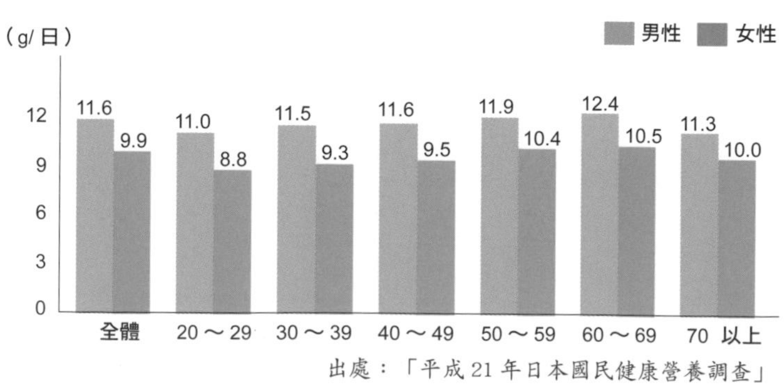

出處：「平成 21 年日本國民健康營養調查」

一定要知道！了解鹽分跟鈉之間的關係

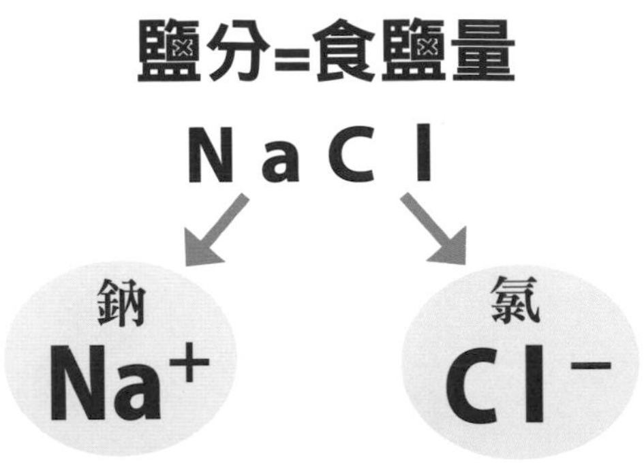

腎臟功能變差時，體內鈉的代謝就會變差，因此必須要控制鹽分的攝取。但是如果我們觀察加工食品上頭的營養標示，會發現「鈉」和「食鹽含量」是並列在一起的，所以會產生「鈉和食鹽一樣嗎」的疑問。首先，讓我們先來好好了解食鹽、鹽分和鈉之間的關係。

何謂食鹽？

鈉（Na）和氯（Cl）的化合物氯化鈉，為調味料的主要成分。在生物體內溶於水，以各種離子狀態發揮作用。

何謂鈉？

除了是食鹽的主要成分外，也是生鮮食品、海草等天然食品所含的礦物質之一。在生物體內以鈉離子的狀態，進行體液的滲透壓（※）或量的調節等工作。

何謂鹽分？

為食品中氯化鈉的含量。加工食品中所標示的是由食品中所含的鈉含量，再加上調味料中所含的食鹽量後，所得出的食鹽含量數值。但未達 0.1g 時則會用 0 來表示。

※ 滲透壓的例子：兩個水溶液，利用只有某些成分可以通過的薄膜隔開時，若兩邊水溶液的濃度不同，則水分會由濃度低的一邊往濃度高的一邊移動，因而產生壓力。

【計算公式：從鈉含量換算成食鹽量的方法】

食鹽含量（g）=鈉含量（mg）X2.54÷1000

食鹽含量 約 1g= 鈉含量 400mg
食鹽含量 約 0.25g= 鈉含量 100g

直接記起來會比較方便

【實例 ： 實際的食品營養標示】 1 片煎餅，重量約 22g

熱量	蛋白質	脂肪	碳水化合物	鈉含量	食鹽含量
82.9 kcal	1.7 g	0.1 g	18.6 g	167 mg	0.42 g

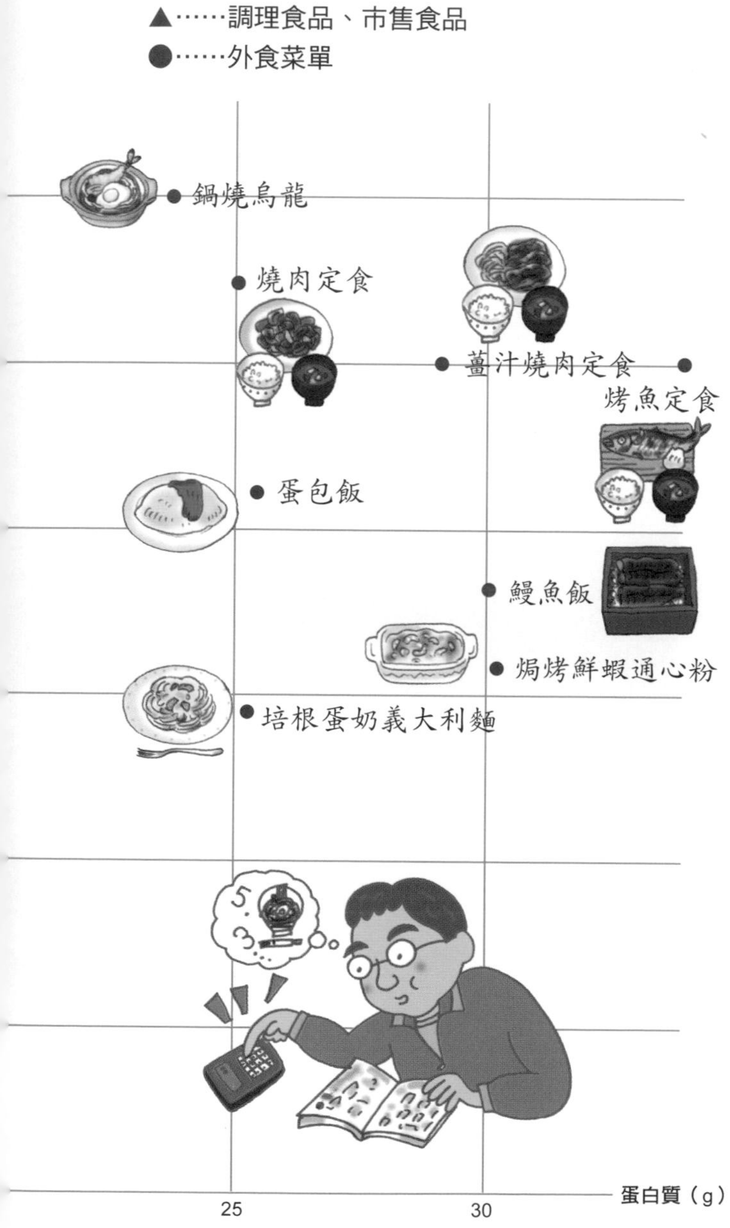

資料：《每日的飲食熱量指南》、《外食熱量指南》（以上由女子營養大學出版部出版）、《每日飲食卡洛里辭典》、《決定版—減肥的外食熱量書》（主婦之友社）、《腎臟病食品交換表》（由醫齒藥出版）

減鹽祕訣

1

控制外食、調理食品的攝取

外食選擇可以調整鹽分攝取量的菜單

外食大多是高鹽分、高熱量；蓋飯類由於蛋白質含量也高，因此不難控制。

雖然定食也是高鹽分、高蛋白質，但可以透過留下部分味噌湯或醬菜來降低鹽分，留下部分魚肉或肉類來減少蛋白質的攝取。不得不外食的人，用餐前經由選擇可調整鹽分攝取量的菜單，來思考要留下餐點中哪些部分，哪些又是欠缺的。

確認調理食品的標示

一般來說，調理食品雖然蛋白質不多，但鹽分卻是超乎想像的多。請參考左圖，詳細確認包裝上的標示再挑選吧！也可試著搭配生鮮食材、減少調理食品使用量等，對料理方法也下點巧思吧！

外食和調理食品的鹽分、蛋白質的標準含量

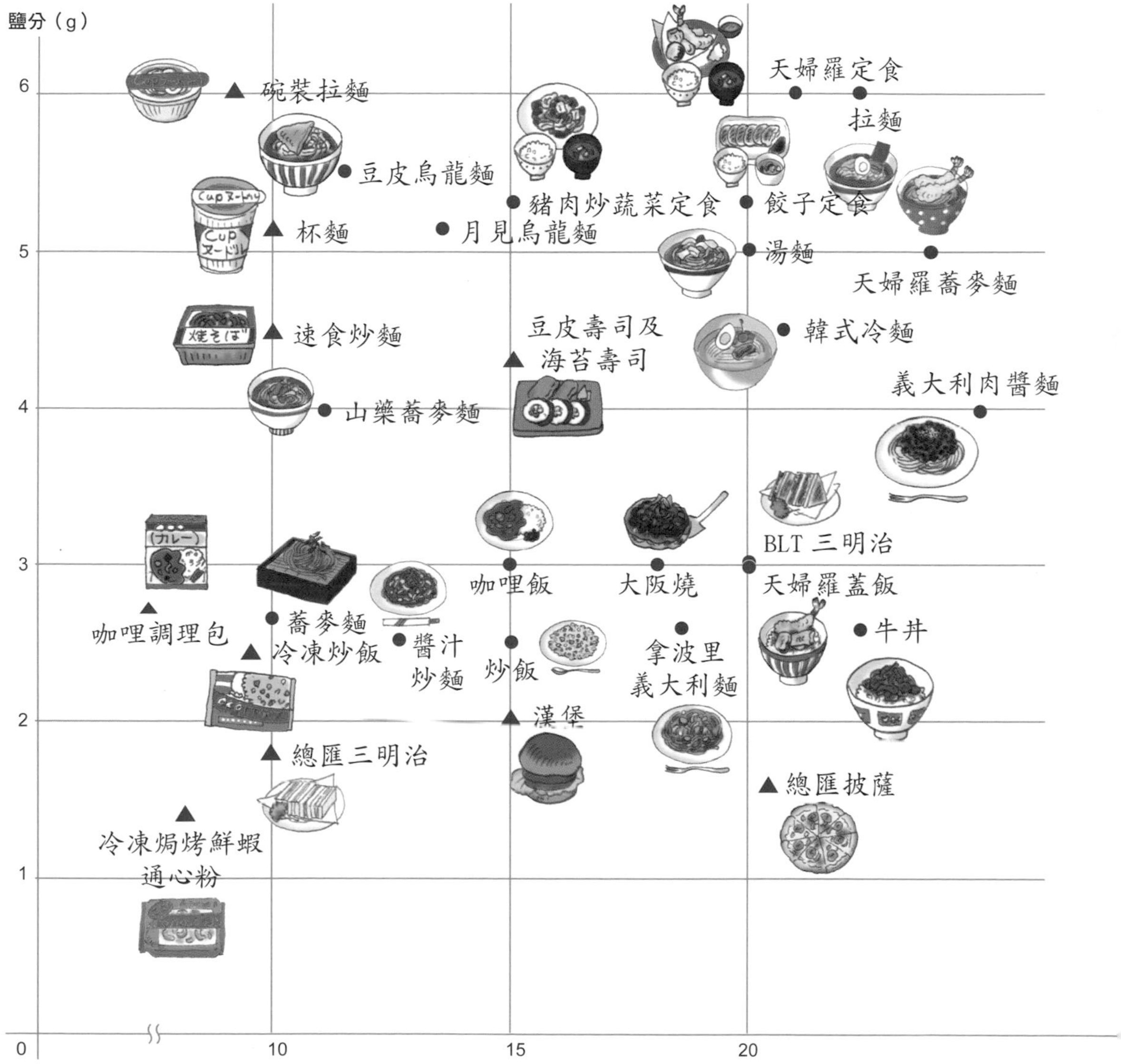

＊註：圖上標示的各種菜單爲 1 人份的鹽分及蛋白質含量。外食時，即使是同樣的菜單，也會因爲每家店的食材和調味方式而有所不同。因此，以上的資料僅爲參考平均值的標準量。調理食品是以現售商品的營養價值爲標準。

減鹽祕訣 2 仔細測量食材和調味料

減鹽的最基本做法就是要仔細測量食材的份量。
正確測量食材份量，才能確實了解食材的含鈉量。

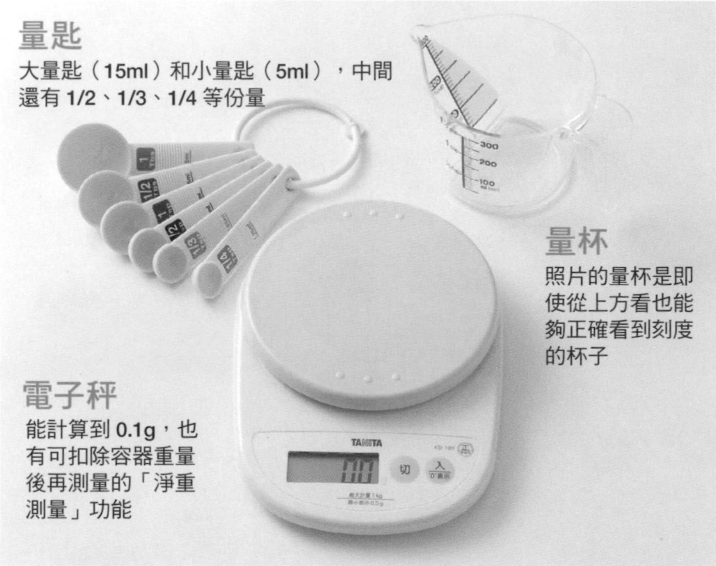

量匙
大量匙（15ml）和小量匙（5ml），中間還有1/2、1/3、1/4 等份量

量杯
照片的量杯是即使從上方看也能夠正確看到刻度的杯子

電子秤
能計算到 0.1g，也有可扣除容器重量後再測量的「淨重測量」功能

食材的淨重是調味的基準

鹹淡取決於調味料用在食材上的比率。因此，調整調味料的第一步就是正確的測量食材重量。

食材要在調味狀態，也就是去皮去骨後再來測量食材的正確重量。而湯的味道則取決於水分的濃度，因此也要正確地測量高湯或湯的份量。

正確測量調味料的重點

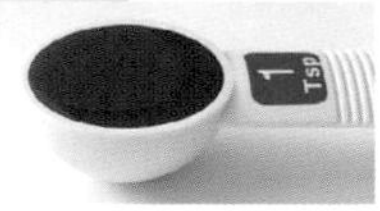

●液體要滿到表面張力狀態
從湯匙邊緣滿到成表面張力狀態稱為 1 匙

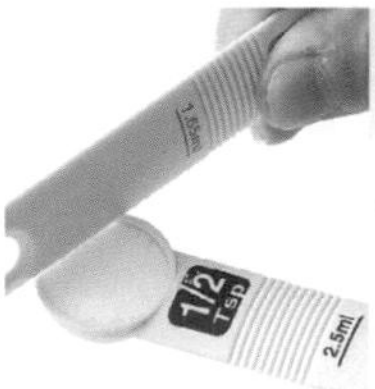

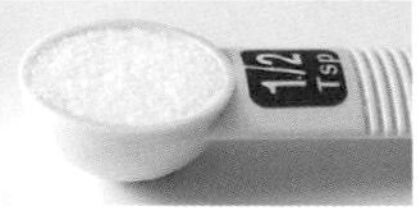

●粉類要刮平
舀起滿滿 1 匙之後，用其他湯匙握柄或刀子等，從量匙握柄根部往前端刮平

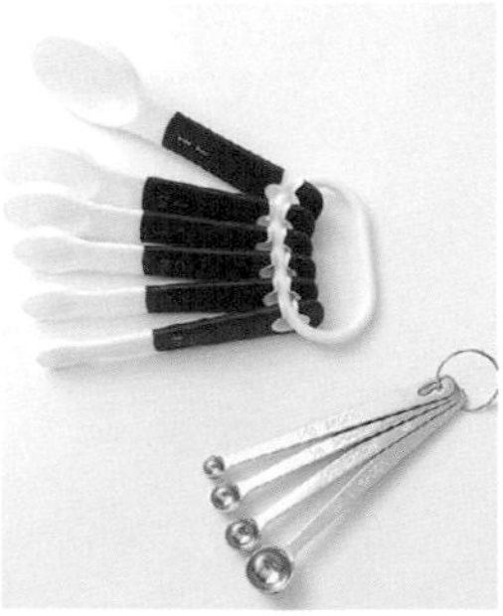

如果用下方的 1/5（1ml）小量匙測量食鹽的話，可以正確的量測到 1g。照片下方最小為 1ml。上方量匙，最小為 1/8，食鹽可量測到 0.6mg

食鹽可以善用手指來量測

需要特別注意的是手指的粗細、指尖乾燥等狀態，因為這些都會影響抓取的份量

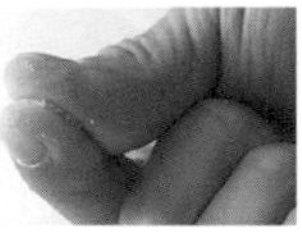

兩隻手指抓取的重量大約為 0.3g

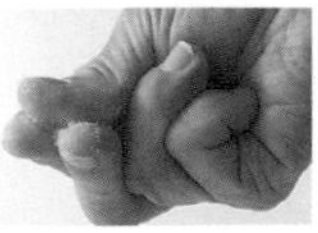

三隻手指抓取的重量大約為 0.5g

減鹽祕訣 3

善用薄鹽・減鹽調味料

爲了可以持續減鹽的飲食生活，其強力後盾就是薄鹽、減鹽調味料。市面上有販售各種薄鹽、減鹽的產品，請務必要善加利用。

推薦的調味料

＊註：無論是蛋白質、鹽分、熱量都以一大匙的含量計算

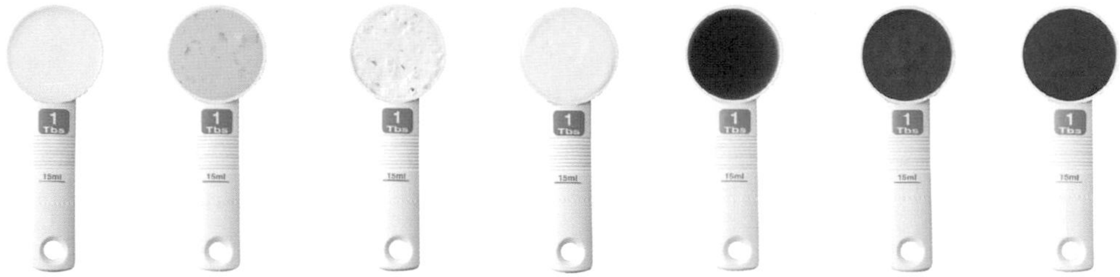

法式沙拉醬	千島醬	塔塔醬	美乃滋（全蛋型）	三杯醋	披薩醬	番茄醬
54kcal	58kcal	59kcal	84kcal	12kcal	13kcal	18kcal
蛋白質 0.0g	蛋白質 0.1g	蛋白質 0.2g	蛋白質 0.2g	蛋白質 0.2g	蛋白質 0.3g	蛋白質 0.3g
鹽分 0.5g	鹽分 0.3g	鹽分 0.3g	鹽分 0.4g	鹽分 0.5g	鹽分 0.2g	鹽分 0.5g

減鹽調味料，鹽分減半、低鈉、低磷更安心

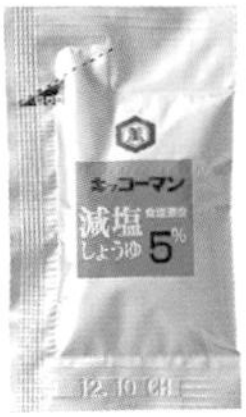

減鹽 5% 醬油（龜甲萬）
1 包（5ml）
鹽分 0.3g

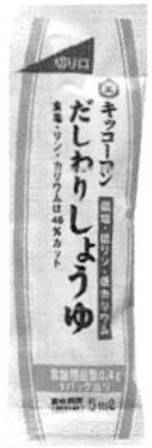

淡味醬油（龜甲萬）
1 包（5ml）
鹽分 0.4g

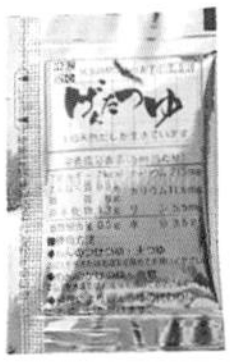

鰹魚露（Kisei 藥品工業）
1 包（5ml）
鹽分 0.5g

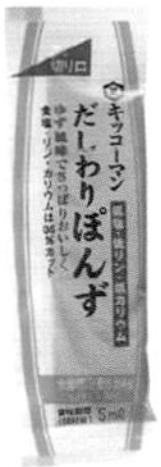

淡味柚子醋 龜甲萬
1 包（5ml）
鹽分 0.2g

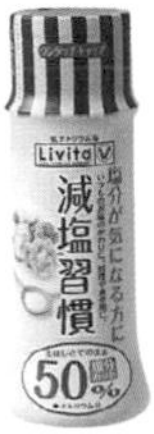

減鹽習慣 大正製藥
AS 1 小匙
鹽分 2.5g

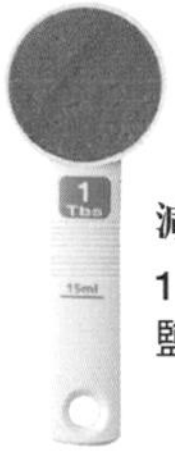

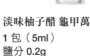

減鹽味噌 Kewpie
1 大匙
鹽分 1.1g

順便了解一般產品的鹽分

食鹽 1g（1/5 小匙）＝鹽分 1g

※ 精鹽、天然鹽等，也有 1/5 小匙相當於鹽分 1.2g 的產品，要多加注意。

● 濃口醬油 1 小匙＝鹽分 0.9g	● 淡色辣味噌 1 大匙＝鹽分 2.2g
● 薄味醬油 1 小匙＝鹽分 1g	● 紅色辣味噌 1 大匙＝鹽分 2.3g
● 白醬油 1 小匙＝鹽分 0.9g	● 小麥味噌 1 大匙＝鹽分 1.9g

減鹽祕訣 4

減少隱藏的鹽分

減鹽時一定要注意在無意識中所攝取的「隱藏的鹽分」。讓我們一起來了解確實減少鹽分的方法。，

事前準備的鹽也要測量，維持在最低限度

魚抹鹽只用一半的鹽

用鹽先抹魚是為了去除魚身上的腥味，如果抹上鹽，過了 10 分鐘後，有一半的鹽分會被吸收。而且隨時間越長，魚吸收的鹽分也會增加，因此抹鹽時間盡量不要太長。實際上砂糖也有脫水的效果，可以把一半的鹽，改成砂糖塗抹在魚身上，這樣也能達到緊實魚肉的效果。

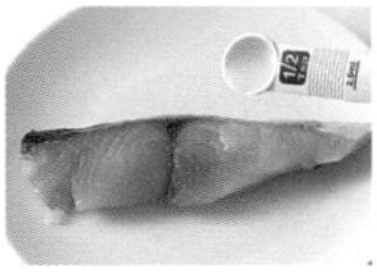

魚抹鹽……
魚肉抹上 **1.0%** 的鹽，
有 **0.5%** 會被吸收

抹上薑汁或酒的話……
即使減少用鹽量，但腥味也會變淡

容易忽略的加工食品的鹽分

光是這樣，就有 0.5g 的鹽分

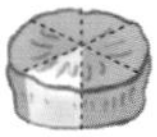

起司
25g

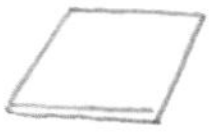

起司片 **1** 片
（**17g**）

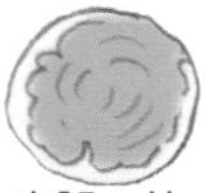

火腿 **1** 片
（**20g**）

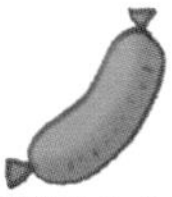

鑫鑫腸 **1** 小條
（**25g**）

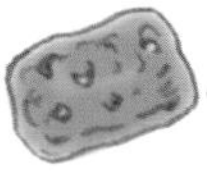

甜不辣 **1** 小片
（**30g**）

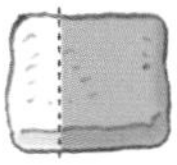

魚板 **1/3** 片
（**33g**）

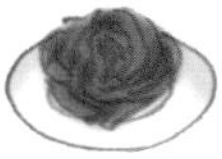

紅薑
7g

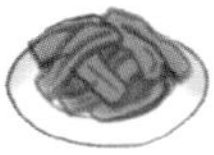

醃筍
10g

飲料也要注意！

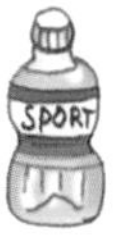

運動飲料
1 瓶（**340ml**）
鹽分約 **0.4g**
除了氯化鈉外，還含有氨基酸、谷氨酸、鈉等

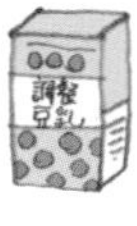

含糖豆漿
1 瓶（**200ml**）
鹽分 **0.2 ～ 0.4g**
無糖豆漿是無鹽

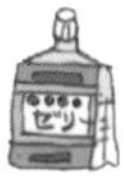

果凍飲料
1 袋（**180ml**）
鹽分 **0.2 ～ 0.4g**

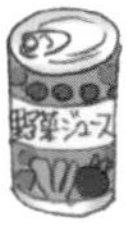

蔬菜汁
1 瓶（**190ml**）鹽分 **0.7 ～ 1.0g**
番茄汁也差不多，
選擇無鹽製品比較好

減少事先汆燙時使用的鹽

汆燙時加鹽的目的，是要減少黃綠色蔬菜的澀味，保持蔬菜鮮豔的綠色，還能增加義大利麵條的彈性。但是汆燙時加入的鹽，部分會留在蔬菜或義大利麵上。為了減少鹽分攝取，汆燙時，可以不加鹽。最近的蔬菜比較沒有澀味，義大利麵條即使只用 **0.3%** 的熱鹽水來汆燙也能產生彈性。

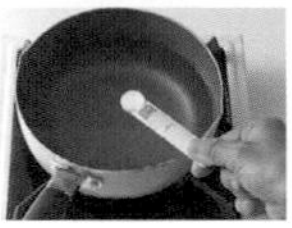

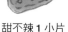

蔬菜……
用 **0.5%** 的熱鹽水來汆燙，有 **0.2%** 鹽分會被吸收

義大利麵條…
用 **1.5%** 的熱鹽水來汆燙，有 **1.0%** 的鹽分會被吸收

味精裡也有鹽分

味精裡也有 1 ～ 2% 的鹽分，也要計算進去來控制調味。善加利用減鹽製品，讓薄鹽也能產生好滋味。

高湯粉 1 小匙（4g）	鹽分 1.3 ～ 1.4g
高湯塊 1 塊（4g）	鹽分 2.1 ～ 2.3g
中式味精 1 小匙（3g）	鹽分 1.1 ～ 1.3g

減鹽祕訣 5

減少入口的鹽分

利用改變食器、改變調味料的使用方式等，就有辦法減少鹽分。養成「從餐桌中減少鹽分」的好習慣，就更能達到成效。

湯菜用較淺的器具盛裝較多的配料

湯 180ml
鈉 1.2g

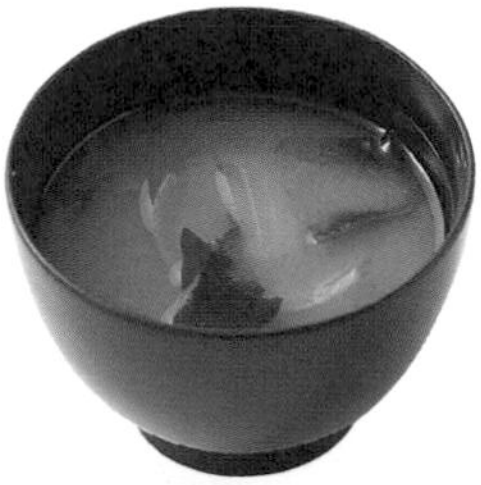

增加配料就能減少湯汁，並達到減鹽效果

湯 120ml
鹽分 0.8g

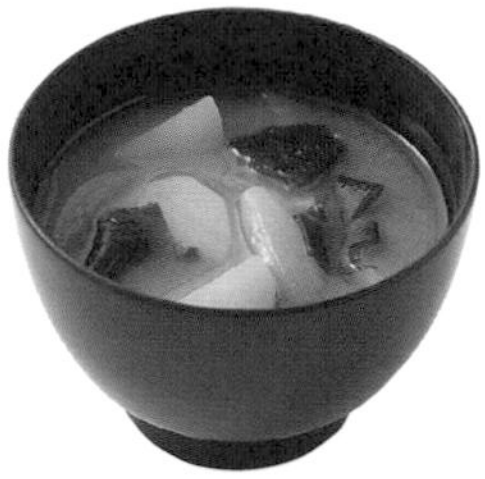

湯 140ml
鹽分 0.96g

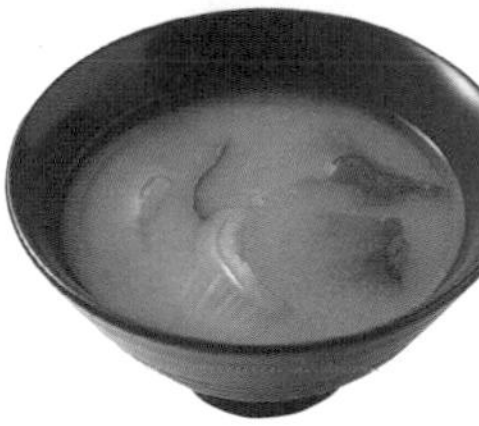

用淺口食器盛裝，因為容積小，即使味道一樣，但湯汁量變少，也能達到減鹽的效果！

湯 90ml
鹽分 0.64g

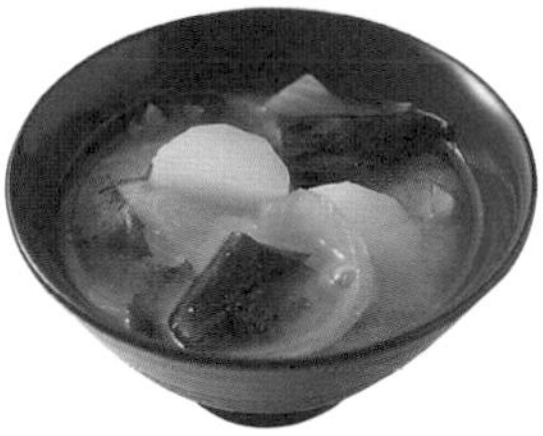

用淺口食器盛裝很多配料的話，最能達到減鹽效果！

沾醬油時，因沾法不同，也會有很大的差異

整片沾的話 醬油 2g

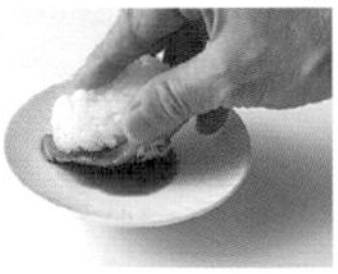

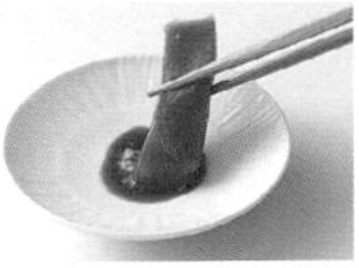

只有前端沾的話 醬油不到 1g

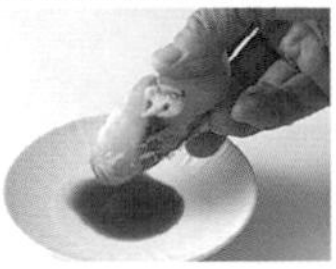

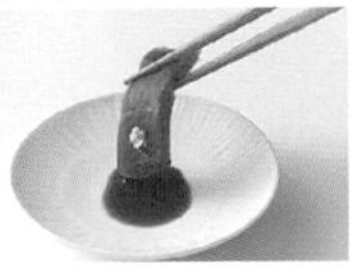

搭配辛香料一起吃的話，辛香料的香味會先出現，因此能夠補強醬油的不足

倒醬油時，只要改變容器也能達到減鹽效果

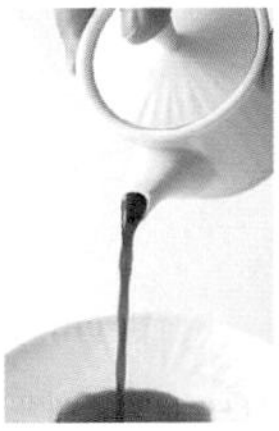

使用醬油壺時，因為不容易知道倒出來的量，所以改放入其他容器中，測量後再倒會比較安心

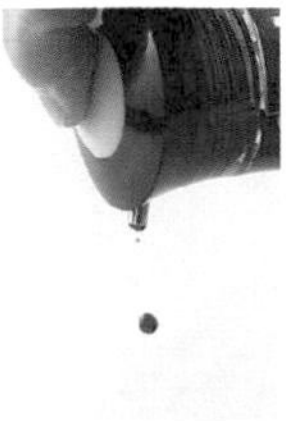

輕壓一下所倒出的 1 滴量約為 0.3ml

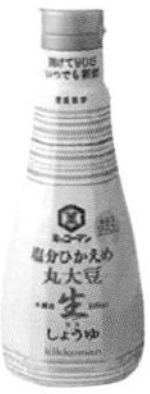

「龜甲萬永遠新鮮」系列桌上瓶，輕壓硬質地瓶身的話，能倒出以 1 滴為單位的醬油量。龜甲萬也有推出減鹽醬油

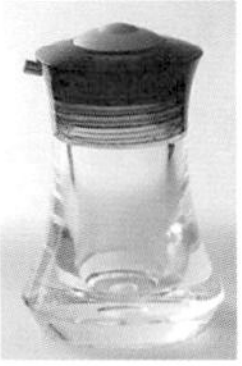

按壓瓶蓋型「push one 醬油罐」

魚類料理的「味道」巧思

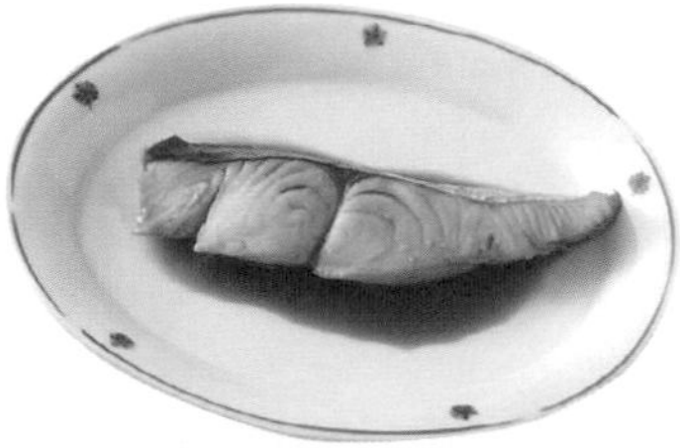

魚類料理中含鹽分最多的就是燉煮魚。而烤魚則是會出現香氣，油炸或奶油燒可以增加油香，使得魚類料理更美味。另外，用酸味和香味來加強的話，魚類料理也會更好吃。

燉煮土魠魚　1.2%
燉煮魚的鹽分最多……

鹽烤竹筴魚　0.5%

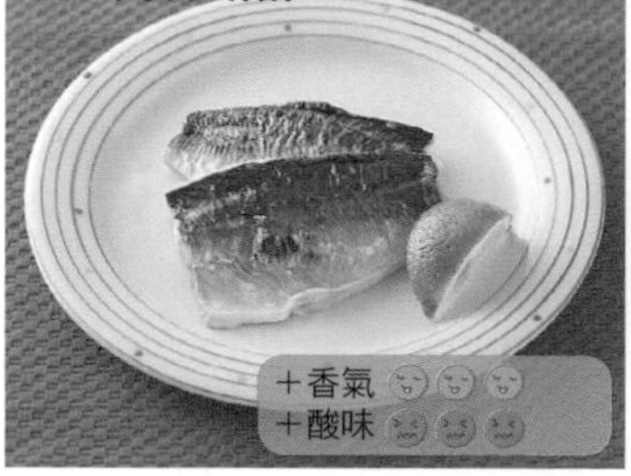

＋香氣
＋酸味

鱈魚海膽燒　1.0%

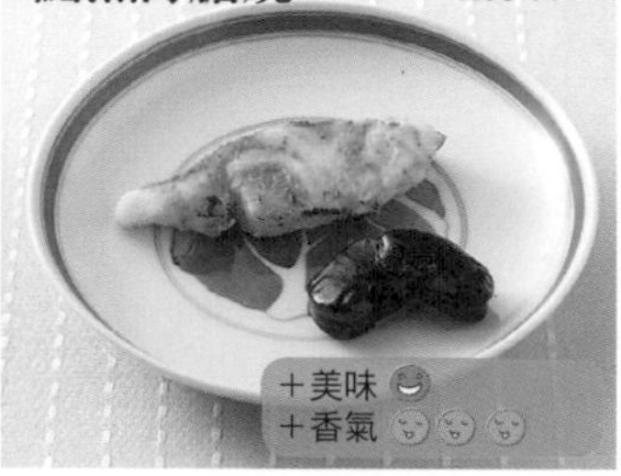

＋美味
＋香氣

柚香燒烤土魠魚　1.0%

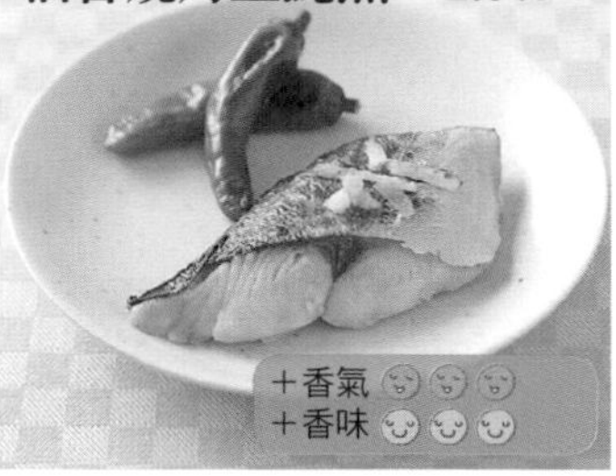

＋香氣
＋香味

鮪魚肉拌香味蔬菜沙拉　0.9%

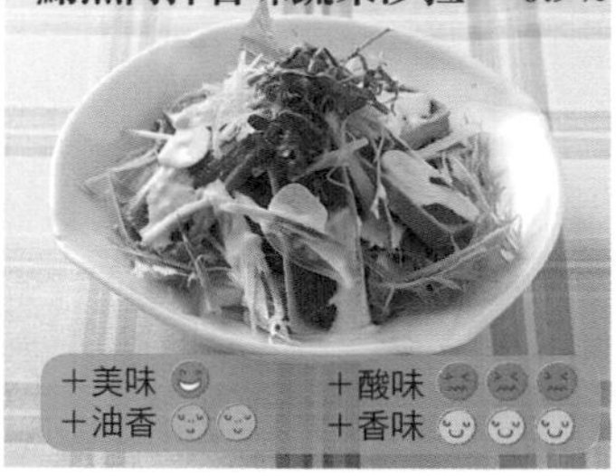

＋美味
＋油香
＋酸味
＋香味

炸竹筴魚　0.8%

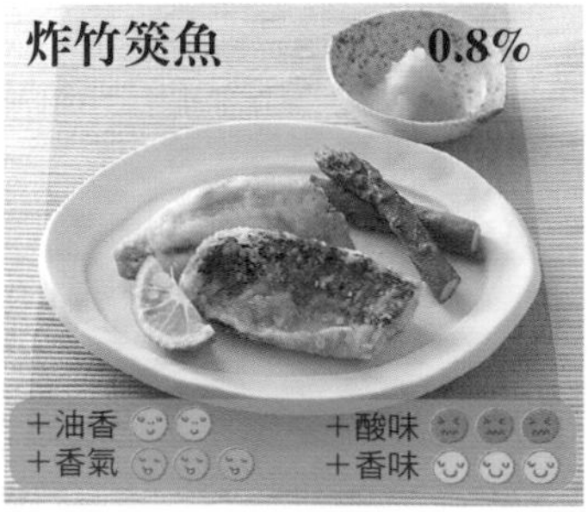

＋油香
＋香氣
＋酸味
＋香味

奶油鯛魚燒　0.4%

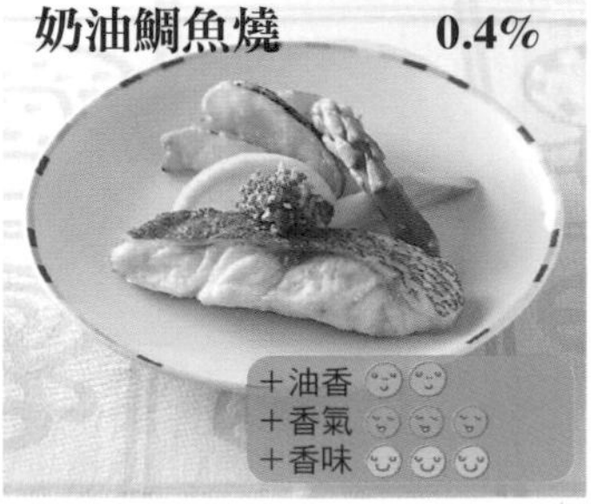

＋油香
＋香氣
＋香味

減鹽祕訣 6

善用鹹味以外的「味道」

成功減鹽的最大秘訣就是要吃得美味。而訣竅就是增加取代鹽味的味道。味道有六種，運用這些味道，即使味道清淡也會烹調出令人滿足的美味。以本書刊載的料理爲例，分成魚類料理與蔬菜料理來介紹「味道」的搭配組合。

取代鹹味的「味道」

最棒的味道其實來自食材本身的美味。雖然魚類或肉類是美味的寶庫，但蔬菜、番茄、香菇等也充滿豐富的味道。油香則扮演著補強的角色，酸味、辣味、香味、燒烤或油炸的香味則扮演著食物美味的加分角色。

美味
油香
辣味
酸味
香味
香氣

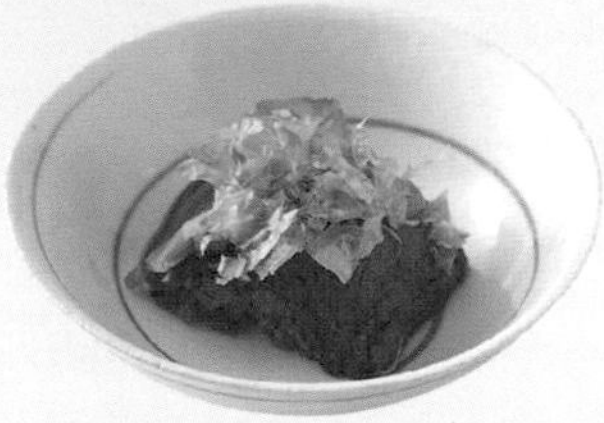

蔬菜料理的「味道」技巧

葉菜類比較缺少菜的清甜味，雖然可以用柴魚或海苔來增加美味，不過如此一來，鹽分還是會超過 1% 以上。最適合補強減鹽味道的，是美味與油香，而還能夠集結香味的芝麻，是減鹽的好方法，也是補強甜味與美味的選擇。酸味或辣味等，加強味道的組合也會有其效果。

燙青菜　1.2%　雖然淋上醬汁會增加鹽分……

白菜漬　0.5%

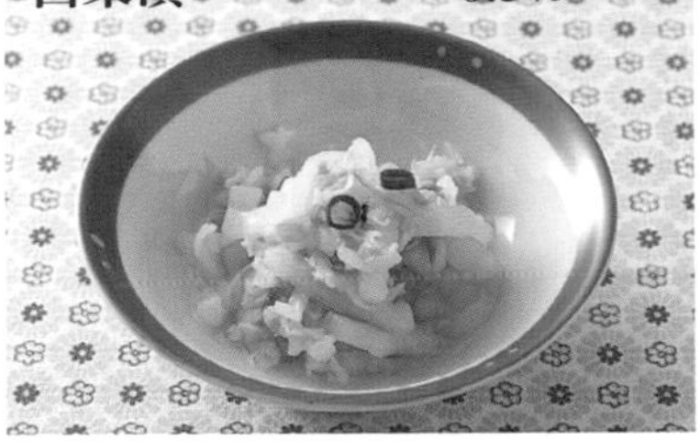

＋酸味
＋辣味
＋香味

小松菜拌芥末　0.7%

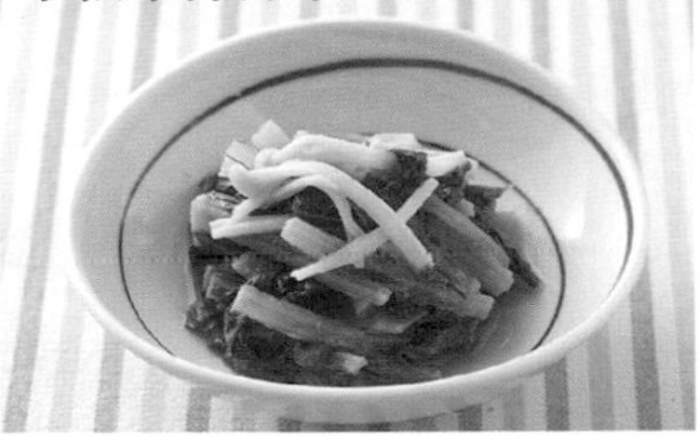

＋美味
＋辣味

四季豆拌芝麻　0.8%

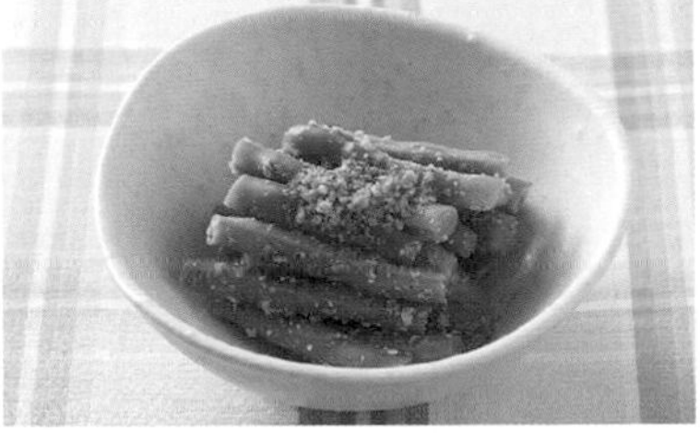

＋美味
＋油香
＋香味

蠔油炒青江菜　0.8%

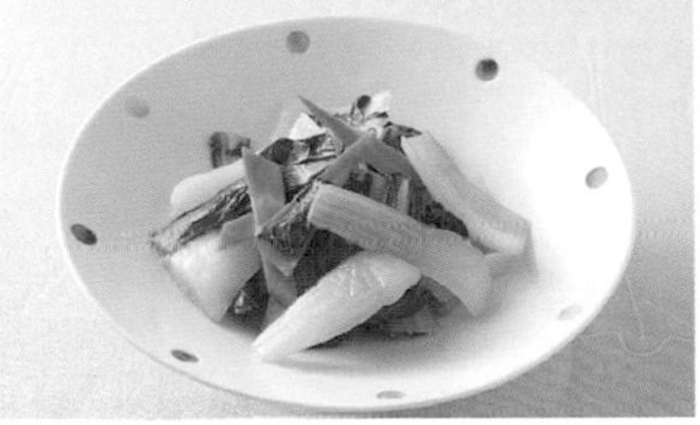

＋美味
＋油香
＋香氣

咖哩醃芹菜　0.6%

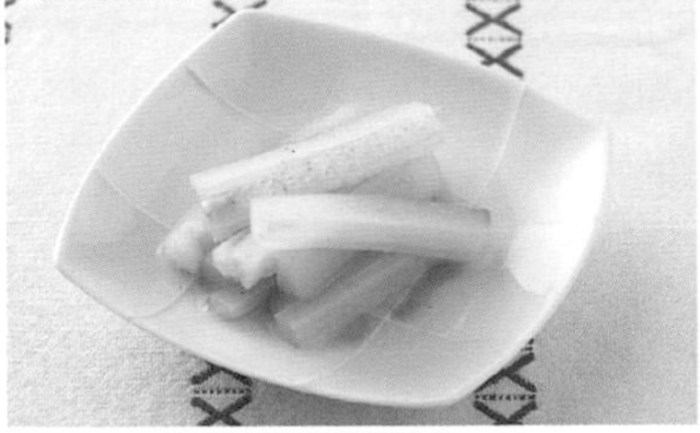

＋酸味
＋辣味
＋香味

番茄燉蔬菜　0.8%

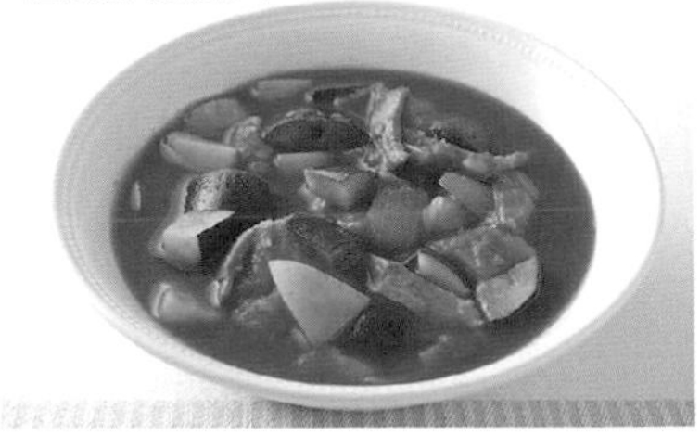

＋美味
＋酸味
＋香味

※ 各個料理圖片中所標示的數字，是依食材所含鹽分比，食材份量不同的話，即使是相同的調味，其含鹽量也會有所不同。鹽的比例越低，則味道越淡；食材的份量如果相同，則顯示鹽量少。
※※ 燉煮土魠魚和燙青菜是本書內所寫的菜單，菜單中也有使用減鹽調味料的情形，在此爲了易於比較，因此是換算成使用普通調味料的鹽分含量。

選擇低鉀的食材和料理方法

腎臟功能衰退，被診斷爲高血鉀症時，醫生會指示要控制鉀的攝取量。減少鉀攝取的方法有兩種。不過利用事前調理來減少的方式並不嚴密，最好多估計食品的含鉀量才能比較放心。

控制鉀含量多的食品

含鉀量多的水果、果汁、地瓜或豆類、蔬菜等。如果每日鉀含量控制在 1500mg 以下的話，水果則選擇罐裝水果、地瓜或蔬菜則事先汆燙等，多利用這些小技巧來減少鉀的攝取量。

蔬菜的事前準備可以減少約三成的鉀含量

由於鉀為水溶性，故可利用熱水汆燙來減少鉀含量。而依據不同的食品，能去除的含磷比例也有所差別，不過因為磷也會同時流出，所以也能減少其含量。

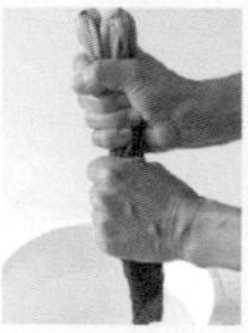

擠乾水分

熱水汆燙後，確實去除蔬菜上的水分是很重要的，特別是確實去除葉菜類水分的同時，也能夠把葉菜類組織裡所殘留的鉀去除掉。

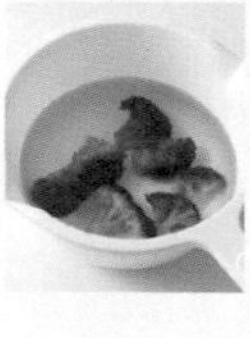

用水清洗

用水清洗汆燙後的葉菜，這樣可以清洗掉葉菜表面溶出的鉀。新鮮蔬菜切成薄片或切細後，浸泡於水中，因為接觸水的面積增加，所以也可以增加鉀的去除量。

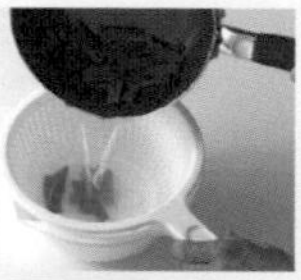

汆燙

蔬菜汆燙後可去除 20 ～ 45% 的鉀含量。海帶芽或羊栖菜汆燙後，瀝乾水分效果會更佳。肉類或魚類切成薄片，以涮涮鍋的方式汆燙的話，同時也可以去除磷含量，如此一來，品嚐時會更安心。

一份地瓜或蔬菜的鉀含量

主要為本書的食譜（126 ～ 172 頁）所記載的食材，表示汆燙前的鉀含量和汆燙後的鉀含量。

	一份的標準量和重量（g）	汆燙前的鉀含量（mg）	汆燙後的鉀含量（mg）
野山藥	70	413	—
地瓜	80	376	—
馬鈴薯	70	287	238
小芋頭	60	384	336
山藥	50	246	132
菠菜	50	345	245
南瓜	80	360	344
大白菜	100	220	160
白蘿蔔	80	184	168
茄子	60	132	108
洋蔥	50	75	55
紅蘿蔔	25	70	65

水果從新鮮水果改為罐裝水果，即可大幅減少鉀的攝取

水果改為罐裝水果的話，能夠減少一半以上的鉀含量攝取。果汁也改用不含原汁或是治療用特殊食品的飲料。

一份水果和罐裝水果中的鉀含量（mg）

新鮮水果、果汁

柳橙汁100%（200ml）	360 mg
香蕉1小條（100g）	360 mg
酪梨1/2顆（50g）	360 mg
哈密瓜1/4顆（100g）	340 mg
桃子1顆（170g）	306 mg
柳橙1顆（130g）	234 mg
奇異果1顆（75g）	218 mg
蘋果汁100%（200ml）	154 mg
蘋果1/2顆（130g）	143 mg
葡萄柚1/2顆（100g）	140 mg
橘子2顆（100g）	130 mg
鳳梨2片（75g）	113 mg
葡萄1小串（75g）	98 mg

罐頭

蘋果罐頭 50g	15 mg
洋梨罐頭 50g	28 mg
桃子罐頭 50g	40 mg
鳳梨罐頭 75g	90 mg
橘子罐頭 50g	38 mg

（資料製作：東京慈惠會醫科大學附屬醫院營養部）

（參考資料：《五訂增補日本食品標準成分表 2010》（女子營養大學出版部））

＊「—」爲沒有參考資料

Part 6
2 週
飲食法

延緩慢性腎臟病惡化的 2 週菜單

飲食療法就是有計劃的進食。食材或料理方法並不是隨心情所決定，而是加以選擇對自己適量的東西、組合。在此介紹延緩慢性腎臟病惡化的2週菜單。首先介紹飲食計劃，也就是菜單的建立方式。接下來是實踐菜單內容。請在2週內每天不厭其煩地準備食材、料理、食用。2週後，自己應該就有製作菜單的能力。

菜單製作技巧 1

將食材分類，控制每天蛋白質與熱量的攝取

如何找出適合自己的份量，什麼食材份量該準備多少會比較好呢？可參考從第 126 頁開始的食譜，這樣就不需要自己計算營養量。抓住本頁的基礎，了解第 124 頁菜單製作技巧 2 的話，自己也可以實際組合食材。

首先將食材分組為「主食」、「蔬菜」、「水果」、「薯類」、「主菜食材」、「調味料」，記住各組一天的蛋白質和熱量的標準量區分方式，接著試著了解各種食材的蛋白質和熱量的標準量。

Point! 一天內想要攝取的食材和份量從各組中抓取

1 日 蛋白質 50g 1800kcal 的情況

在此，以蛋白質 50g 進行說明。蛋白質 40g、30g 的情形，因為減少蛋白質而導致熱量不足，主食要變成熱量高而蛋白質少的「低蛋白質食品」，也需要利用點心或甜點來補充熱量（第 124～125 頁）。

主食 一天從主食中所攝取的標準量 ●●●●● 蛋白質 17.5g 800kcal

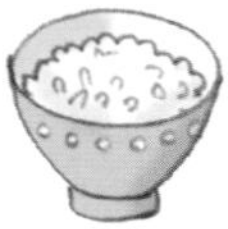

白飯 1 碗
180g
蛋白質
4.5g
302kcal

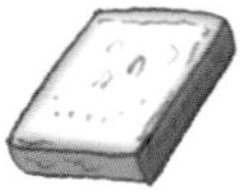

吐司 1 片
80g
蛋白質
7.4g
211kcal

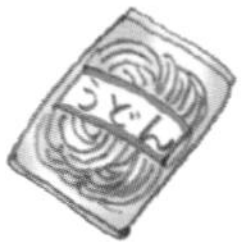

燙烏龍麵
1 球 240g
蛋白質
6.2g
252kcal

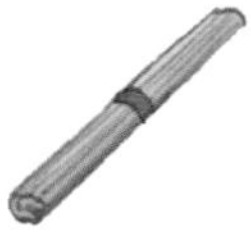

生義大利麵
1 份 80g
蛋白質
10.4g
302kcal

舉 例
●白飯 2 碗 + 吐司 1 片 ⇨ 蛋白質 16.4g 815kcal 大致 OK
●白飯 1 碗 + 吐司 1 片 + 生義大利麵 1 份 ⇨ 蛋白質 22.3g 815kcal 超過標準

蔬菜 一天從蔬菜所攝取的標準量 ●●●●● 蛋白質 3.0g 50kca

A 組 蛋白質較少（每 100g 約 1.0g）

- 高麗菜
- 白蘿蔔
- 紅蘿蔔
- 牛蒡
- 大白菜
- 南瓜
- 青椒
- 番茄
- 茄子
- 小黃瓜
- 小松菜
- 菠菜
- 四季豆
- 綠蘆筍等

B 組 蛋白質較多（每 100g 約 3.0g）

- 綠花椰菜
- 白花椰菜
- 竹筍
- 玉米
- 油菜花
- 豆芽等

組合成 3.0g 蛋白質的例子

A 組	+	B 組	
300	+	0	g
150	+	50	g
0	+	100	g

舉 例 ●高麗菜 150g+ 綠花椰菜 50g
⇨ 蛋白質 3.0g 52kcal 大致 OK

薯類

一天從薯類所攝取的標準量●●●●●

蛋白質 1.5g　70kcal

薯類一天所攝取的標準量合計約為 80 ～ 100g

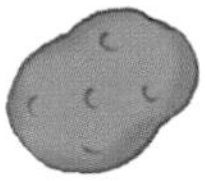

馬鈴薯
1 小顆
蛋白質
1.6g
76kcal

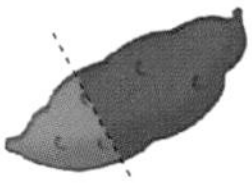

地瓜
1/3 顆
蛋白質
0.7g
80kcal

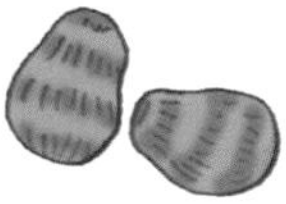

芋頭
2 個
蛋白質
1.5g
58kcal

舉　例　●馬鈴薯 1 小顆
➪ 蛋白質 1.6g　76kcal　大致 OK

水果

一天從水果所攝取的標準量●●●●●

蛋白質 1.5g　75kcal

水果一天所攝取的標準量合計約為 150g

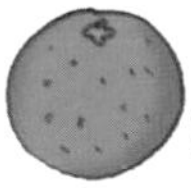

柳橙
100g
蛋白質
0.9g
39kcal

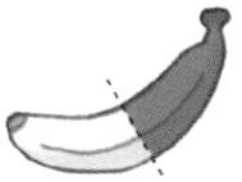

香蕉
50g
蛋白質
0.6g
43kcal

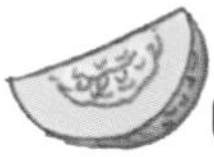

哈密瓜
80g
蛋白質
06g
32kcal

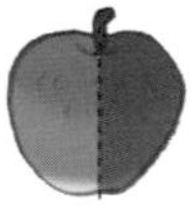

蘋果
100g
蛋白質
0.2g
54kcal

舉　例　●柳橙 100g+ 哈密瓜 80g
➪ 蛋白質 1.5g　71kcal　大致 OK

主菜食材

一天從主菜中所攝取的標準量 ●●●●●

蛋白質 24 ～ 25g　300kcal

蛋白質 3.0g 的標準量

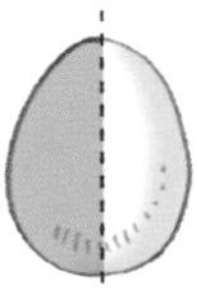

蛋
1/2 個

薄肉片 1/2 片
（15g）

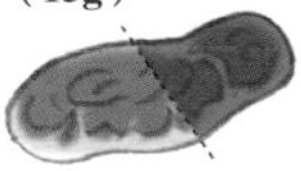

火腿 1 片（20g）

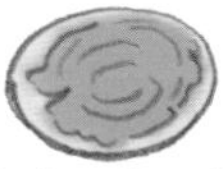

香腸 1 大條
（25g）

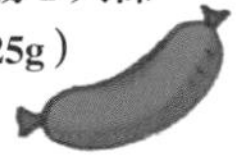

起司片 1 片
（15g）

1/5 魚肉切片
（15g）

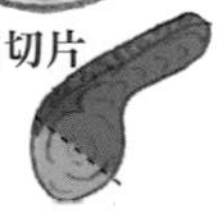

章魚、花枝
（15g）

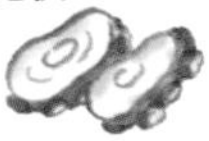

蝦子
（15g）

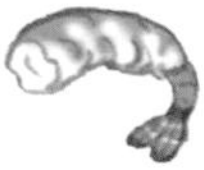

牛奶
（90ml）

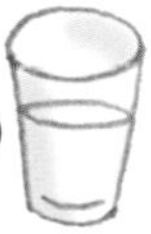

牡蠣中型 3 個
（45g）

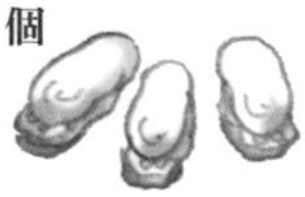

帆立貝 1/2 個
（15g）

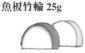

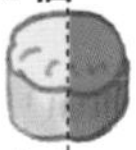

魚板竹輪 25g

鮪魚罐 15g

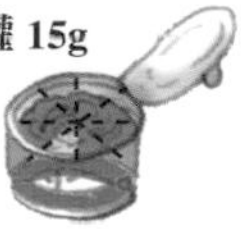

汆燙毛豆 12 個
（50g）

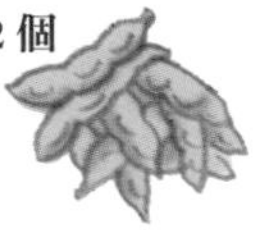

油豆腐 1/2 個
（15g）

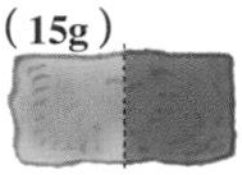

納豆 1/2 小盒
（20g）

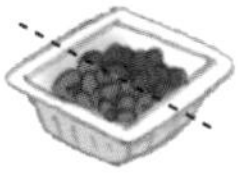

木棉豆腐 45g

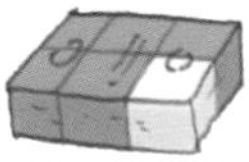

嫩豆腐（60g）

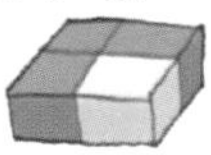

舉　例　●蛋 1 個 + 薄肉片 2 片 + 魚肉切 2/5 塊　➪ 蛋白質 24g　OK

調味料

一天從調味料所攝取的標準量 ●●●●●

蛋白質 1.5 ～ 2.0g　300 ～ 350kcal

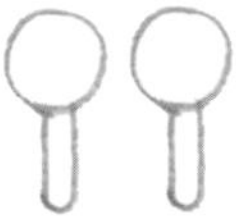

奶油 2 小匙
蛋白質
0g
60kcal

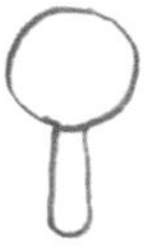

植物油 1 大匙
蛋白質
0g
111kcal

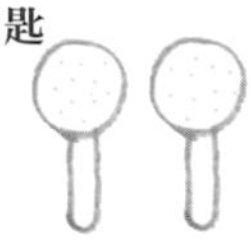

砂糖 2 小匙
蛋白質
0g
70kcal

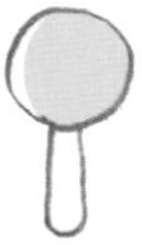

美乃滋約 1 大匙
蛋白質
0.2g
70kcal

舉　例　奶油 2 小匙 + 砂糖 2 小匙 + 美乃滋約 1 大匙　➪ 蛋白質 0.2g　200kcal　OK

菜單製作技巧 2

主食換成低蛋白質食品後，就能增加主菜攝取量！

以菜單製作技巧 1 的標準量為基準，在菜單製作技巧 2 之中，把主食換成「低蛋白質食品」。如此一來，就能大幅減少主食的蛋白質量，也就可以增加主菜的份量了。第 127 頁以後的食譜基本上就是用這樣的方式製作而成。

首先，主食使用「低蛋白質食品」時，先計算主食的蛋白質和熱量。蛋白質的攝取量比使用一般食品更少時，就以增加主菜份量的方式來取代。以這個數字為基準，決定使用的食材跟份量，最後再以點心來調整熱量。將這些分成三餐的話，菜單就完成了。

步驟 1　主食換成「低蛋白質食品」來計算蛋白質及熱量

普通食品的情況

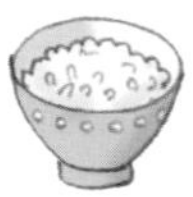

白飯 1 碗
180g
蛋白質
4.5g
302kcal

＋

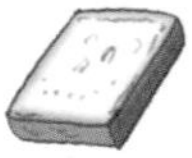

吐司 1 片
80g
蛋白質
7.4g
211kcal

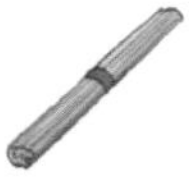

生義大利麵
1 份 80g
蛋白質
10.4g
302kcal

合計
蛋白質
22.3g
815kcal

↓

低蛋白質食品的情況

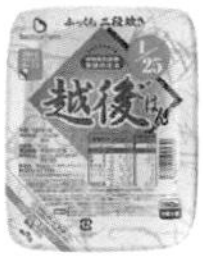

低蛋白越後米
180g
蛋白質
0.2g
306kcal

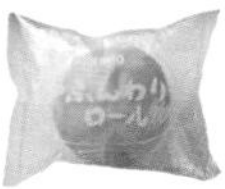

鬆軟麵包
1 個 50g
蛋白質
1.9g
178kcal

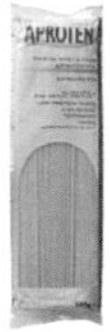

低蛋白義大利麵
100g
蛋白質
0.6g
344kcal

合計
蛋白質
2.7g
828kcal

在主食上
熱量幾乎一樣，
但蛋白質減少了 19.6g

→

在主菜上
熱量幾乎一樣，
但蛋白質可以增加 19.6g

→

增加主菜蛋白質的話，
也可以攝取對身體有益
的胺基酸

步驟 2　合計主菜以外的蛋白質和熱量

蛋白質一天所需為 50g 的人和 40g 的人

（主食以外的標準量和 122 ～ 123 頁相同）

主食（使用低蛋白質食品）	蔬菜	薯類	水果	調味料	合計
2.7g	3.0g	1.5g	1.5g	2.0g	10.7g
828kcal	50kcal	75kcal	75kcal	300kcal	1328 kcal

蛋白質一天所需為 30g 的人

（著　和水果的量爲 123 頁所示的一半）

主食（使用低蛋白質食品）	蔬菜	薯類＋水果	調味料	合計
2.7g	3.0g	1.5g	2.0g	9.2g
828kcal	50kcal	75kcal	300kcal	1253kcal

步驟 3 計算「一日蛋白質所需量」－「步驟 2 的結果」＝「主菜中所攝取的蛋白質量」

蛋白質攝取量 50g 的人 50g － 10.7g＝ 39.3g

蛋白質攝取量 40g 的人 40g － 10.7g＝ 29.3g

蛋白質攝取量 30g 的人 30g － 9.2g ＝ 20.8g

配合計算後得到的數字，從 123 頁中「主菜的食材」中選擇食材就可以了。以蛋白質每 3g 為 1 種來考慮各種食材的話，50g 的人為 13 種，40g 的人為 10 種、30g 的人則可以選擇 7 種。

步驟 4 為了預防熱量不足，計算主菜的熱量

主菜的食材以每 3g 蛋白質為 1 種做考量的話，每一種約有 30 ～ 40kcal，如下計算：

蛋白質攝取量 50g 的人 蛋白質食品 30 ～ 40kcal x 13 種＝ 390 ～ 520kcal

蛋白質攝取量 40g 的人 蛋白質食品 30 ～ 40kcal x 10 種＝ 300 ～ 400kcal

蛋白質攝取量 30g 的人 蛋白質食品 30 ～ 40kcal x 7 種＝ 210 ～ 280kcal

步驟 5 合計步驟 2 和步驟 4 的熱量，確認是否熱量不足

一天所攝取的適量總熱量為 1800kcal 時，蛋白質攝取量為 50g 的人，大致上是沒問題的，但是 40g 的人會少於 200kcal，30g 的人則約不足 300kcal。

蛋白質攝取量 50g 的人 1328kcal+400kcal ～ 500kcal ＝1728 ～ 1828kcal

蛋白質攝取量 40g 的人 1328kcal+300kcal ～ 400kcal ＝1628 ～ 1728kcal

蛋白質攝取量 30g 的人 1253kcal+200kcal ～ 300kcal ＝1453 ～ 1553kcal

步驟 6 不足的熱量用點心或甜點來補足

不足的熱量，可以善用塗果醬的吐司，或是利用如照片上的治療用特殊食品，可以有效攝取熱量。不要攝取過多的蛋白質、鹽分、礦物質。

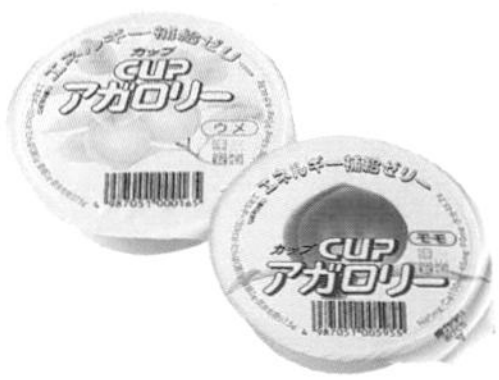

寡糖果凍
蛋白質
0g
150kcal

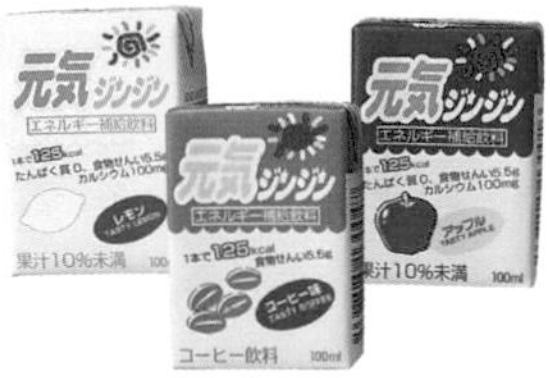

健康食品
蛋白質
0g
125kcal

菜單製作技巧 3

2 週 14 天的菜單與食譜

為了慢性腎臟病患者，將介紹 2 週 14 天的菜單。從早餐到晚餐各約整理 2 ～ 4 頁，一天內該攝取什麼、吃什麼好，讓您一目了然。

配合這個菜單來進行的話，即使不用計算營養，也能夠做出考慮好鈉、蛋白質和熱量的飲食。

個別配合蛋白質攝取量為 50g、40g、30g 的人，依需求選擇材料的份量。

30 蛋白質攝取量 1 日 30g 的情形

40 蛋白質攝取量 1 日 40g 的情形

50 蛋白質攝取量 1 日 50g 的情形

50 50 的情形下主食使用普通食品時

蛋 蛋白質　鹽 鹽分

鉀 維生素鉀　■ 治療用的特殊食品

菜單的特徵和使用方法

- 針對腎臟病患者設計了 2 週 14 天，分別為早、中、晚餐的菜單。
- 依照醫師指示，使用這個菜單來製作餐點的話，即使不用計算營養，腎臟病患者也可以安心吃。
- 因為菜單是以每一天為單位進行，所以調換日期的順序也沒有關係。
- 蛋白質和熱量如果相同的話，也可以相互調換菜色。
- 菜單的材料全部都有記載，但作法簡單的料理就會省略其作法。
- 材料表和菜單，基本上是記載蛋白質攝取量一日 40g 的情形，30g 和 50g 的話，請變更指示的材料及份量（沒有指示的材料則和 40g 一樣）
- 要控制鉀攝取量的話，請參照 120 頁的方法，請將蔬菜、薯類先汆燙後再擠掉水分，水果則換成罐頭水果，飲料要改成不含果汁的飲品。因為罐頭水果的糖水也有很高的鉀含量，所以請勿飲用。
- 經醫生指示，因為服藥關係，所以禁食納豆和葡萄柚時（第 70 頁），則要改為燙大豆、豆腐或其他水果。

●料理的注意事項

- 汆燙青菜請不要加鹽。
- 湯菜或咖哩、燉菜等會吃到湯汁的料理，請務必準確測量水量。
- 食材烹煮過後，盡可能最後再加調味料，讓調味料包覆在食材表面上調味即可。

●有關食材的計量

- 小匙為 5ml，大匙為 15ml，1 杯為 200ml。1/6 小匙以下的份量會以數量表示。利用可以測量到 1/8 小匙的量匙或者用手指測量（第 114 頁），以及可以一滴一滴倒出醬油的容器（第 117 頁）等，請盡量準確量測。治療用的特殊食品，也有販售鹽 0.3g、0.5g、1.0g 容量的迷你包裝。

●調味料的種類

- 高湯粉請使用無添加鈉的和風天然調味料（第 110 頁）。「高湯」可以用柴魚 12g 和 4 杯水的比例煮出湯底作為使用。
- 美乃滋使用全蛋型，奶油則是使用有鹽奶油。果汁沒有指定的話就是 100% 果汁。
- 糖飴為腎臟病友專用低蛋白食品。

第 1 天的菜單

因為晚餐想吃魚，
早餐和午餐就以蔬菜為主。

第一天的營養價值	蛋白質	鉀	鹽
50 1838kcal	50.2g	1912mg	5.2g
50 1829kcal	47.8g	1922mg	5.2g
40 1856kcal	36.9g	1743mg	5.2g
30 1821kcal	31.4g	1682mg	4.4g

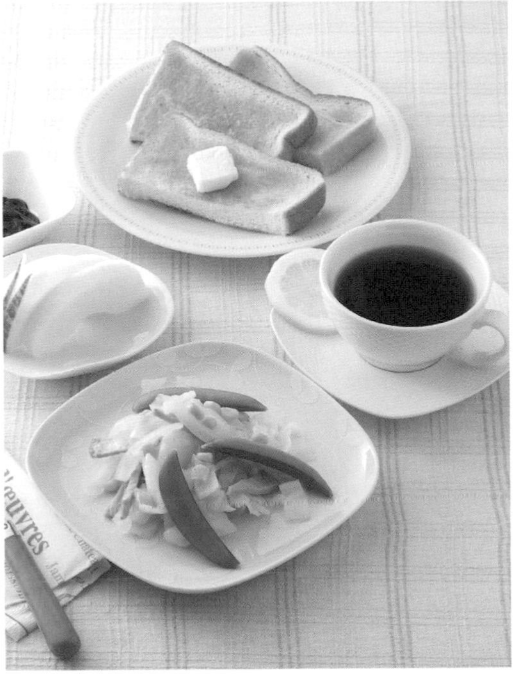

早餐的營養價值		蛋白質	鉀	鹽
50	548kcal	12.5g	460mg	1.9g
50	488kcal	12.5g	457mg	1.7g
40	548kcal	12.5g	460mg	1.9g
30	514kcal	7.0g	399mg	1.1g

第 1 天 | 早餐 （1 人份）

吐司

材　料：

吐司 80g ➪ 30 改■低蛋白鬆軟麵包 1 個（50g）
奶油 2 小匙 ➪ 50 的話就不要用
藍莓果醬 2 小匙多一點

炒火腿蔬菜

材　料：

火腿 1 片（15g）、高麗菜 60g、洋蔥 30g、豌豆莢 20g、玉米粒（冷凍）10g、橄欖油 3/4 小匙、鹽 0.2g、高湯塊 0.3g、胡椒粉少許

作　法：

1. 將火腿和高麗菜切成長方片狀，洋蔥切薄片。
2. 豌豆莢用熱水汆燙，玉米粒也先過熱水汆燙。
3. 平底鍋放油加熱，依序放入洋蔥、高麗菜、2 的食材、火腿，用鹽跟高湯加以調味，最後灑上胡椒粉即可完成。

檸檬茶

材　料：

紅茶（抽取液）3/4 杯、■糖飴 26g、檸檬薄片 1 片

水果類　蘋果 75g

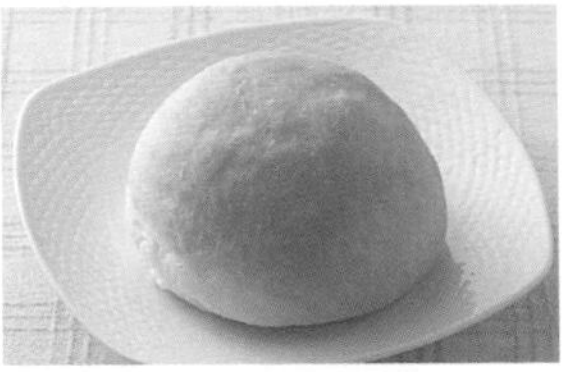

30 將吐司換成■的**低蛋白鬆軟麵包 1 個 50g**，蛋白質減少 5.5g。

第 1 天｜午餐（1 人份）

■低蛋白越後米 180g➪50 就用相同飯量的普通米飯、■高鈣香鬆 1 小袋

麻婆冬粉

材　料：

冬粉 20g➪50 50 則去除這項

豬絞肉 15g➪50 50 則改用牛腿肉 40g 來製作青椒肉絲

竹筍（水煮）、青椒（紅、綠）各 15g、蒜頭&薑各少許、植物油 3/4 小匙、豆瓣醬少許、太白粉 1/3 小匙、芝麻油 1/4 小匙

調味料：

雞粉&砂糖各 1/3 小匙、■薄鹽醬油 2/3 小匙、蠔油 1/3 小匙、酒少於 1/2 匙

作　法：

1. 冬粉汆燙後，剪成 5cm 備用。竹筍和青椒切成 5cm 長的細絲，汆燙後瀝乾。
2. 蒜頭和薑切碎，和油一起放進平底鍋內拌炒。炒出香味後，加豆瓣醬快速拌炒。
3. 加入絞肉，炒乾後加入冬粉和 2 的蔬菜一起拌炒，蔬菜炒軟後加入調味料調味。
4. 入味後淋上太白粉水加以攪拌，湯汁變濃稠後即關火，最後淋上芝麻油就完成了。

中式燉蔬菜

材　料：

大白菜 60g、青江菜 40g、紅蘿蔔 10g

調味料：

雞粉 1/3 小匙、鹽 0.3g、■薄鹽醬油 1/6 小匙、酒&胡椒粉各少許、太白粉 1/3 小匙、芝麻油幾滴（0.5g）

作　法：

1. 大白菜跟青江菜分別斜切成一口大小、紅蘿蔔斜切成薄片，以上都放入鍋內，加水蓋過蔬菜，煮開後加入調味料，蓋上鍋蓋煮 7～8 分鐘。

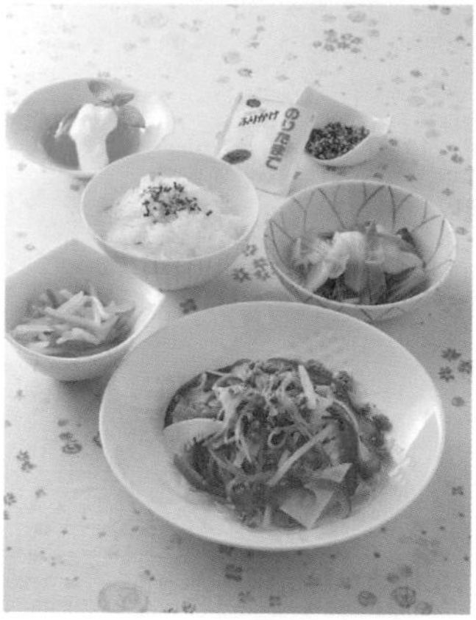

2. 蔬菜煮熟後，淋上太白粉融於一倍水的太白粉水加以攪拌，湯汁變濃稠後灑點芝麻油就完成了。

涼拌豆芽紅蘿蔔

材　料：

豆芽 50g、紅蘿蔔 5g、醋 1 小匙、砂糖 2/3 小匙、■高湯粉 1/4 小匙、芝麻油幾滴（0.5g）

柳橙果凍

材　料：

■柳橙果凍粉 1 份（26.4g）、鮮奶油 2 小匙、砂糖 1 小匙、薄荷葉（如果有的話）少許

作　法：

1. 柳橙果凍粉溶於 70ml 的熱水中，倒入模型後冷卻成型。
2. 鮮奶油加入砂糖打發，放在脫膜後的果凍上。也可以用薄荷葉來裝飾。

午餐的營養價值		蛋白質	鉀	鹽
50	681kcal	16.6g	604mg	2.2g
50	688kcal	12.3g	554mg	2.2g
40 30	691kcal	7.6g	484mg	2.2g

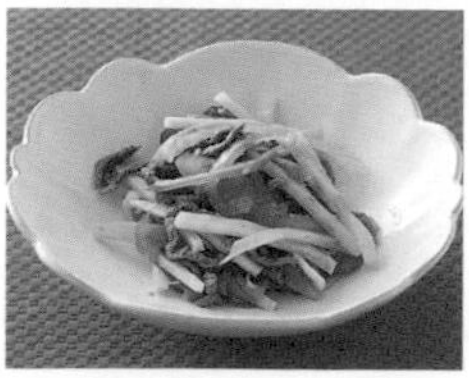

50 50 改成**青椒肉絲**。豬絞肉換成牛腿肉絲，拌入 **1/3** 的調味料，和絞肉相同時間點加入鍋中拌炒，加上蔬菜和剩下的調味料就完成了。

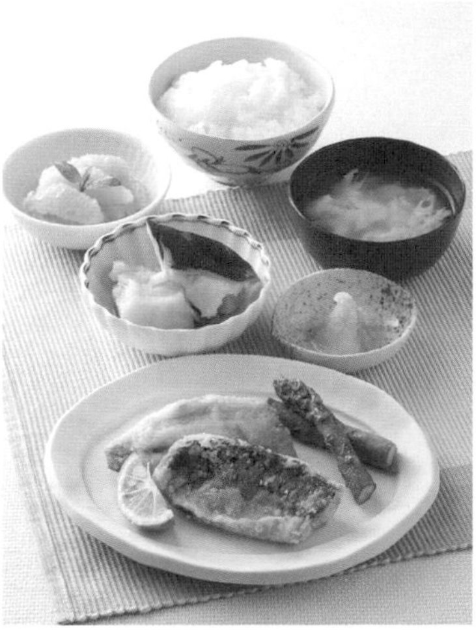

第 1 天｜晚餐 (1 人份)

■低蛋白越後米 180g➪50 就用相同飯量的普通米飯

炸竹筴魚

材　料：

竹筴魚 1 小尾（60g）➪50 改成 90g、太白粉少於 1/2 大匙、綠蘆筍 1 根（20g）、油炸油適量（吸收量 6g）、酸桔 1/4 個（果汁 1/2 小匙）

調味料：

薑汁少於 1 小匙、酒 1 小匙

蘿蔔泥：

白蘿蔔 30g、■薄鹽醬油 1/3 小匙

作　法：

1. 竹筴魚切成 3 片，拌入調味料，裹上太白粉。
2. 綠蘆筍切成兩段。
3. 油炸油低溫加熱放入綠蘆筍，油炸至顏色變鮮豔後取出。
4. 接著把竹筴魚放入炸熟，瀝乾油後和綠蘆筍一起擺盤，再擠上酸桔。
5. 紅蘿蔔磨成泥，瀝乾水分盛盤，淋上薄鹽醬油。和 4 的酸桔汁一起作為調味料。

甜煮地瓜

材　料：

地瓜 60g、砂糖 1 小匙、鹽 0.1g、■薄鹽醬油 1/6 小匙

作　法：

1. 地瓜洗淨，連皮切成一口大小。
2. 在鍋中放入 1，加水蓋過地瓜後加熱，煮滾後，把水倒出。
3. 再次將鍋中加入水，蓋過地瓜，加入砂糖跟鹽。水滾開後轉小火，蓋上廚房紙巾後，煮軟，最後淋上薄鹽醬油後即可關火。

蛋花湯

材　料：

蛋 1/3 個小顆、蔥（蔥白部分）10g

高　湯：

水 90ml、■高湯粉 1/2 小匙

調味料：

鹽 0.5g 、■薄鹽醬油 1 滴（0.2g）

作　法：

1. 將蛋打散成蛋液備用。
2. 蔥切絲。
3. 把高湯煮開，以鹽和薄鹽醬油來調味。加入蔥花，煮滾後加入 1 的蛋液後，關火攪拌就完成了。

水果類　柳橙 1/2 個小顆（75g）

晚餐的營養價值		蛋白質	鉀	鹽
50	609kcal	21.1g	848mg	1.1g
50	653kcal	23.0g	910mg	1.1g
40 30	616kcal	16.8g	799mg	1.1g

第 2 天｜早餐 （1 人份）

全麥吐司 80g➪30改■低蛋白麵包 1 個（50g）
奶油 2 小匙 ➪50 則去除
杏桃果醬 2 小匙多

培根白菜湯

材　料：

大白菜 50g、綠花椰菜 30g、洋蔥 20g、紅蘿蔔 10g、培根（薄片）10g、高湯塊 1/3 個多（1.5g）

調味料：

鹽 0.1g、胡椒粉少許

作　法：

1. 大白菜切成一口大小，紅蘿蔔及培根切成長方型薄片，洋蔥切條狀。
2. 綠花椰菜分成小朵，用熱水汆燙，放入篩子中將水瀝乾。
3. 在鍋中放入 1 的材料，加入 120ml 的水、高湯塊後開火，煮開後轉小火，蓋上鍋蓋，煮 7～8 分鐘。
4. 紅蘿蔔煮熟後，加入綠花椰菜煮滾後，再加入鹽跟胡椒粉調味即可完成。

果汁類　蘋果汁 1 杯
水果類　鳳梨（新鮮）75g

早餐的營養價值		蛋白質	鉀	鹽
50	509kcal	11.0g	731mg	2.1g
■50	449kcal	11.0g	729mg	1.9g
40	509kcal	11.0g	731mg	2.1g
30	476kcal	6.2g	596mg	1.4g

第 2 天的菜單

早上控制蛋白質，
中午和晚上吃得豐盛點。

第二天的營養價值		蛋白質	鉀	鹽
50	1816kcal	47.9g	3265mg	4.8g
■50	1856kcal	51.3g	3422mg	4.7g
40	1830kcal	39.3g	3167mg	4.8g
30	1809kcal	31.6g	2879mg	4.2g

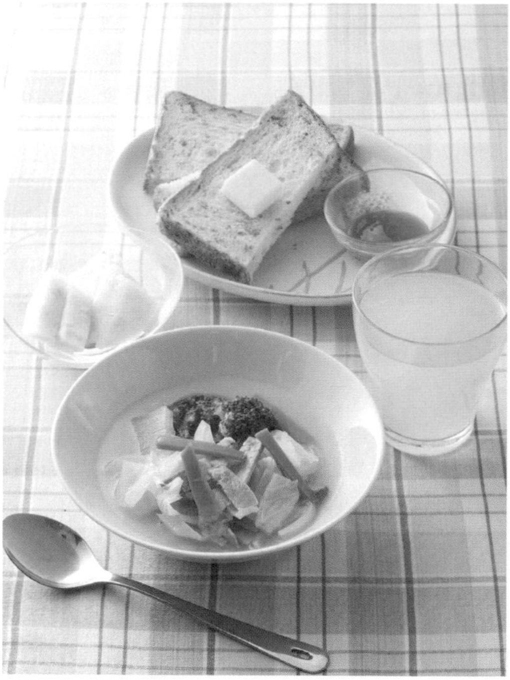

這麼做可控制鉀攝取量

蔬菜切好後事先汆燙，新鮮鳳梨改爲鳳梨罐頭，蘋果汁改爲加入糖飴的檸檬茶（請參考第127頁早餐）。以上合計約可減少247mg的鉀攝取量。

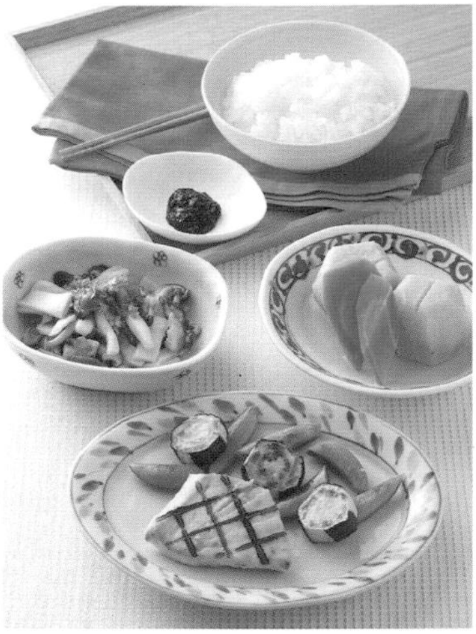

第2天｜午餐（1人份）

■低蛋白越後米 180g⇨50 就用相同飯量的普通米飯、■海苔醬 1 小包（8g）

烤旗魚蔬菜

材　料：

旗魚 40g⇨50 換成 80g、豌豆莢 30g、櫛瓜 30g、橄欖油 3/4 小匙、奶油 1/4 小匙

調味醃醬：

■薄鹽醬油 1/3 小匙多、酒＆味醂各少於 1/6 小匙

作　法：

1. 旗魚用調味醃醬醃漬 10 分鐘。
2. 豌豆莢用熱水汆燙，保持顏色鮮豔，將櫛瓜輪狀橫切成 5mm 厚塊狀。
3. 烤爐或平底鍋倒入油加熱放入櫛瓜，兩面烤至金黃色澤後取出。
4. 將旗魚放入熱鍋中，烤至兩面上色，轉小火慢烤。煮熟後加入奶油烤出香味後取出，放入盛有 3 的櫛瓜的盤子上，加上豌豆莢就完成了。

蒜煎香菇

材　料：

新鮮香菇＆鴻喜菇各 30g、杏鮑菇 30g、蒜頭少許、橄欖油 1 又 1/4 小匙、■薄鹽醬油 1/3 小匙、胡椒粉少許、巴西利少許

作　法：

1. 香菇去除蒂頭，切成薄片，鴻喜菇分成小朵。杏鮑菇切對半後，再縱切成薄片。
2. 蒜頭和巴西利各自切碎備用。
3. 平底鍋中倒入橄欖油和蒜頭加熱，等香味出來後放入 1 的材料拌炒。炒軟後加入薄鹽醬油和胡椒粉加以調味。
4. 盛盤，灑上巴西利即可完成。

甜煮芋頭

材　料：

芋頭 90g、紅蘿蔔 25g、■高湯粉 1/2 小匙、■薄鹽醬油 1 小匙、砂糖少於 1 小匙

作　法：

1. 小芋頭削皮後放入熱水中汆燙，煮開後把水倒出，洗淨小芋頭的黏液。大的芋頭在前端畫上幾刀。
2. 汆燙一下隨意切塊的紅蘿蔔，然後再將水倒出。
3. 鍋裡放入芋頭，加水讓水蓋過芋頭，加入高湯粉。煮滾後加入紅蘿蔔，轉小火，加入砂糖後煮 5～6 分鐘，加入薄鹽醬油調味即可完成。

午餐的營養價值		蛋白質	鉀	鹽
50	572kcal	18.3g	1392mg	1.2g
50	636kcal	21.3g	1515mg	1.3g
40 30	579kcal	14.0g	1343mg	1.2g

第 2 天｜晚餐（1 人份）

■低蛋白越後米 180g➪50 就用相同飯量的普通米飯

咖哩拌芹菜

材　料：

芹菜 25g

調味料：

醋 1 又 2/3 大匙、白酒 1 大匙、砂糖 1 大匙多、鹽 0.2g、咖哩粉 1 小匙

作　法：

1. 芹菜切成 5cm 長條狀。
2. 將芹菜放入耐熱容器中加入調味料，蓋上保鮮膜微波加熱 30 秒。放涼靜置入味。

桃子紅茶寒天

材　料：

桃子罐頭 20g、粉狀寒天 0.8g

紅茶糖漿：

紅茶（抽取液）1 又 1/3 大匙、白酒 1 小匙、砂糖 1 小匙、■糖飴 1 小包（13g）

作　法：

1. 鍋中放入 150ml 的水和寒天粉攪拌，開火加熱至沸騰，轉中火攪拌約 2 分鐘，倒入模型中冷卻成型。
2. 紅茶糖漿的材料放入耐熱容器內，蓋上保鮮膜微波加熱，取出放涼備用。
3. 桃子罐頭和寒天切成一口大小放入容器中擺盤後，淋上 2 的糖漿，最後可放上薄荷葉裝飾。

晚餐的營養價值		蛋白質	鉀	鹽
50	728kcal	18.3g	1078mg	1.5g
50	764kcal	18.7g	1117mg	1.5g
40	735kcal	14.0g	1029mg	1.5g
30	749kcal	11.1g	876mg	1.6g

番茄燉煮雞肉高麗菜

材　料：

去皮雞腿肉 50g➪50 改為 75g、30 改為水煮大豆 50g 變成番茄燉煮大豆高麗菜

高麗菜 50g、洋蔥 30g、紅蘿蔔 10g、鮮奶油 1/5 小匙、豌豆（冷凍）5g、鹽 0.2g、胡椒粉少許

調味料：

番茄醬 1 大匙多、番茄泥少於 1/2 大匙、紅酒 1/5 小匙、奶油 1/6 小匙、■薄鹽醬油少於 1/6 小匙、羅勒（乾燥）少許

作　法：

1. 雞肉切成一口大小、灑上鹽和胡椒粉。
2. 高麗菜隨意切塊，紅蘿蔔切成長方型薄片，洋蔥切成 3 ～ 4mm 的塊狀。
3. 鍋中放入 2 材料，加上 120ml 的水和調味料後開火，煮滾後轉小火，蓋上鍋蓋煮 30 ～ 40 分鐘。若水快乾，再加水繼續煮。
4. 平底鍋加熱，放入雞肉，兩面煎到金黃色澤後，再放入 3 的鍋中，再煮 15 分鐘。
5. 最後加入鮮奶油一起煮，煮滾後放入汆燙過的豌豆就完成這道料理了。

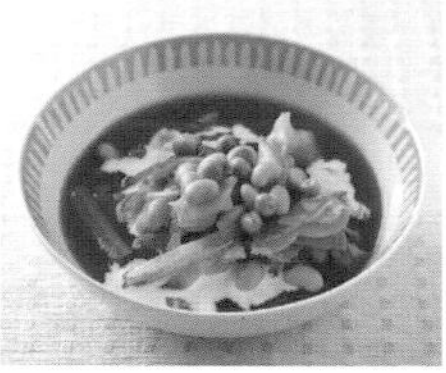

30 改成**番茄燉煮大豆高麗菜**。燉煮蔬菜放入調味料後，煮滾，再加入大豆一起煮，盛盤後加上鮮奶油跟豌豆就完成了。

南瓜沙拉

材　料：

南瓜 80g、萵苣 1 片、切碎的洋蔥 1/2 大匙、鹽 0.1g、美乃滋 2.5 小匙、鮮奶油少於 1/2 小匙

作　法：

1. 南瓜連皮切成一口大小，放入塑膠袋中用微波爐（500W）加熱 8 ～ 9 分鐘，取出至篩子中放涼。
2. 萵苣剝成一口大小鋪在盤上，再放上南瓜。
3. 洋蔥用鹽抓過去除水分，加入美乃滋跟鮮奶油攪拌後蓋在南瓜上。

這麼做可控制鉀攝取量

番茄燉煮的高麗菜、洋蔥、紅蘿蔔切好後，先汆燙去除水分後再燉煮。
南瓜沙拉的南瓜不用微波加熱，改成汆燙後去除水分。
以上合計約可以減少85mg的鉀攝取量，若是更加嚴格的管控鉀攝取量，可將南瓜改成綠花椰菜90g，這樣則能減少146mg的鉀攝取量。

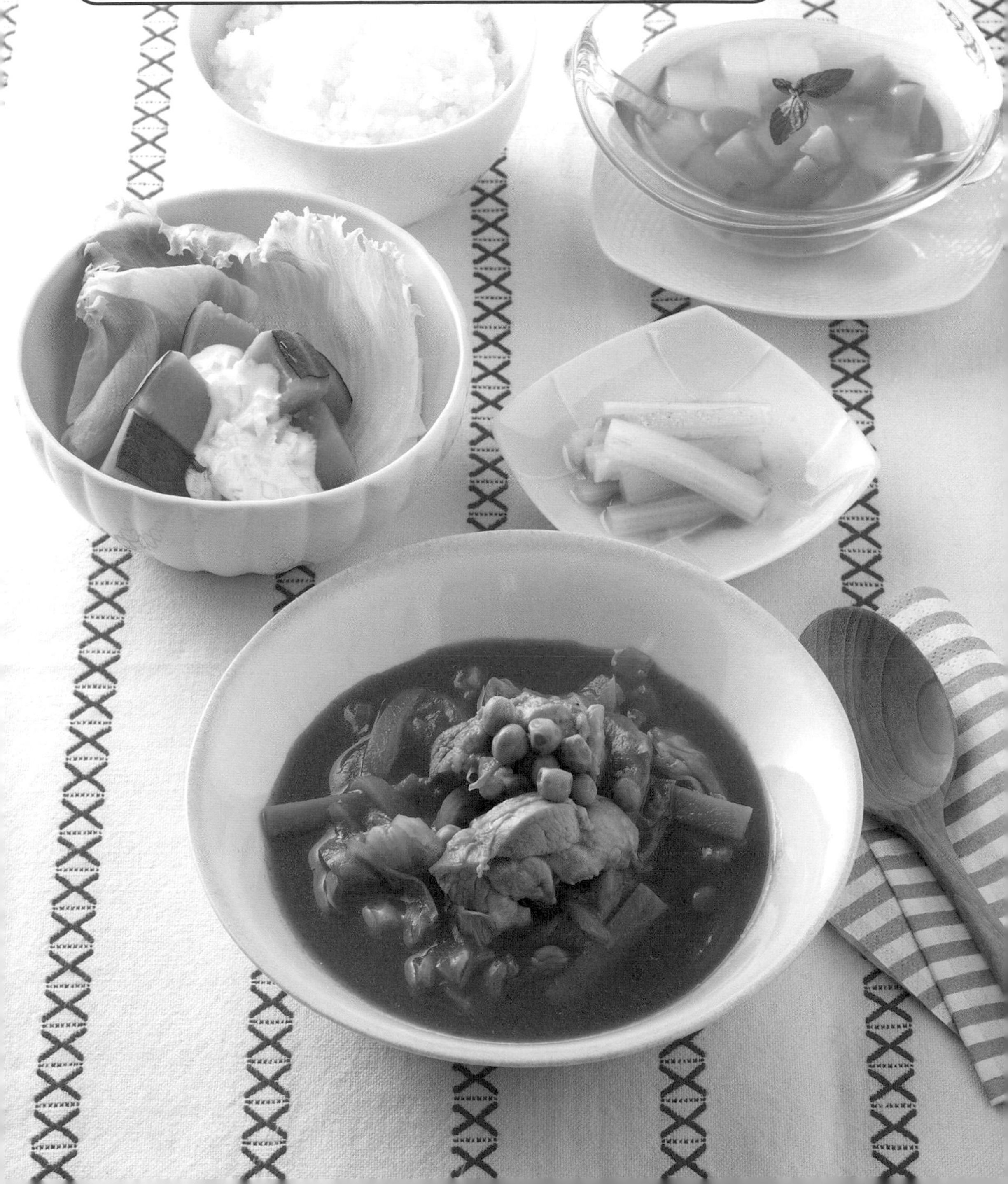

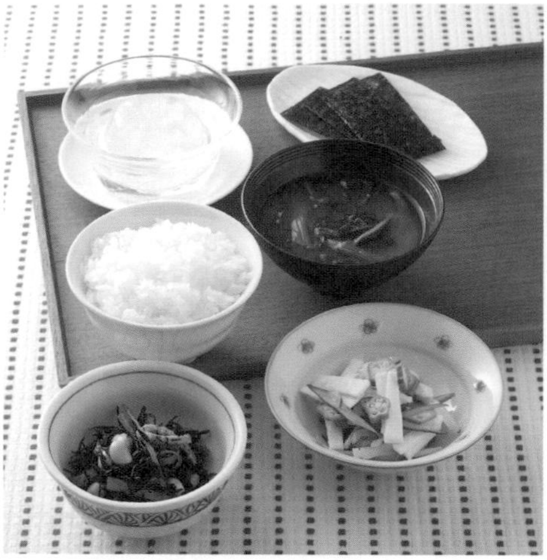

第 3 天｜早餐（1 人份）

■低蛋白越後米 180g⇨50 就用相同飯量的普通米飯、烤海苔 1/3 大片

羊栖菜炒煮大豆

材　料：

羊栖菜（乾燥）4g、紅蘿蔔 5g、油豆腐 3g、汆燙大豆 15g、植物油 1/2 小匙

調味料：

■高湯粉 1/2 小匙、砂糖略少於 1/2 小匙、■薄鹽醬油 1/2 小匙

作　法：

1. 羊栖菜以水泡開後，用熱水稍微汆燙一下。
2. 紅蘿蔔切成 4cm 長的細絲，油豆腐切條狀，皆用熱水汆燙後瀝乾。
3. 鍋中加熱油，依序放入羊栖菜、紅蘿蔔拌炒，加入蓋過食材的水之後，加入調味料調味，最後放入油豆腐和大豆繼續煮到收汁。

早餐的營養價值		蛋白質	鉀	鹽
50	533kcal	10.6g	652mg	1.0g
50 40 30	540kcal	6.3g	603mg	1.0g

第 3 天的菜單

鹽分集中在午餐的天婦羅蕎麥麵。

第三天的營養價值		蛋白質	鉀	鹽
50	1786kcal	50.9g	1993mg	5.7g
50	1858kcal	48.0g	2011mg	5.9g
40	1892kcal	40.5g	1875mg	5.8g
30	1839kcal	29.5g	1758mg	5.1g

山藥拌秋葵

材　料：

山藥＆秋葵各 15g、小黃瓜 20g

調味料：

■薄鹽醬油、■高湯粉各 1/2 小匙

作　法：

1. 山藥切成薄長片狀，小黃瓜斜切成絲。
2. 秋葵汆燙後切小口片狀。
3. 在 1 和 2 的材料中拌入調味料後盛盤。

菠菜味噌湯

材　料：

菠菜 20g

高　湯：

水 90ml、■高湯粉 1/2 小匙

調味料：

■減鹽味噌 1 小匙

作　法：

1. 菠菜汆燙後，將水分瀝乾，切成 4cm 長。
2. 鍋中煮開高湯，放入減鹽味噌後加入菠菜。

蘋果果凍

材　料：

■寡糖果凍粉 1 份（約 27g）、蘋果罐頭 30g

作　法：

蘋果切丁放入模型中。寡糖果凍粉溶於 70ml 的熱水中，倒入模型中放涼成型。

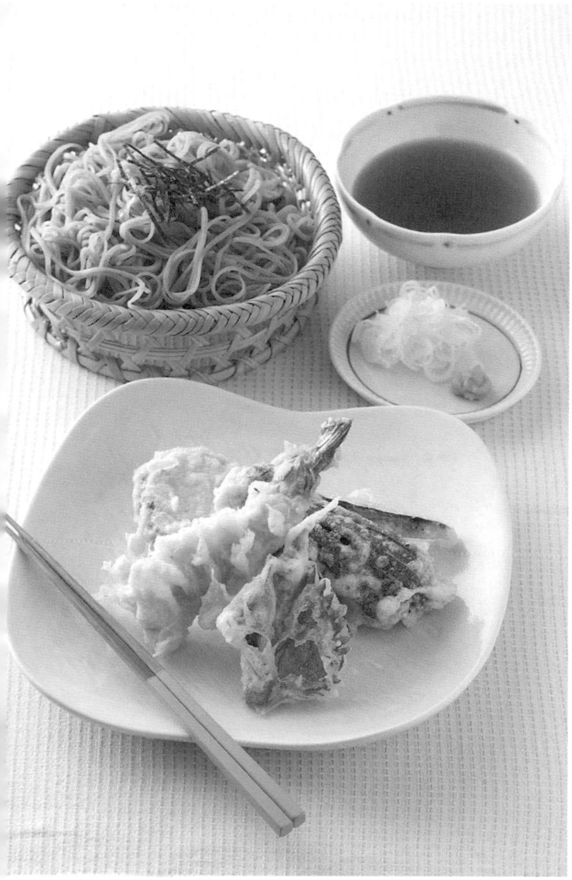

第3天｜午餐（1人份）

天婦羅蕎麥麵

材　料：

蝦子1大尾40g⇨30 50換成1小尾(20g)、油炸油適量(吸收量10g)、茄子1/2個(30g)、地瓜30g、青紫蘇葉1片、乾燥蕎麥麵100g ⇨50的話換成普通蕎麥麵130g、海苔細絲1/3片左右

天婦羅麵衣：

蛋5g、水適量、麵粉1大匙多

沾　醬：

蔥花20g、芥末3g、■薄鹽醬油露2大匙

作　法：

1. 蝦子去除腸泥，剝掉蝦殼，只留下尾巴一小段的殼。把尾巴前端打開後擦乾。
2. 茄子縱切畫十字，地瓜切成圓片狀。
3. 把麵衣的蛋和水在碗中充分攪拌後，再加入麵粉攪拌均勻。
4. 油炸油加熱到160度，將青紫蘇葉、地瓜、茄子等裹上麵衣，依序放入鍋中炸到酥脆。之後將油溫升高到180度，放入裹上麵衣的蝦子，油炸到酥脆。
5. 蕎麥麵用熱水汆燙後將水倒掉，迅速洗淨，瀝乾後裝入容器內，放上海苔細絲。
6. 把蔥花和芥末加入以6倍水稀釋的醬油露中作為沾醬調味。

水果類　葡萄75g

午餐的營養價值		蛋白質	鉀	鹽
50	649kcal	20.9g	696mg	2.7g
50 40	666kcal	14.8g	627mg	2.8g
30	649kcal	11.1g	581mg	2.7g

這麼做可控制鉀攝取量

因為午餐的葡萄75g中含有98mg的鉀、晚餐的奇異果75g中含有218mg的鉀，所以將水果替換成水果罐頭或是治療用的特殊果凍等。

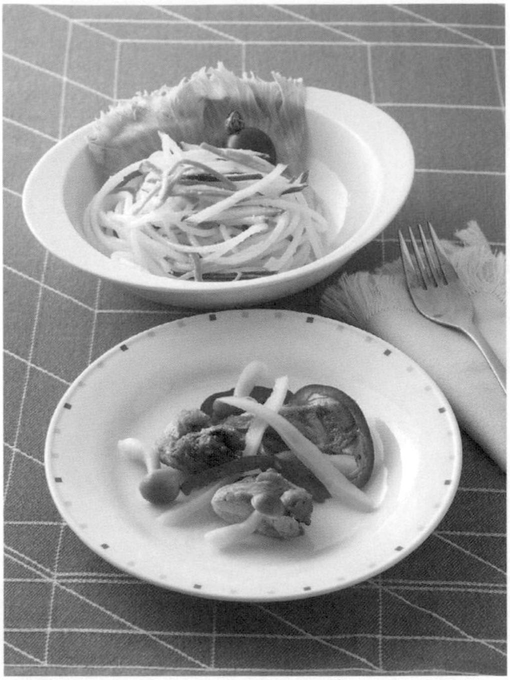

第 3 天 | 晚餐 (1 人份)

法國麵包 80g
➪30換成■低蛋白吐司 2 片 (100g)
奶油（含鹽）2 小匙

香草烤雞

材　料：

去皮雞腿肉 40g➪50則爲 100g、甜椒（紅、黃）各 5g、鴻喜菇 10g、橄欖油 3/4 小匙

調味料：

鹽 1 小搓（0.3g）、羅勒 & 小葉薄荷 & 胡椒粉少許、橄欖油 1 又 1/4 小匙

作　法：

1. 雞肉用調味料醃漬約 1 小時入味。
2. 雙色甜椒切成細條，鴻喜菇去除蒂頭，分成小朵。
3. 加熱平底鍋，放入雞肉煎到兩面上色後，轉小火將雞肉煎熟。
4. 在燒熱的平底鍋中放入橄欖油加熱，放入 2 的材料稍微拌炒一下。
5. 雞肉切成容易入口的形狀，盛盤加上 4 的材料就完成了。

晚餐的營養價值		蛋白質	鉀	鹽
50	650kcal	26.9g	781mg	2.1g
50 40	604kcal	19.4g	645mg	2.0g
30	648kcal	12.4g	574mg	1.4g

義大利麵沙拉

材　料：

義大利麵 20g、小黃瓜 & 萵苣 & 小番茄各 10g、紅蘿蔔 5g、美乃滋 2.5 小匙、胡椒粉少許

作　法：

1. 義大利麵放入未加鹽的熱水中煮熟後，倒到篩子中放涼。
2. 小黃瓜、紅蘿蔔切成細絲，將紅蘿蔔稍微汆燙一下。
3. 把 1 和 2 的材料放入碗中，再加入美乃滋和胡椒粉攪拌。
4. 將萵苣洗淨後瀝乾，撕開放在盤子上，上面再放上 3 的材料，擺上小番茄後即食用。

水果類　奇異果 75g

第 4 天的菜單

靈活運用方便的魚貝類加工食品。

第四天的營養價值	蛋白質	鉀	鹽
50 1864kcal	51.0g	2904mg	6.0g
50 1895kcal	48.9g	2901mg	6.0g
40 1878kcal	42.3g	2806mg	6.0g
30 1827kcal	30.3g	2590mg	5.3g

第 4 天｜早餐（1 人份）

飯糰

材　料：

低蛋白越後米 180g➩50 就用相同飯量的普通米飯、■含鈣香鬆 1 包、烤海苔 1/3 片

作　法：

將所有食材捏在一起。

秋葵納豆

材　料：

納豆 25g➩50 則換成 50g、秋葵（汆燙後切成小口大小）20g、蔥花 1 小匙多、柴魚 1g

調味料：

■薄鹽醬油 1/2 小匙

作　法：

將所有食材攪拌在一起。

早餐的營養價值		蛋白質	鉀	鹽
50	553kcal	15.6g	1124mg	1.3g
50	583kcal	14.6g	1098mg	1.3g
40 30	560kcal	11.3g	1075mg	1.3g

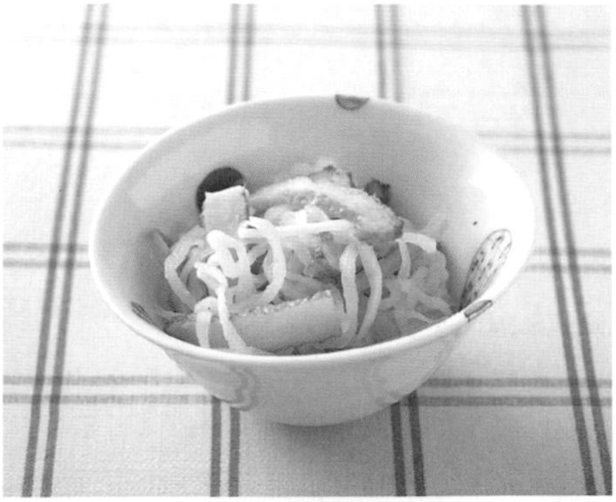

蘿蔔絲佐煮炸魚塊

材　料：

切塊蘿蔔乾 & 紅蘿蔔各 10g、炸魚 10g、植物油 1/2 小匙

調味料：

■高湯粉 1/2 小匙、■薄鹽醬油 & 砂糖各 2/3 小匙

作　法：

1. 切塊蘿蔔乾泡水回復原狀，瀝乾水分後切成容易入口的大小。
2. 紅蘿蔔切成 4cm 長的條狀後汆燙一下。炸魚塊過熱水後切成薄片。
3. 鍋裡放油加熱炒 1、2 的材料，加水蓋過材料，以調味料加以調味。煮滾後轉小火煮至入味即可。

珍珠菇湯

材　料：

珍珠菇 20g、蔥花 1 大匙多

高　湯：

水 90ml、■高湯粉 1/2 小匙

調味料：

■減鹽味噌 1 小匙

作　法：

1. 味增加入高湯之後將高湯煮滾。
2. 放入珍珠菇，關火撒上蔥花即可。

果汁類　柳橙汁 1 杯

第 4 天｜午餐（1 人份）

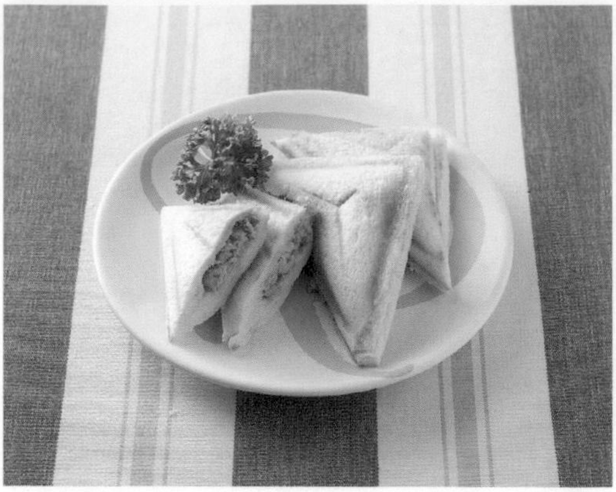

鮪魚高麗菜熱三明治

材　料：

吐司（8 片切邊）2 片（80g）➪ 30 則換成■低蛋白吐司 2 片（100g）、奶油 1 又 1/4 小匙、鮪魚（油漬罐頭）30g、高麗菜 30g

調味料：

美乃滋 2.5 小匙、咖哩粉少許、胡椒粉少許

作　法：

1. 將鮪魚跟罐頭內的湯汁分離。
2. 將高麗菜汆燙後切成小片再去除水分。
3. 把鮪魚跟高麗菜放入碗中，拌入調味料，塗抹在塗有奶油的吐司上。
4. 放在熱三明治機或吐司機中將兩面稍微烤一下。切成容易入口的形狀後盛盤，還可以用巴西利加以裝飾。

玉米濃湯

材　料：

玉米醬（罐頭）50g➪ 30 則換成洋蔥 20g、小黃瓜＆紅蘿蔔各 5g

牛奶 80ml➪ 30 則換成水 90ml、高湯塊 1/4 個、鹽 0.2g、胡椒粉少許、切碎的巴西利 1 小匙

作　法：

1. 將高湯塊溶於牛奶中煮成高湯。
2. 將玉米醬倒入高湯中煮開，加入鹽及巴西利碎末即可。

30 則將洋蔥、小黃瓜、紅蘿蔔切絲，將高湯塊溶於水中煮成高湯，加入鹽、胡椒粉做成高湯。

番茄小魚乾沙拉

材　料：

番茄 60g、蘿蔔嬰 10g

小魚乾 5g➪ 30 則不要放，做成番茄沙拉

調味料：

■薄鹽調味料 1 小包（10g）➪ 30 則改成同量的和風無油調味料（8kcal 鈉 0.7g）

作　法：

1. 將番茄、蘿蔔嬰、小魚乾混合。
2. 放入調味料，攪拌均勻即可。

水果類　哈密瓜 100g

午餐的營養價值		蛋白質	鉀	鹽
50 50 40	601kcal	21.4g	926mg	3.3g
30	550kcal	9.3g	709mg	2.6g

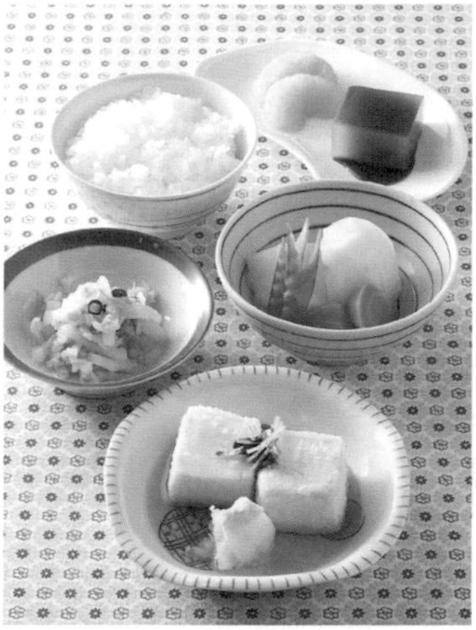

第4天｜晚餐（1人份）

■低蛋白越後米 180g
➩50 就用相同飯量的普通米飯

炸豆腐

材　料：

木棉豆腐 100g➩50 的話為 150g、太白粉 1 大匙多、油炸油適量（吸收量 8g）、山芹菜 10g、白蘿蔔 30g、薑少許

調味料：

■薄鹽醬油 1 小匙、■高湯粉 1/2 小匙、水 50ml

作　法：

1. 豆腐切成 2 塊，擦乾水分，裹上太白粉後油炸，炸到顏色金黃後盛盤。
2. 山芹菜汆燙後，切細擺放在豆腐上。
3. 白蘿蔔和薑磨成泥。調味料混合後煮開，倒入盛有豆腐的盤子，最後加上 3 的材料即可完成。

這麼做可控制鉀攝取量

午餐的哈密瓜，鉀含量為340mg，改為50g的橘子罐頭，其鉀含量為38mg，則減少302mg的鉀。晚餐的馬鈴薯燙過後再煮的話，鉀含量可以再減少49mg。

燉煮馬鈴薯

材　料：

馬鈴薯 70g、紅蘿蔔 25g、豌豆莢 3g、■高湯粉 1/2 小匙、砂糖 1 小匙多、■薄鹽醬油少於 1 小匙

涼拌白菜

材　料：

大白菜 60g、鹽 1 小搓（0.3g）、醋 & 砂糖各 1 小匙、紅辣椒切丁少許、柚子皮少許

作　法：

1. 大白菜切細，用鹽抓一下，倒出水分。
2. 將醋和砂糖放入耐熱容器中混合，微波加熱後取出，放涼後再加入紅辣椒。
3. 將柚子皮切細絲，和大白菜混合，淋上 2 的醬汁，用盤子重壓放置 1 小時。

抹茶寒天佐甘夏橙

材　料：

水 90ml、寒天粉 1g、抹茶 1/4 小匙、橘子罐頭 20g

調味料：

砂糖 1/2 大匙多、■糖飴 1 小包（20g）、■薄鹽醬油 1/3 小匙、水 1 又 2/3 大匙

作　法：

1. 把水和寒天粉加入鍋中加熱，煮滾後轉中火煮 2 分鐘，加入抹茶粉使其溶解。
2. 放入模型中待冷卻後放入冷藏定型。
3. 調味料放入鍋中混合加熱，煮到濃稠狀後放涼。
4. 將 2 的茶凍盛入盤中，淋上 3 的糖水後，加上橘子罐頭即可完成。

晚餐的營養價值		蛋白質	鉀	鹽
50	710kcal	14.0g	855mg	1.4g
50	711kcal	13.0g	878mg	1.4g
40 30	717kcal	9.7g	806mg	1.4g

第 5 天的菜單

期待最愛的咖哩，
早餐和午餐更嚴格控制鈉。

第五天的營養價值		蛋白質	鉀	鹽
50	1839kcal	49.2g	3570mg	5.8g
50	1864kcal	48.5g	3664mg	5.7g
40	1853kcal	40.5g	3471mg	5.8g
30	1825kcal	30.5g	3365mg	5.1g

第 5 天｜早餐（1 人份）

小圓麵包＆餐包各 1 個（各 40g）
➪30則換成■低蛋白鬆軟麵包 1 個（50g）
草莓果醬 2 小匙多、奶油 2 小匙
➪50則去除奶油這項

生菜沙拉

材　料：
高麗菜 40g、番茄 30g、小黃瓜 20g、玉米粒（冷凍）5g、紅蘿蔔 5g

調味料：
美乃滋 2.5 小匙、鹽 0.1g

作　法：
1. 將材料洗淨之後切成容易入口的大小。
2. 拌入調味料即可。

水果類　葡萄 75g

果汁類　柳橙汁 1 杯

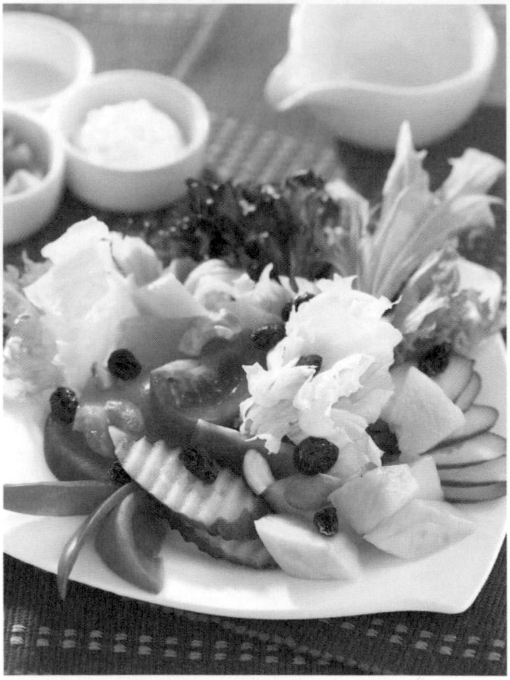

早餐的營養價值		蛋白質	鉀	鹽
50	555kcal	10.6g	808mg	1.3g
50	495kcal	10.6g	805mg	1.2g
40 30	499kcal	5.2g	697mg	0.7g

這麼做可控制鉀攝取量

葡萄換成罐裝蘋果50g的話，可以減少鉀攝取量83mg，可上網站購買。

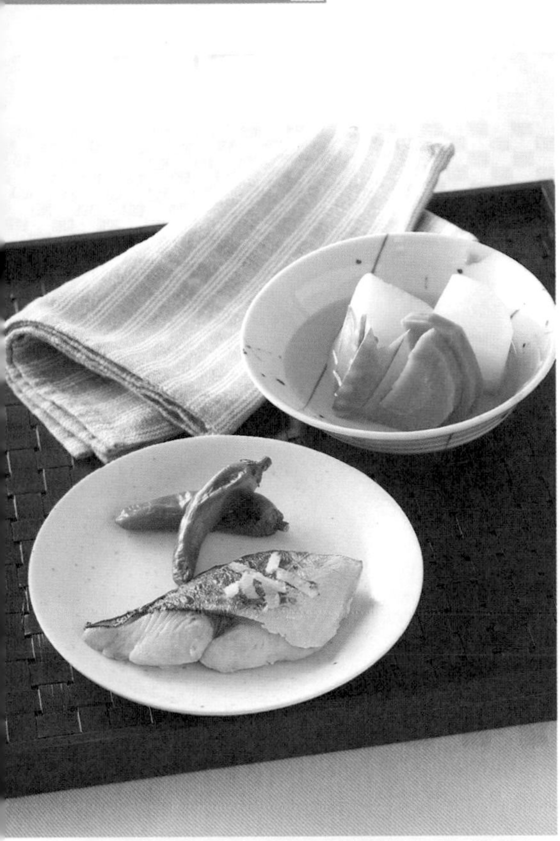

第5天｜午餐（1人份）

■低蛋白越後米 180g
⇨50 就用相同飯量的普通米飯

柚香土魟魚

材　料：

土魟魚 40g⇨50 則改成 80g、柚子皮少許、青辣椒 2 條、植物油 1/4 小匙

調味料：

■薄鹽醬油 1/3 小匙多、酒 & 味醂各少於 1/5 小匙

作　法：

1. 柚子皮切絲和調味料攪拌，塗抹在土魟魚上靜置 10 分鐘。
2. 土魟魚用烤爐燒烤後盛盤。
3. 青辣椒縱切一刀，抹油放入平底鍋中稍微烤一下，然後取出放在土魟魚旁即可。

滷紅白蘿蔔

材　料：

白蘿蔔 80g、紅蘿蔔 25g、豌豆莢 5g

調味料：

■高湯粉 1/2 小匙、砂糖 1 小匙、■薄鹽醬油 3/4 小匙多

作　法：

1. 白蘿蔔切成 3cm 厚度的塊狀，紅蘿蔔切成 5～6mm 厚度的半月型，豌豆莢要去除粗絲。
2. 白蘿蔔放入鍋中，加水蓋過後煮開，煮約 5 分鐘後加入紅蘿蔔，汆燙 40～50 秒後，加入豌豆莢，煮到顏色鮮豔後取出。
3. 鍋中放入白蘿蔔後緩緩加入水蓋過，加入調味料後煮開。煮滾後加入砂糖和薄鹽醬油，再煮 7～8 分鐘，加入紅蘿蔔後再煮 3～4 分鐘，最後加入豌豆夾一起熬煮。

燙菠菜

材　料：

菠菜 70g

調味料：

■高湯粉 & 水 & ■薄鹽醬油各 1/2 小匙

山藥泥湯

材　料：

山藥 70g

高　湯：

■高湯粉 1/2 小匙、水 30ml

調味料：

味噌（淡色辣味）1/6 小匙、青海苔（天然風乾）1/5 小匙、■薄鹽醬油 3/4 小匙多

午餐的營養價值		蛋白質	鉀	鹽
50	539kcal	19.1g	1500mg	1.9g
50	617kcal	22.8g	1647mg	1.9g
40 30	546kcal	14.8g	1451mg	1.9g

第 5 天｜晚餐（1 人份）

■低蛋白越後米 180g
➪50 就用相同飯量的普通米飯

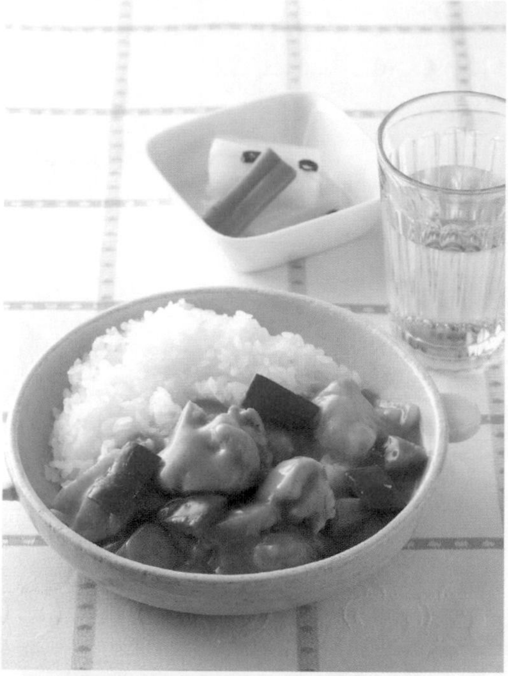

雞肉咖哩

材　料：

去皮雞腿肉 50g➪30 則換成等量的水煮豆子，做成豆子咖哩

洋蔥＆馬鈴薯各 50g、紅蘿蔔 25g、甜椒（紅、黃）各 10g、植物油 3/4 小匙、咖哩塊 20g、橄欖油 1/3 小匙

作　法：

1. 雞肉切成一口大小。
2. 洋蔥、馬鈴薯、甜椒各切成 3mm 左右方塊，紅蘿蔔切成 3 ～ 4mm 厚度的片狀。
3. 用植物油熱鍋先炒雞肉，然後依序加入洋蔥、紅蘿蔔、馬鈴薯一起拌炒。約加入 7 ～ 8 分的水，煮至材料都熟了為止。關火加入咖哩塊攪拌融化。
4. 青椒用橄欖油拌炒後加入 3 裡面一起煮。

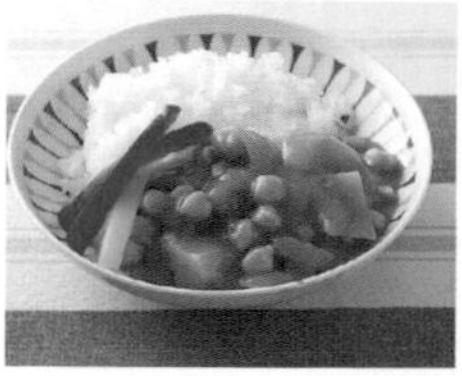

30 則換**豆子咖哩**。雞肉換成豆子的話，蛋白質可減少 **4.6g**，鉀含量則差不多相同

法式沙拉

材　料：

花椰菜 40g、小黃瓜＆萵苣各 20g、紅蘿蔔 10g

調味料：

法式沙拉醬 2 小匙

這麼做可控制鉀攝取量

奇異果換成桃子罐頭50g的話，可以減少178mg的攝取量。

紅白蘿蔔泡菜

材　料：

白蘿蔔 20g、紅蘿蔔 5g、紅辣椒切丁少許

調味料：

醋 1 又 2/3 大匙、白酒 1 大匙、砂糖 2/3 大匙

作　法：

1. 白蘿蔔切成 3 ～ 4mm 左右的長條塊狀，紅蘿蔔切成 3mm 厚度的長方片狀。
2. 將 1 材料放入耐熱容器中，加入紅辣椒跟調味料，蓋上保鮮膜微波加熱 30 ～ 40 秒。放涼靜待入味。

水果類　奇異果 75g

晚餐的營養價值		蛋白質	鉀	鹽
50	745kcal	19.5g	1262mg	2.6g
50 40	752kcal	15.1g	1212mg	2.6g
30	780kcal	10.5g	1217mg	2.5g

第6天的菜單

品味餐桌上西式、中式、日式味道變換的樂趣。

第六天的營養價值		蛋白質	鉀	鹽
50	1785kcal	47.2g	2419mg	5.8g
50	1835kcal	48.7g	2501mg	5.7g
40	1800kcal	38.6g	2320mg	5.8g
30	1826kcal	32.1g	2450mg	5.6g

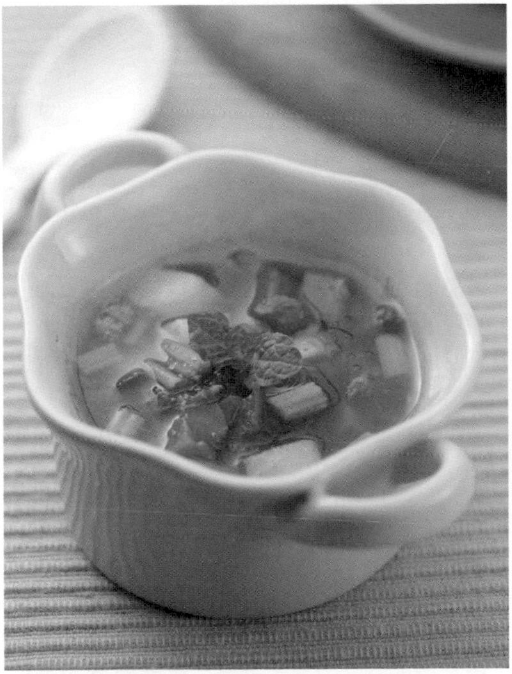

這麼做可控制鉀攝取量

哈密瓜爲340mg，咖啡則含有100mg的鉀，哈密瓜換成橘子罐頭50g、咖啡換成日本的元氣滿滿咖啡口味1包的話（元氣滿滿爲日本產品可上網購買），則鉀含量可減少365mg。

第6天｜早餐（1人份）

牛角麵包1個60g
➪30改■低蛋白鬆軟麵包1個（50g）
橘子果醬2小匙多、奶油2小匙
➪50則去除奶油這項

義大利蔬菜湯

材　料：
通心粉（乾燥）10g、培根&紅蘿蔔各10g、洋蔥40g、櫛瓜20g、高湯塊1/4塊、水120ml、番茄泥1/2大匙、番茄醬1/2大匙多、鹽0.1g、切碎的巴西利少許

作　法：
1. 通心粉用熱水煮熟後瀝乾。
2. 培根跟蔬菜都切成7～8mm的塊狀。
3. 培根放入鍋中後，開火炒出油脂後加入洋蔥和紅蘿蔔拌炒。洋蔥炒透後加入櫛瓜輕炒，接著加入水跟高湯塊繼續煮，用番茄泥、番茄醬、鹽加以調味，再煮5～6分鐘後盛盤。以巴西利加以裝飾。

咖啡

材　料：
咖啡（抽取液）3/4杯、糖飴2小包（26g）
➪50 50則不加、奶油球1個（5g）

水果類　哈密瓜100g

早餐的營養價值		蛋白質	鉀	鹽
50 40	543kcal	10.2g	796mg	1.9g
50	483kcal	10.1g	794mg	1.8g
30	553kcal	7.4g	759mg	1.4g

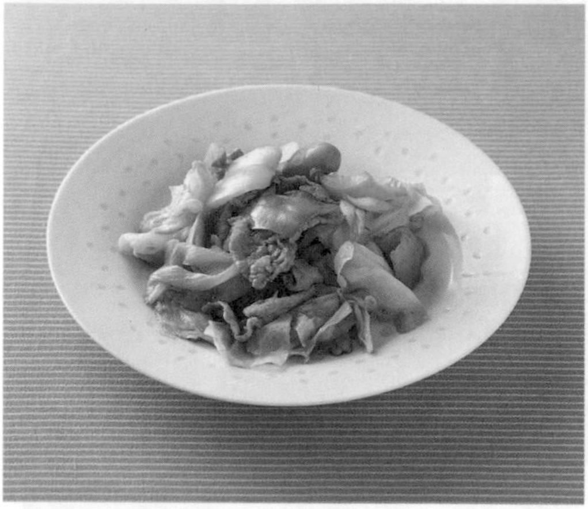

第 6 天｜午餐（1 人份）

■低蛋白越後米 180g
➪50 就用相同飯量的普通米飯

回鍋肉（辣味噌炒豬肉蔬菜）

材　料：

豬里肌薄片（沒有油花）35g➪50 則爲 50g、蔥青＆薑的薄切片各少許、高麗菜 60g、青椒（綠、黃）各 10g、蔥 20g、薑＆蒜頭各少許、植物油 1/4 小匙、芝麻油 1/4 小匙

調味料：

■薄鹽醬油＆甜麵醬各 1 小匙、酒 1/2 小匙多、砂糖 2/3 小匙、豆瓣醬少許

作　法：

1. 豬肉切成 4cm 寬。鍋中放入水跟蔥青、薑的薄切片加熱煮沸後，放入豬肉煮到變色後撈出。
2. 高麗菜跟青椒切成 3 ～ 4cm 的塊狀，將蔥斜切出厚度。以上材料都用熱水稍微汆燙一下。
3. 將薑和蒜頭切碎，和油一起放入平底鍋中拌炒，炒到香味出來後放入豬肉和 2 的蔬菜一起拌炒，加入調味料調味，完成後淋上芝麻油即可完成。

中式冬粉沙拉

材　料：

乾冬粉 8g、豆芽＆番茄各 30g、小黃瓜 10g

調味料：

鹽 0.2g、芝麻油 1/4 小匙、■薄鹽柚子醋 1 大匙

作　法：

1. 將冬粉、豆芽燙熟。
2. 將所有材料連同調味料攪拌均勻即可。

杏仁豆腐

材　料：

杏仁豆腐罐頭 40g、奇異果 10g、橘子罐頭 20g

糖　水：

橘子罐頭汁 1 又 1/3 大匙、■糖飴 2 小包（26g）、檸檬汁 12 小匙多

午餐的營養價值		蛋白質	鉀	鹽
50	670kcal	15.3g	572mg	2.0g
50	708kcal	14.1g	574mg	2.0g
40 30	677kcal	11.0g	523mg	2.0g

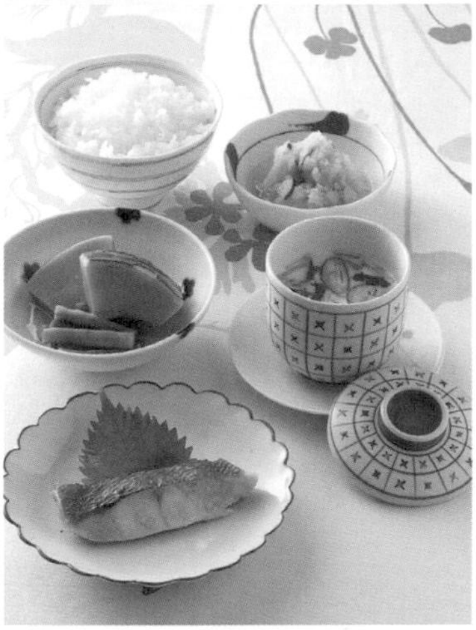

第 6 天｜晚餐（1 人份）

■低蛋白越後米 180g
⇨50 就用相同飯量的普通米飯

香烤金目鯛

⇨30 則換成香蒸香菇

材　料：

金目鯛 40g⇨50 則改成 80g、煮湯用的昆布 5cm、酒不足 1/2 小匙、青紫蘇葉 1 片

作　法：

1. 盤子內先鋪上昆布然後放上鯛魚，淋上酒，靜置 10 分鐘。
2. 鯛魚擦乾後用烤爐燒烤，盛盤後再用青紫蘇葉裝飾。

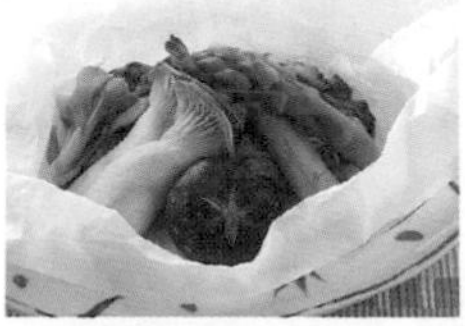

30 香蒸香菇作法：
將 40g 的舞菇分成數小朵，新鮮香菇一個用刀劃出十字，杏鮑菇 30g 縱切對半。綠蘆筍切成 4cm 長。以上材料放在烤盤紙上，淋上 1/2 小匙多的白酒和 2 小匙的奶油，將烤盤紙邊緣封上，用蒸籠或微波爐加熱至熟。

這麼做可控制鉀攝取量

滷南瓜的份量減半並事先汆燙，加入30g 的汆燙茄子，其鉀含量可以減少108mg。

滷南瓜

材　料：

南瓜 80g、扁豆 20g

調味料：

■高湯粉 1/2 小匙、砂糖 2/3 小匙、■薄鹽醬油少於 1 小匙

小黃瓜涼拌白蘿蔔泥

材　料：

小黃瓜 10g、白蘿蔔 100g

調味料：

醋少於 1 小匙、砂糖 2/3 小匙、■薄鹽柚子醋少於 1 小匙

作　法：

1. 小黃瓜切成薄片，過水後瀝乾。
2. 白蘿蔔磨成泥，瀝乾水分後和小黃瓜一起攪拌，然後盛盤。
3. 混合調味料淋在 2 上。

茶碗蒸

材　料：

魚板 20g、新鮮香菇 1 朵（10g）、銀杏（水煮罐頭）3 個（5g）、山芹菜 2g、雞蛋 35g

調味料：

水 120ml、■高湯粉 1/2 小匙、鹽 0.5g、■薄鹽醬油 0.5g

作　法：

1. 魚板和新鮮香菇切薄片，山芹菜切 2cm 長。
2. 將調味料煮開，放涼之後和蛋液混合，倒入容器內。在 2 中加入 1 和銀杏，放入有熱氣的蒸籠內用小火蒸 10 ～ 12 分鐘

晚餐的營養價值		蛋白質	鉀	鹽
50	573kcal	21.7g	1051mg	1.9g
50	644kcal	24.5g	1133mg	2.0g
40	580kcal	17.4g	1001mg	1.9g
30	596kcal	13.7g	1168mg	2.2g

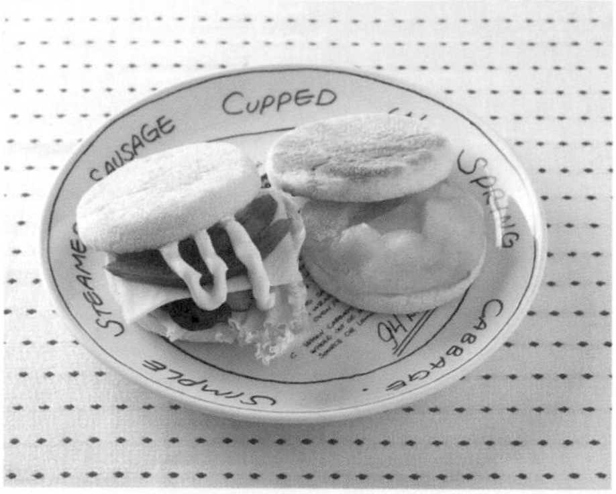

第 7 天的菜單

吃鮪魚的日子，
早、午餐要聰明控制低蛋白。

第七天的營養價值		蛋白質	鉀	鹽
50	1828kcal	51.9g	2118mg	5.6g
50	1833kcal	47.9g	2069mg	5.6g
40	1798kcal	39.8g	1909mg	5.6g
30	1858kcal	29.0g	2020mg	4.6g

第 7 天｜早餐（1 人份）

滿福堡

材　料：

滿福堡（英式馬芬）2 個（130g）
⇨30 則換成低蛋白麵包 2 個（100g）

奶油 2小匙、蘋果 75g、起司片 1 片（17g）、小黃瓜 30g、番茄 20g、萵苣 10g、美乃滋 1 小匙多

調味料：

砂糖 1 大匙、肉桂粉少許

作　法：

1. 滿福堡對半剖開，在切面塗上奶油。
2. 蘋果削皮後切成扇型，放入耐熱碗中，均勻撒上調味料，蓋上保鮮膜微波（500W）加熱 2～3 分鐘，放涼備用。
3. 小黃瓜和番茄切成薄片，番茄去除中間的籽。
4. 1 個滿福堡鋪上萵苣，再依序放入小黃瓜、起司片、番茄，最後淋上美乃滋。
5. 另一個滿福堡則夾入 2 的蘋果。

蔬菜清湯

材　料：

洋蔥 10g、紅蘿蔔 5g、水 90ml、■高湯粉少於 1/5 小匙

調味料：

鹽 0.2g、胡椒粉少許

作　法：

1. 將洋蔥及紅蘿蔔切丁備齊。
2. 水加高湯粉煮開成高湯。加入高湯中熬煮後，加入調味料即可。

水果類　橘子 100g

早餐的營養價值		蛋白質	鉀	鹽
50 50 40	593kcal	15.9g	493mg	2.7g
30	652kcal	9.2g	418mg	1.7g

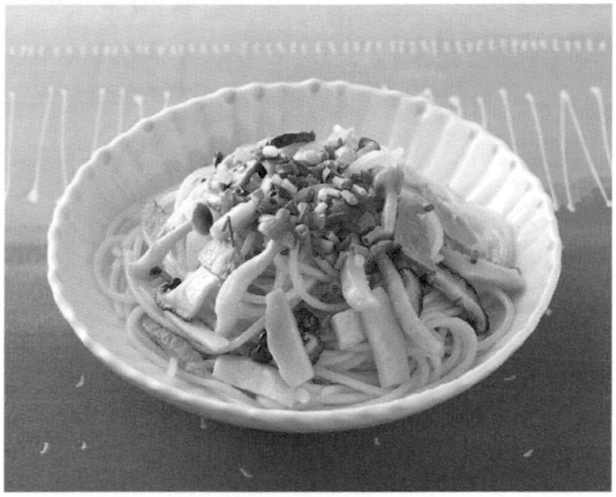

第7天｜午餐（1人份）

香菇義大利麵

材　料：

■低蛋白澱粉義大利麵100g、培根10g、杏鮑菇30g、新鮮香菇&鴻喜菇各25g、切碎的蒜頭少許、奶油3/4小匙、橄欖油1小匙、白酒少於1/2小匙

調味料：

■薄鹽醬油少於1小匙、鹽0.5g、胡椒粉少許、細香蔥切丁1小匙

作　法：

1. 義大利麵放入不加鹽的熱水中煮熟，瀝乾之後加入橄欖油攪拌一下。
2. 培根切成長方形薄片。
3. 杏鮑菇對切，再縱切成薄片，新鮮香菇切成薄片、鴻喜菇分成小朵。
4. 平底鍋內放入蒜頭、培根、奶油後加熱，炒出香味後，加入3材料一同拌炒，煮熟後加入調味料來調味。
5. 在4中放入1的義大利麵迅速攪拌，盛盤後灑上切丁的細香蔥即可完成。

海帶芽櫻桃蘿蔔沙拉

材　料：

海帶芽（發泡後）5g、櫻桃蘿蔔1個、紫色生菜30g

調味料：

■薄鹽柚子醋少於1小匙、芝麻油1/2小匙

作　法：

1. 將海帶芽泡軟，紫色生菜切絲。
2. 將所有材料連同調味料攪拌均勻即可。

檸檬茶

材　料：

紅茶（抽取液）3/4杯、■糖飴2小包（26g）

⇨30 則換成1小包（13g）、檸檬薄片1片

午餐的營養價值		蛋白質	鉀	鹽
50 50 40	602kcal	5.6g	542mg	1.6g
30	552kcal	5.6g	542mg	1.6g

第 7 天｜晚餐（1 人份）

■低蛋白越後米 180g
➪50 就用相同飯量的普通米飯

半烤鮪魚和香味蔬菜沙拉

材　料：

鮪魚（赤身、生魚片）60g➪50 則換成 100g。30則爲赤身 40g 和酪梨 40g 做成鮪魚酪梨沙拉

洋蔥 30g、水菜＆茗荷各 20g、青紫蘇葉 1 片、蒜頭 1/2 小匙 ➪30則去除這項

薑少許 ➪30則去除這項

調味料：

■薄鹽柚子醋 1/2 小匙、美乃滋 2.5 小匙

作　法：

1. 將鮪魚生魚片直接淋上熱水，接著迅速放入冷水冷卻後，再將水擦乾。
2. 洋蔥切成薄片、茗荷斜切成薄片、水菜切成 4cm 長，青紫蘇葉切絲。以上材料都迅速用水清洗過後瀝乾，蒜頭切片，薑切成細絲。
3. 鮪魚切成 4 ～ 5mm 的厚度和 2 的材料一起盛盤，將調味料攪拌後淋在菜餚上即可完成。

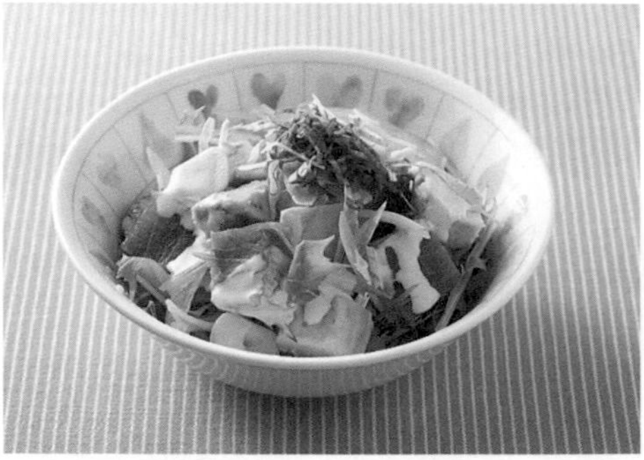

30 則改成**鮪魚酪梨沙拉**。鮪魚和酪梨切成容易入口大小，和香味蔬菜攪拌後淋上減鹽味噌、砂糖各 1 小匙及味醂 1/6 小匙調味。

煮白蘿蔔

材　料：

白蘿蔔 100g、煮湯用的昆布 5cm、柚子皮少許

調味料：

■減鹽味噌、砂糖各 1 小匙、味醂 1/6 小匙

作　法：

1. 白蘿蔔切成 2cm 厚的圓片狀，削皮，上下畫上幾刀。
2. 鍋中鋪上昆布放上白蘿蔔，加水蓋過蘿蔔，開火煮熟後盛盤。
3. 在小鍋子中放入調味料煮開後轉小火，煮成濃稠狀後關火，放上柚子皮，淋在白蘿蔔上。

芝麻拌四季豆

材　料：

四季豆 50g、炒過的芝麻 1 小匙

調味料：

砂糖 2/3 小匙、■薄鹽醬油 1/2 小匙

作　法：

1. 四季豆燙熟，加入炒過的芝麻。
2. 將調味料拌入 1 之後盛盤即完成。

點心類　低蛋白餅乾 1 小包（9g）

晚餐的營養價值		蛋白質	鉀	鹽
50	633kcal	30.7g	1084mg	1.3g
50	640kcal	26.4g	1034mg	1.3g
40	603kcal	17.8g	874mg	1.3g
30	654kcal	14.2g	1061mg	1.3g

這麼做可控制鉀攝取量

酪梨改爲20g的話，可以減少鉀攝取量 180mg。

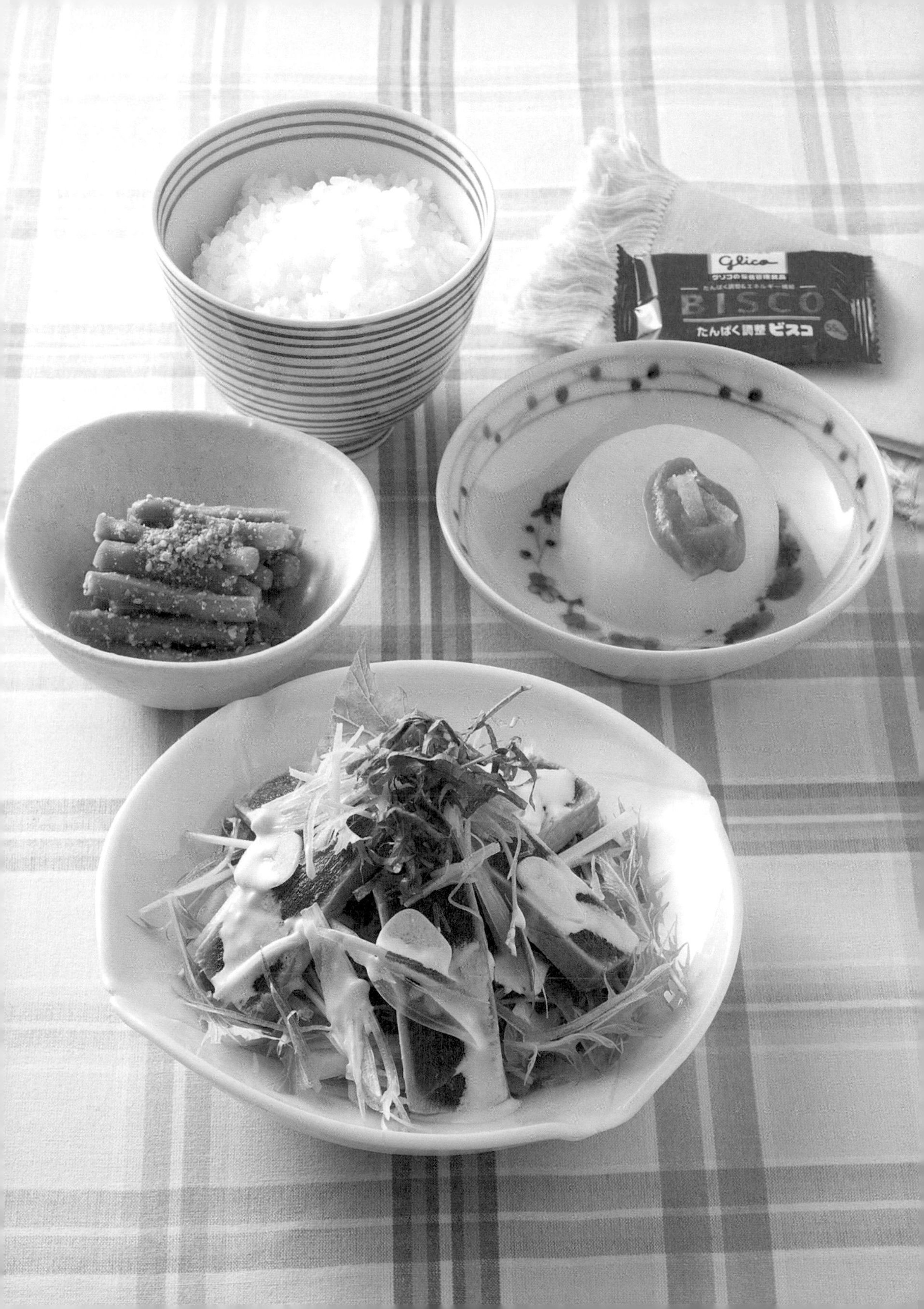
Glico
BISCO
たんぱく調整 ビスコ

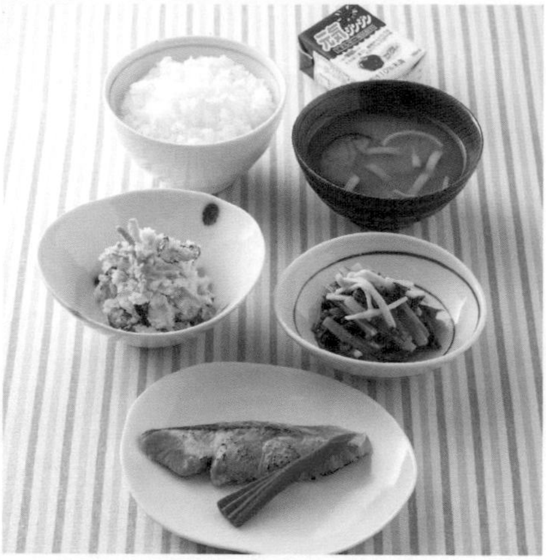

第 8 天的菜單

使用市售的醃魚或麵麩，
副食就自己動手來加以調整鹽分。

第八天的營養價值		蛋白質	鉀	鹽
50	1865kcal	52.9g	2547mg	5.9g
50	1908kcal	47.8g	2508mg	5.8g
40	1880kcal	44.2g	2448mg	5.9g
30	1893kcal	33.0g	2342mg	5.5g

第 8 天｜早餐（1 人份）

■低蛋白越後米 180g
⇨50 就用相同飯量的普通米飯

燒烤鮭魚西京漬

材　料：

鮭魚西京漬（市售品）1 小塊（40g）、
醃嫩薑 1 條（15g）

炒豆腐渣

材　料：

豆腐渣 40g、乾香菇 1/4 朵（0.5g）、紅蘿蔔、蔥各 5g、植物油 1/4 小匙、蔥 5g

調味料：

■高湯粉、砂糖各 1/2 小匙、
■薄鹽醬油 1/3 小匙

作　法：

1. 香菇泡水變軟、切成薄片備用。
2. 紅蘿蔔切成 3～4cm 細長條，蔥切丁。
3. 鍋裡熱油，拌炒 1 和 2 的材料，加入豆腐渣用小火炒至酥鬆。慢慢加入高湯粉、調味料、水，然後熬煮至水分收乾。

早餐的營養價值		蛋白質	鉀	鹽
50	588kcal	18.1g	812mg	1.4g
50 40 30	595kcal	138g	763mg	1.4g

辣拌小松菜

材　料：

小松菜 70g、金針菇 5g、辣椒（粉）少許、
■薄鹽醬油 1/2 小匙

作　法：

1. 小松菜用大量熱水氽燙後，確實瀝乾水分，切成 3cm 長左右。
2. 金針菇對切，用保鮮膜包起來放入微波爐加熱煮熟後放涼。
3. 在碗中放入辣椒粉，加入少許熱水與薄鹽醬油，混合後再拌入小松菜和金針菇之中。

茄子麵麩味噌湯

材　料：

茄子 20g、麵麩（乾燥）1g

高　湯：

水 90ml、■高湯粉 1/3 小匙、
■減鹽味噌 1 小匙

甜點類　寡糖果凍 1 包（100g）

Memo

一份中可攝取的成分有蛋白質 2.4g、鉀 174mg、鹽分 0.2g，膳食纖維 5.0g。可以放置冰箱冷藏，隔天食用，也可以冷凍保存，因此可事先多做一些備用。

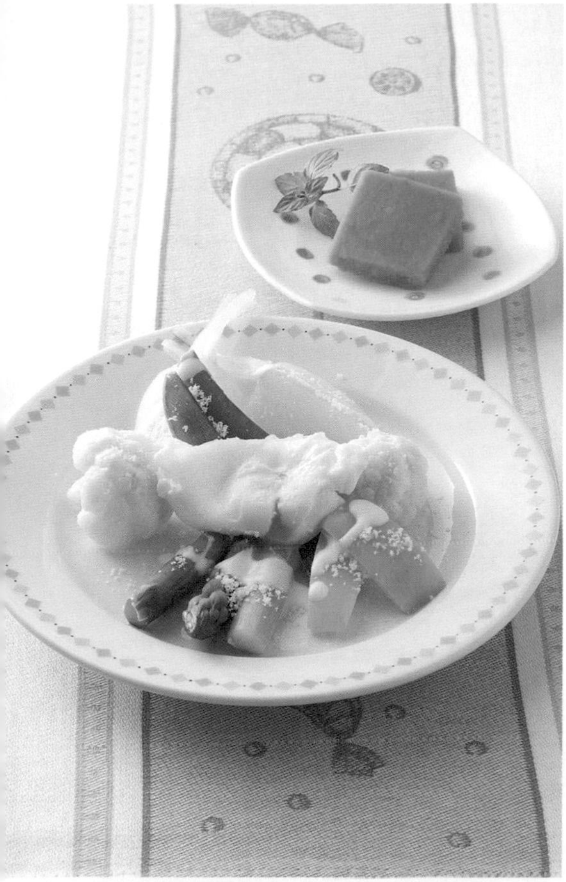

第 8 天 | 午餐 (1 人份)

肉桂吐司

材　料：

吐司 1 片切成 6 塊（60g）➪30則換成■越後低蛋白吐司 2 片（100g）、奶油 2 小匙、肉桂（粉末）1 小匙、白糖 2 小匙

午餐的營養價值		蛋白質	鉀	鹽
50 40	579kcal	16.8g	711mg	1.8g
50	559kcal	16.8g	711mg	1.7g
30	592kcal	5.6g	605mg	1.4g

南瓜寒天

材　料：

南瓜 50g、寒天粉 2g、砂糖 2 小匙、■糖飴 10g

作　法：

1. 南瓜削皮後煮熟，趁熱時將剛煮好的南瓜搗碎。
2. 將寒天粉放入 25ml 的水中煮到融化，加入砂糖和糖飴，和 1 的材料充分攪拌後，倒入模型中成型。
3. 切成容易食用的大小後盛盤，還可以放點薄荷葉加以裝飾擺盤。

溫蔬菜佐水波蛋

材　料：

雞蛋 1 個 ➪30則去除這項、大頭菜 & 花椰菜各 30g、綠蘆筍 30g、甜豆莢 20g、甜椒（黃）10g、法式沙拉醬 1 又 1/3 大匙 ➪50 30則改爲 1 大匙、帕馬森乾酪 1/2 大匙

作　法：

1. 鍋中煮水，煮滾後加入少許醋（另備），把雞蛋慢慢打入，讓蛋白包裹蛋黃，煮到喜歡的熟度後，用網杓撈出後瀝乾。
2. 大頭菜縱切成 4 塊，花椰菜分成小朵。綠蘆筍切成 3cm 長，甜豆莢去除粗絲，甜椒切成 1cm 寬。
3. 將 2 的各種材料汆燙後放涼再盛盤，中間放上 1 的水波蛋後，再淋上法式沙拉醬和帕馬森乾酪。

蘋果茶

材　料：

紅茶（抽取液）3/4 杯、蘋果果醬少於 3/4 小匙

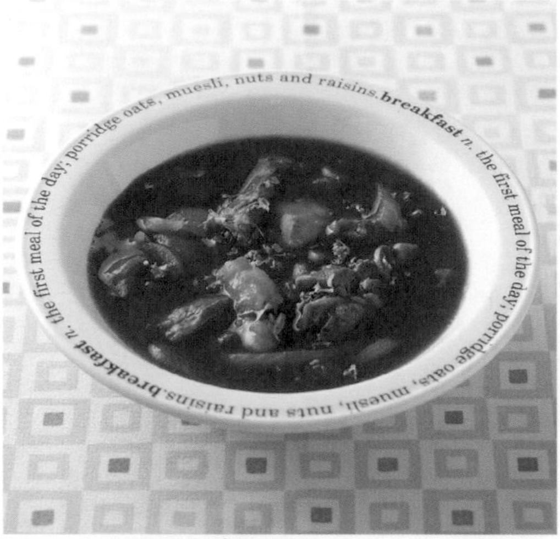

第 8 天｜晚餐 (1 人份)

■低蛋白越後米 180g
➪50 就用相同飯量的普通米飯

燉牛肉

材　料：

進口牛肩里肌肉 40g➪50 則改爲 60g、洋蔥＆馬鈴薯各 50g、新鮮蘑菇 30g、植物油 3/4 小匙、燉肉醬料 18g、切碎的巴西利 少許

作　法：

1. 洋蔥切成 1cm 的片狀，馬鈴薯切成一口大小、浸水漂洗。磨菇縱切成薄片。
2. 在鍋中熱好油後，放入洋蔥炒軟，加入牛肉拌炒至上色。
3. 加入 1/2 杯的水、馬鈴薯、蘑菇，將肉和馬鈴薯煮熟後關火，加入醬料後攪拌至融化，然後再開火煮滾。
4. 盛盤，灑上巴西利就完成了。

綠花椰生菜沙拉

材　料：

綠花椰菜 30g、嫩葉菜 40g、小黃瓜＆小番茄各 20g、醃漬蕗蕎（市售品）15g

調味料：

千島醬（市售品）2 小匙

作　法：

1. 將綠花椰菜燙熟，切成小塊。
2. 小黃瓜切小塊，小番茄對切。
3. 將所有材料連同調味料攪拌均勻即可。

晚餐的營養價值		蛋白質	鉀	鹽
50	698kcal	17.9g	1032mg	2.7g
50 (黑底)	754kcal	17.2g	1034mg	2.7g
40 30	706kcal	13.6g	974mg	2.7g

第 9 天的菜單

為了享用晚餐的餃子，
要稍微控制早、午餐的主菜。

第九天的營養價值		蛋白質	鉀	鹽
50	1821kcal	50.2g	2897mg	5.9g
50	1845kcal	50.6g	2637mg	5.7g
40	1837kcal	41.6g	2798mg	5.9g
30	1823kcal	30.4g	2357mg	5.0g

第 9 天｜早餐（1 人份）

■低蛋白越後米 180g
⇨50 就用相同飯量的普通米飯

什錦豆

⇨50 則換成鹽燒竹筴魚，30 則換成醬燒蒟蒻（請參考照片）

材　料：

水煮大豆 15g、蓮藕 & 蒟蒻各 20g、紅蘿蔔 15g、昆布 2g、豌豆（冷凍）5g

調味料：

■高湯粉 1/2 小匙、■薄鹽醬油 5/6 小匙、砂糖不足 3/4 小匙

作　法：

蓮藕、蒟蒻切成 7～8mm 塊狀，紅蘿蔔切成 1cm 塊狀，先用熱水汆燙。昆布發泡後切成 7～8mm 塊狀。以上材料和大豆一起放入鍋中，將水一點一點倒入，接著加入調味料，煮到湯汁收乾，灑上燙過的豌豆。

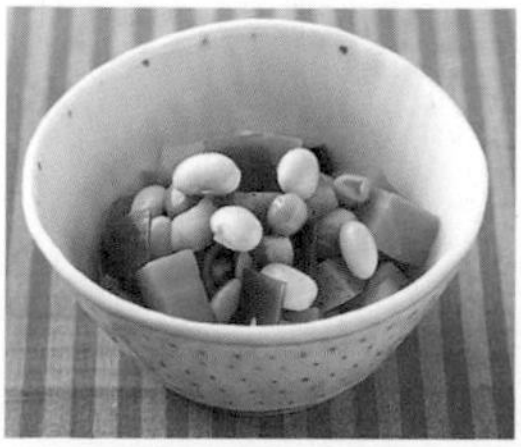

菠菜鴻喜菇佐柚香蘿蔔泥

材　料：

菠菜 50g、鴻喜菇 20g

調味料：

■高湯粉 1/2 小匙、■薄鹽醬油 1/2 小匙、白蘿蔔泥 40g、柚子皮少許

淋　醬：

醋 1 小匙、砂糖 1/2 小匙、鹽 0.1g、■高湯粉 1/4 小匙

作　法：

菠菜用熱水汆燙後瀝乾，切成 3cm 長，和分成小朵的鴻喜菇一起，用調味料稍微煮一下，放涼後再盛盤。混合淋醬醬汁後，淋在料理上即可完成。

點心類　海苔 1/3 片（1g）
水果類　香蕉 1 小條（100g）

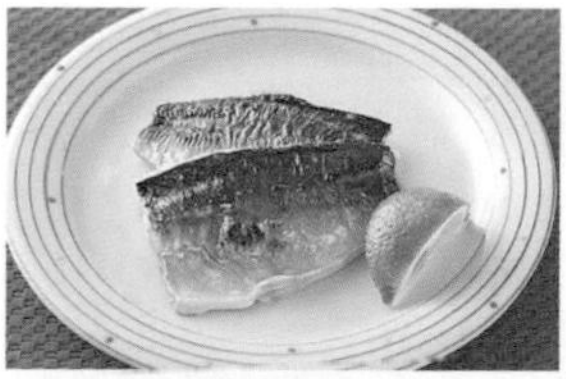

50 鹽烤竹筴魚：竹筴魚一小尾（60g），在前一天晚上切成三片，放入冰箱保存，早上烹調時抹上 1 小搓鹽，然後用烤爐燒烤，淋上 2 小匙醋橘汁後即可享用。

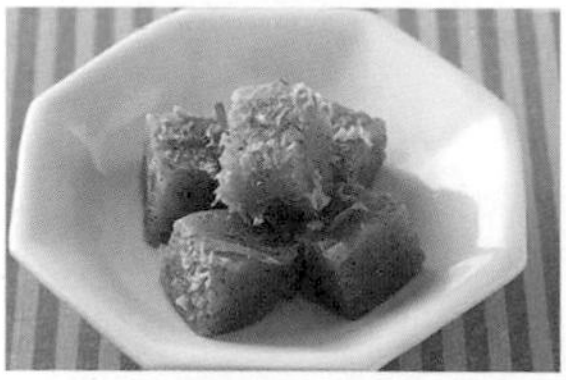

30 醬燒蒟蒻：蒟蒻 80g 切成 1cm 塊狀後，用熱水汆燙過。接著用植物油 1/2 小匙拌炒蒟蒻，加入 2.5 大匙的水，1/2 小匙高湯粉，5/6 小匙的薄鹽醬油，煮到醬汁收乾，最後灑上 1/4 小匙的芝麻油和 1 大匙的柴魚片。

早餐的營養價值		蛋白質	鉀	鹽
50	486kcal	11.4g	1349mg	1.0g
50	502kcal	16.1g	1139mg	0.8g
40	494kcal	7.1g	1300mg	1.0g
30	477kcal	4.7g	939mg	0.7g

第 9 天 | 午餐 (1 人份)

法式吐司

材　料：

吐司100g➪30則換成■越後吐司2片（100g）

雞蛋 1/2 個、牛奶 1 杯、砂糖 3/4 大匙 、香草精少許、奶油 3/4 小匙

作　法：

雞蛋、牛奶、砂糖、香草精充分攪拌混合後，倒入容器中，接著放入吐司，讓吐司兩面全部吸滿蛋液。將奶油放在平底鍋上融化，放入吐司，待兩面煎成金黃色就完成了。

水果類　葡萄 50g、蘋果 30g

第 9 天 | 晚餐 (1 人份)

■低蛋白越後米 180g

➪50 就用相同飯量的普通米飯

煎餃

材　料：

餃子皮 5 片（37g）、豬絞肉＆高麗菜各 40g、韭菜 25g

調味料：

中式調味料 1/6 小匙、■薄鹽醬油 1/2 小匙芝麻油 3/4 小匙、大蒜泥＆胡椒粉各少許、鹽一小搓（0.3g）、植物油 2 小匙

醬　料：

辣油 3/4 小匙、醋 1 小匙

作　法：

1. 高麗菜和韭菜切碎，高麗菜灑上鹽放軟後，瀝乾水分。
2. 大碗中放入豬絞肉，然後和 1 與調味料混合攪拌，取適量的餡料包進餃子皮內。
3. 平底鍋中熱油，將餃子煎熟後盛盤，沾醬料使用。

蔬菜番茄湯

材　料：

培根＆紅蘿蔔各 10g、馬鈴薯 50g、洋蔥＆綠花椰菜各 30g、番茄醬不足 1/2 大匙、番茄泥 1/2 小匙多、鹽 0.2g

高　湯：

水 120ml、高湯塊 1/4 個

作　法：

1. 培根切成短條狀，紅蘿蔔、馬鈴薯、洋蔥切成 1.5 ～ 2cm 的塊狀，浸水漂洗後瀝乾。綠花椰菜分成小朵，然後用熱水汆燙後瀝乾。
2. 鍋中放入培根後開火，炒到逼出油脂後，放入洋蔥、紅蘿蔔、馬鈴薯拌炒，再加入高湯汁 10 分鐘，接著加入調味料後煮熟，最後放入汆燙過的綠花椰菜即可完成。

蠔油炒青江菜

材　料：

青江菜 90g、紅蘿蔔 10g、植物油 3/4 小匙、芝麻油少許

調味料：

蠔油 1/3 小匙、薄鹽醬油 1/3 小匙、鹽 0.2g、胡椒粉少許

作　法：

1. 青江菜把梗跟葉子分開，個別縱切對半。
2. 紅蘿蔔切成菱形狀，稍微過水汆燙一下。
3. 平底鍋熱油後，放入青江菜的梗和紅蘿蔔拌炒，炒軟後加入葉子，再用調味料加以調味，最後淋上芝麻油即可完成。

冬粉蛋花湯

材　料：

雞蛋、蔥各 10g、冬粉（乾燥）2g、■雞粉 1/3 小匙、鹽 0.3g、太白粉少於 1/6 小匙

作　法：

鍋裡放入 90ml 的水和雞粉、鹽後煮滾，加入已用熱水泡開的冬粉和縱切四段的蔥，煮到蔥熟為止。煮滾時，倒入用一倍水溶化的太白粉水，煮到濃稠後加入蛋後關火。

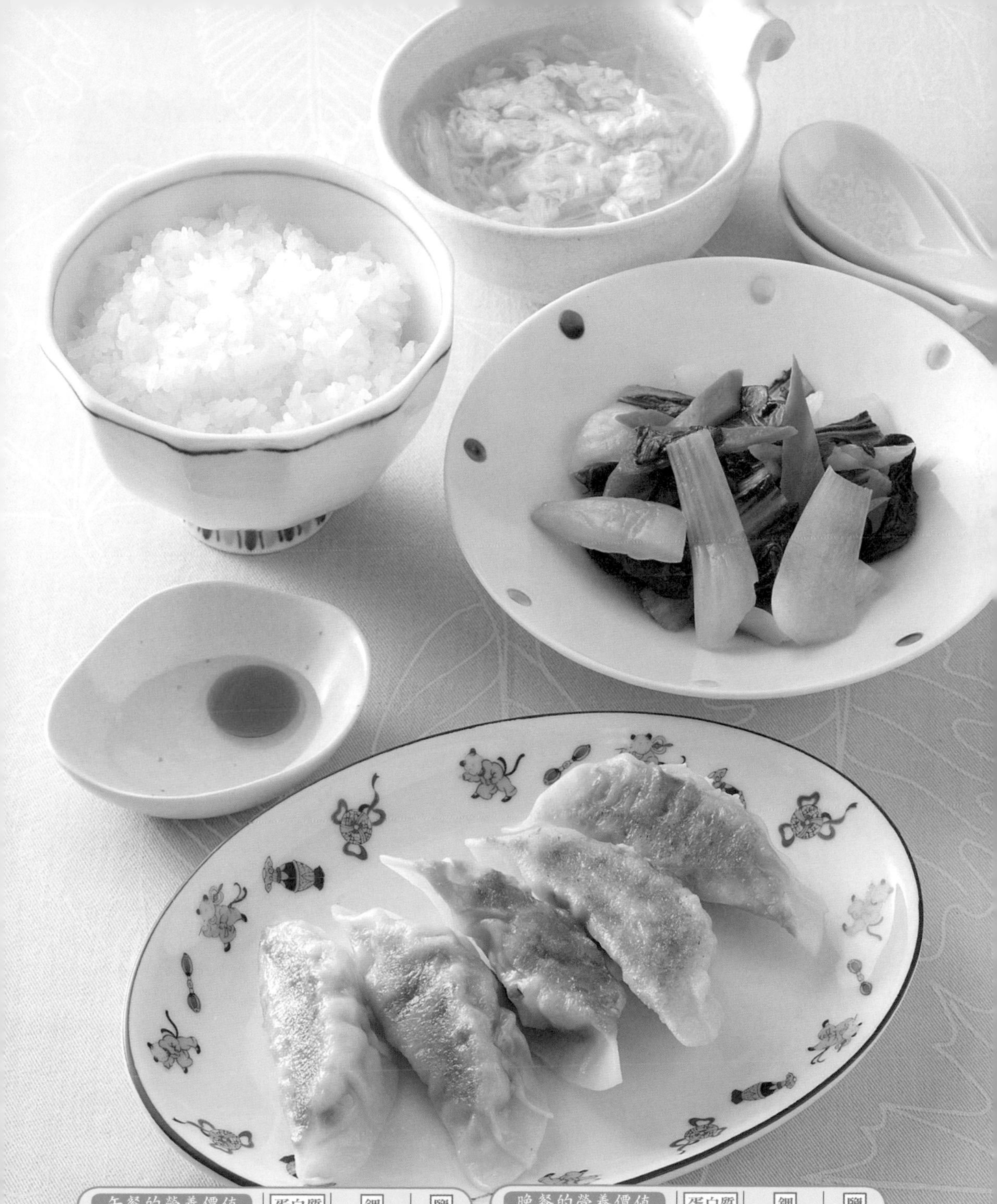

午餐的營養價值		蛋白質	鉀	鹽
50 50 40	609kcal	20.0g	835mg	2.7g
30	612kcal	11.2g	755mg	2.1g

晚餐的營養價值		蛋白質	鉀	鹽
50	726kcal	18.8g	712mg	2.2g
50 40 30	734kcal	14.5g	663mg	2.2g

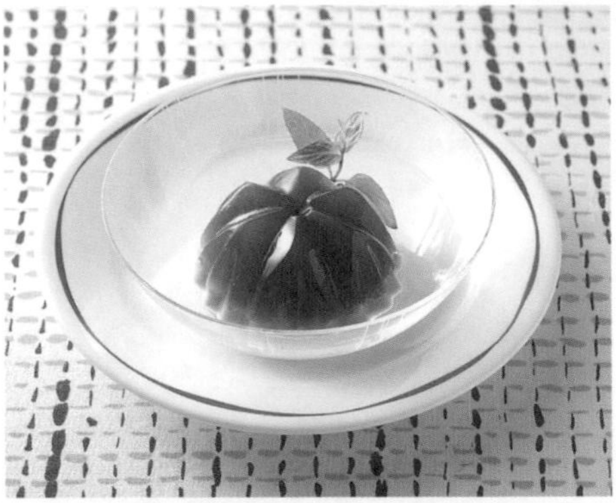

第 10 天的菜單

靈活運用量少，
但美味滿點的魚貝水煮罐頭。

第十天的營養價值	蛋白質	鉀	鹽
50 1823kcal	48.2g	2514mg	5.4g
50 1854kcal	50.0g	2425mg	6.2g
40 1797kcal	39.9g	2367mg	5.3g
30 1845kcal	31.3g	2310mg	4.9g

第 10 天 | 早餐（1 人份）

吐司

材　料：

吐司 80g➩30改■低蛋白鬆軟麵包 1 個（50g）
奶油 2 小匙 ➩50 的話就不要用

干貝白蘿蔔沙拉

材　料：

干貝（水煮罐頭）10g、白蘿蔔 70g、鹽 1 小搓（0.3g）、紅蘿蔔 10g、萵苣 15g、美乃滋 2.5 小匙、胡椒粉少許

作　法：

1. 白蘿蔔和紅蘿蔔切成細絲，白蘿蔔用鹽拌過，放軟後，瀝乾水分。紅蘿蔔浸水漂洗後，瀝乾水分。
2. 干貝和 1 用美乃滋、胡椒粉拌勻，最後放上萵苣就完成了。

水果類　蘋果汁 1 杯

紅茶雙色果凍

材　料：

紅茶（抽取液）1/2 杯、
■砂糖＆糖飴各 10g

調味料：

蜂蜜 1/4 小匙多、肉桂（粉）少許、吉利丁粉 2/3 小匙、鮮奶油 2 小匙

作　法：

1. 紅茶中加入砂糖及糖飴，攪拌融化後分成 2 份，一半加入鮮奶油和吉利丁粉，開火，煮滾後關火加入調味料，倒入模型中冷卻凝固。
2. 剩下的紅茶加入肉桂煮至融化後，倒在 1 上面冷卻凝固。最後可用薄荷葉加以裝飾。

早餐的營養價值		蛋白質	鉀	鹽
50 40	590kcal	12.5g	495mg	1.8g
50	535kcal	12.2g	363mg	1.7g
30	646kcal	5.5g	434mg	1.5g

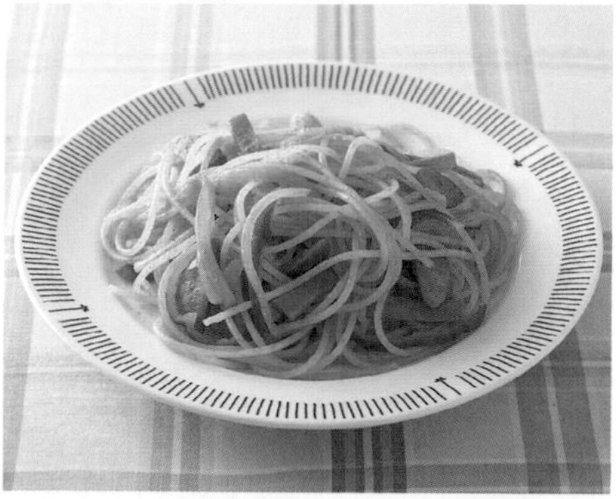

第10天｜午餐（1人份）

拿波里香腸義大利麵

材　料：

■低蛋白澱粉義大利麵100g、橄欖油3/4小匙、奶油2.5小匙、鑫鑫腸15g、洋蔥30g、青椒10g、紅蘿蔔5g

調味料：

番茄醬2大匙、番茄泥2大匙

作　法：

1. 義大利麵用熱水煮熟，拌上橄欖油。
2. 鑫鑫腸斜切成4mm厚度的片狀，洋蔥切片，青椒切絲，紅蘿蔔切成長條狀。
3. 平底鍋中放入奶油跟洋蔥，煮熟後再加入其他材料拌炒。蔬菜煮熟後加入1，再加入番茄醬和番茄泥調味。

這麼做可控制鉀攝取量

沙拉中的馬鈴薯和綠花椰菜如果事先汆燙的話，可減少鉀攝取量，而且葡萄柚換成橘子罐頭50g的話，則可以減少100mg的鉀攝取量。

什錦沙拉

材　料：

馬鈴薯40g、綠花椰菜30g、小黃瓜20g、萵苣10g、無油沙拉醬2小匙

作　法：

1. 馬鈴薯切成1.5cm塊狀後放入熱水汆燙，接著將水分瀝乾後，放涼。綠花椰菜分成小朵汆燙，取出後放涼。
2. 小黃瓜切成方塊狀。
3. 萵苣撕成一口大小鋪在容器上，混合1和2之後盛盤。最後淋上沙拉醬即可完成。

水果類　葡萄柚1/2顆（100g）

午餐的營養價值	蛋白質	鉀	鹽
50 50 40 30 643kcal	7.3g	897mg	2.2g

第10天｜晚餐（1人份）

■低蛋白越後米 180g⇨50 就用相同飯量的普通米飯、50 則再加上雞蛋跟豆腐（市售品）1 包（100g）

紙包土魠魚豆腐燒

材　料：

土魠魚 60g⇨50 50 則換成 80g、木棉豆腐 50g、鴻喜菇＆新鮮香菇各 20g、紅蘿蔔 20g、山芹菜 2～3 根（2g）

調味料：

鹽 0.2g、胡椒粉少許、■薄鹽醬油 2/3 小匙、芝麻油 1/2 小匙

作　法：

1. 土魠魚去除魚骨，豆腐切成兩塊，去除水分。
2. 鴻喜菇分小朵，香菇切薄片。紅蘿蔔切圓型薄片後，用模型壓成喜歡的形狀，山芹菜汆燙後打結。
3. 攤開烤盤紙，將土魠魚跟豆腐放入，裝飾上 2 的材料，灑上調味料，將紙的兩端封合密封，放入烤箱中或烤盤中烤 20 分鐘，直到食材熟透為止。

蟹肉燴大頭菜

材　料：

大頭菜 2 個（60g）、松葉蟹肉（水煮罐頭）10g⇨30 換成豌豆莢 3g 做成碗豆莢燴大頭菜

調味料：

■高湯粉 1/2 小匙、酒 3/5 小匙、砂糖 2/3 小匙、■薄鹽醬油 1/6 小匙、太白粉 2/3 小匙

作　法：

1. 大頭菜縱切成 4 等份放入鍋中，加水蓋過食材後，煮開，加入高湯粉、砂糖、酒、薄鹽醬油等，煮滾後轉小火直到熟透為止。
2. 加入蟹肉煮滾，再加入用一倍的水調和的太白粉水，煮到濃稠後即完成。

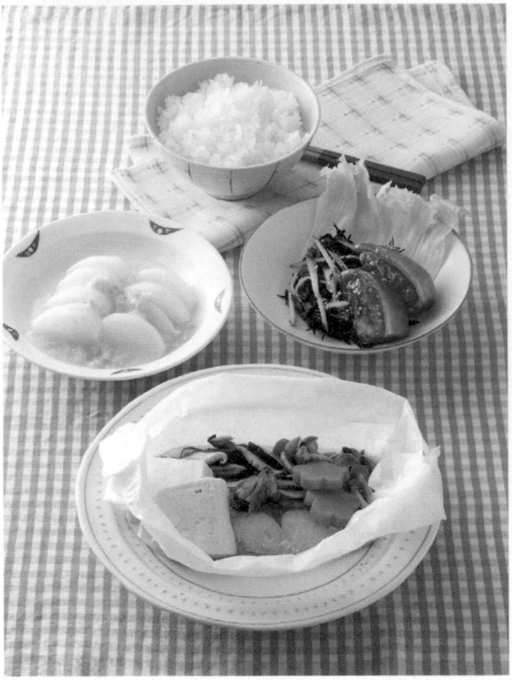

羊栖菜沙拉

材　料：

羊栖菜（乾燥）3g、小黃瓜 30g、番茄 20g、萵苣 10g

調味料：

醋 1 小匙、砂糖 2/3 小匙、芝麻油 1/4 小匙、炒過的芝麻 1/6 小匙、胡椒粉少許

作　法：

1. 羊栖菜用水泡開，汆燙後瀝乾水分。
2. 小黃瓜切絲。
3. 在大碗中混合調味料充分攪拌後，拌入 1 和 2。
4. 在鋪有萵苣的容器中放入 3，番茄切成半月型裝飾。

晚餐的營養價值		蛋白質	鉀	鹽
50	590kcal	28.4g	1122mg	1.4g
50	676kcal	30.5g	1165mg	2.3g
40	562kcal	20.1g	975mg	1.3g
30	556kcal	18.5g	979mg	1.2g

第 11 天的菜單

用油脂來補充熱量，
即使薄鹽也有令人滿足的美味。

第十一天的營養價值		蛋白質	鉀	鹽
50	1849kcal	48.6g	1716mg	5.4g
50	1883kcal	50.7g	1789mg	5.5g
40	1863kcal	40.0g	1618mg	5.4g
30	1851kcal	33.0g	1588mg	4.6g

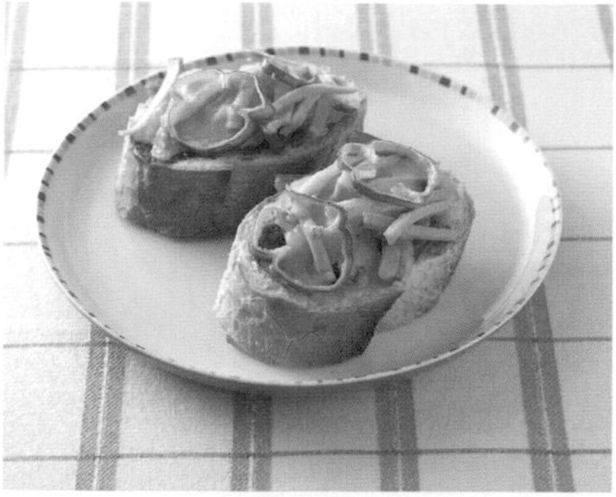

第 11 天 | 早餐（1 人份）

披薩吐司

➪ 30 換成義式烤麵包片（請參考照片）

材　料：

長棍麵包 2 片（60g）、奶油 1 小匙、番茄醬少於 2 小匙、火腿片 1 片（15g）、番茄 30g、青椒 10g、起司絲 17g

作　法：

在切片的長棍麵包其中一面塗上奶油和番茄醬，接著放上切片的番茄、火腿條、起司絲、和青椒輪圈切片，然後放入烤箱烤。

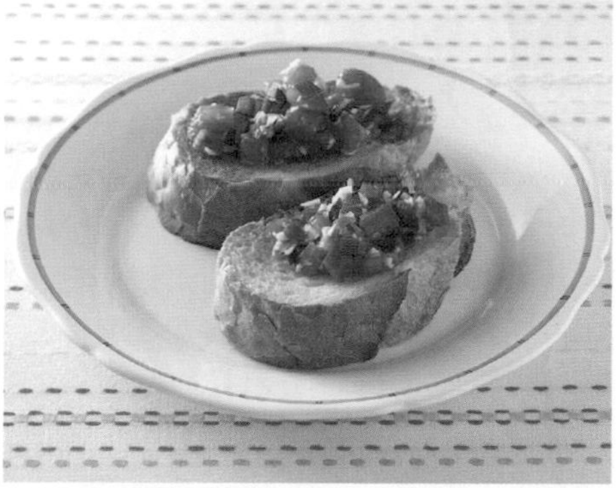

30 **義式烤麵包片** 2 片（60g）：切片的長棍麵包，在其中一面塗上 1 小匙奶油和少許的蒜泥。番茄 60g 切成塊狀後去籽，將洋蔥 5g 和羅勒 3g 切碎，和 2.5 小匙橄欖油、少許胡椒粉一起攪拌均勻後，塗在麵包上即完成。

生菜沙拉

材　料：

高麗菜 40g、小黃瓜 20g、西洋芹 15g、甜椒（黃）10g、千島醬 2 小匙

作　法：

將材料洗淨，高麗菜剝成片狀，小黃瓜、西洋芹切塊、甜椒切成細絲狀之後淋上千島醬即可完成。

水果類　奇異果 75g

甜點類　■寡糖果凍 1 包（100ml）

這麼做可控制鉀攝取量

將沙拉中的高麗菜事先汆燙一下，奇異果則換成50g的蘋果罐頭，如此一來，鉀攝取量就能減少246mg。

早餐的營養價值		蛋白質	鉀	鹽
50	541kcal	15.0g	682mg	2.3g
50	579kcal	18.1g	715mg	2.4g
40	541kcal	15.0g	682mg	2.3g
30	529kcal	8.0g	652mg	1.5g

第 11 天 | 午餐（1 人份）

■低蛋白越後米 180g
⇨50 就用相同飯量的普通米飯

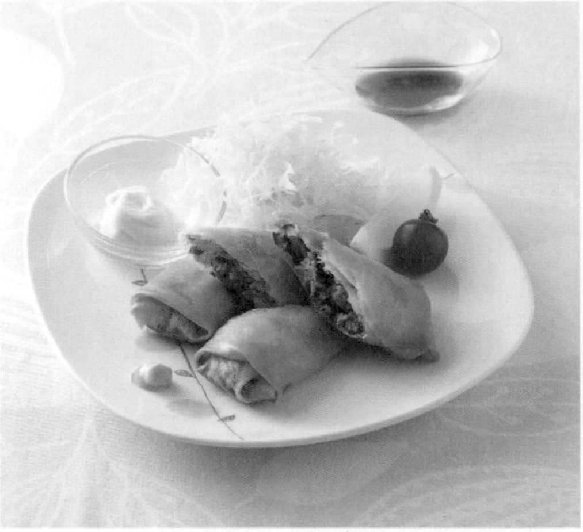

炸春捲

材　料：
春捲皮 2 張（20g）、豬絞肉 30g、竹筍（水煮）20g、韭菜 20g、紅蘿蔔 10g、乾香菇 1/4 朵、冬粉（乾燥）15g、芝麻油 1/2 小匙、太白粉 2/3 小匙、油炸油適量（吸收量 6g）、高麗菜絲 20g、小番茄 & 檸檬各 10g、美乃滋 2.5 小匙、芥末泥少許

調味料：
雞粉 1/4 小匙、酒 3/5 小匙、
■薄鹽醬油 2/3 小匙

沾　醬：
醋 2 小匙、■薄鹽醬油 1 小匙

作　法：
1. 竹筍和紅蘿蔔切絲，韭菜切成 4cm 長。
2. 香菇泡開後切薄片，冬粉用熱水汆燙，去除水分瀝乾，切成 3cm。
3. 平底鍋內倒入芝麻油加熱，接著翻炒至絞肉變色後，放入韭菜以外的食材拌炒，加入調味料來調味後，再加入韭菜。
4. 鍋中加入用一倍的水調開的太白粉水，變黏稠後放涼備用。
5. 餡料分成兩等份，用春捲皮包起來，放入熱油中油炸至金黃色。
6. 切成容易食用的大小後盛盤，加上美乃滋。將醋及薄鹽醬油拌勻後當沾醬使用。

海帶芽湯

材　料：
海帶芽（醃製品）5g、蔥 5g

高　湯：
水 90ml、■雞粉 1/4 小匙、鹽 1 小搓（0.3g）

作　法：
1. 將海帶芽泡軟。
2. 鍋內放入 90ml 的水和雞粉、鹽調味，煮滾之後放入海帶芽和蔥煮到蔥熟為止。

午餐的營養價值		蛋白質	鉀	鹽
50	673kcal	14.2g	414mg	2.2g
50 40 30	682kcal	9.9g	365mg	2.2g

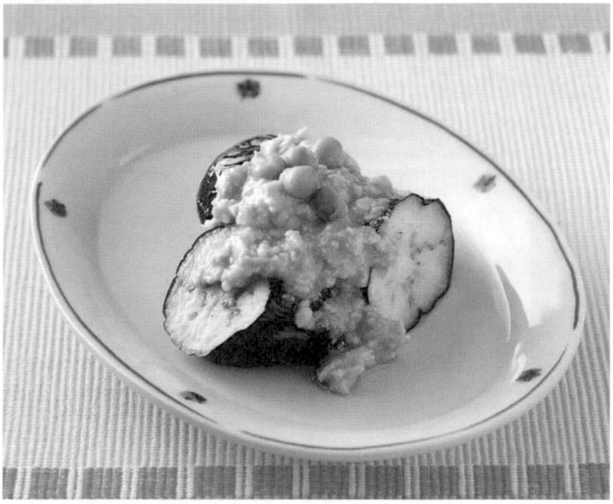

第 11 天 | 晚餐 (1 人份)

■低蛋白越後米 180g
➩50 就用相同飯量的普通米飯

香烤鮭魚佐蘿蔔泥

材　料：

新鮮鮭魚 40g➩50 換成 80g、蘿蔔泥 30g

調味料：

■薄鹽醬油 1/3 小匙、酸桔汁 2 小匙

作　法：

1. 鮭魚洗淨，擦乾水分，放入烤箱烤至熟後盛盤。
2. 在盤上疊上蘿蔔泥，淋上調味料即可完成。

甜點類　特製煎餅 20g➩50 則去除這項

晚餐的營養價值		蛋白質	鉀	鹽
50	635kcal	19.4g	620mg	1.9g
50	624kcal	22.7g	709mg	1.9g
40 30	642kcal	15.1g	571mg	1.9g

炸茄子佐肉味噌

材　料：

茄子 60g、油炸油適量（吸收量 6g）、豌豆（冷凍）3g

調味料：

■減鹽味噌 & 砂糖各 1 小匙、■薄鹽醬油 0.2g、味醂 1/6 小匙

作　法：

1. 將茄子切成 3 等份，用油炸至上色後撈起。
2. 熱鍋，放入絞肉和少許的水拌炒，等到絞肉變色後，加入調味料一起燉煮。
3. 將茄子盛盤，淋上 2，灑上燙過的豌豆即可完成。

秋葵拌柴魚片

材　料：

秋葵 50g、■高湯粉 1/4 小匙、■薄鹽醬油 1/2 小匙、柴魚少於 1 大匙

作　法：

1. 秋葵洗淨，汆燙熟，切除蒂頭，盛盤。
2. 高湯粉與薄鹽醬油拌勻，淋在秋葵上，再灑上柴魚片即可完成。

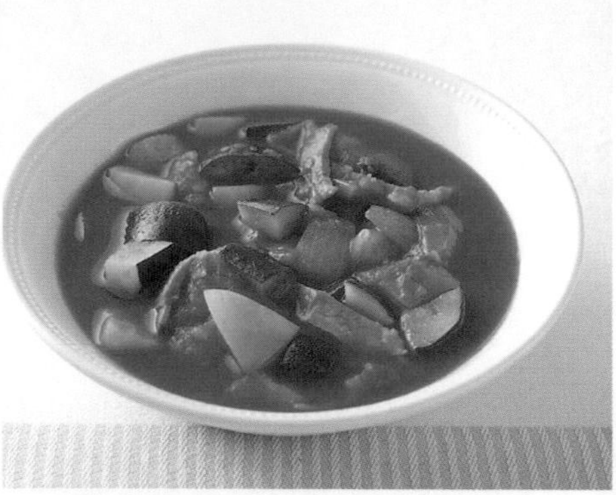

第 12 天的菜單

控制早餐的蛋白質攝取，
愉快享受晚上的日式料理。

第十二天的營養價值	蛋白質	鉀	鹽
50 1832kcal	48.3g	2635mg	5.9g
50 1877kcal	46.7g	2676mg	6.0g
40 1846kcal	39.7g	2536mg	5.9g
30 1816kcal	31.0g	2450mg	4.9g

第 12 天｜早餐（1 人份）

奶油麵包 2 個（80g）
➪ 30 改 ■ 低蛋白麵包 1 個（50g）。

果醬 2 小匙多 ➪ 30 加上奶油 2 小匙。

番茄燉蔬菜

材　料：

馬鈴薯 & 茄子各 30g、櫛瓜 & 洋蔥各 30g、甜椒（黃）10g、培根 10g、橄欖油 3/4 小匙

調味料：

高湯塊 1/4 個、番茄泥少於 1/2 大匙、番茄醬 1/2 大匙多、鹽 0.1g、胡椒粉少許

作　法：

1. 馬鈴薯切成 1.5cm 厚的扇狀，茄子切成同樣厚度的半月型，浸水漂洗。
2. 櫛瓜切成同樣的大小，洋蔥切成塊狀，甜椒隨意切塊。
3. 培根切成長方型薄片後和橄欖油一起放入鍋中，開火炒到出油後，依序放入洋蔥以及 1，櫛瓜炒軟後，加水 120ml 和調味料，約煮 15 分鐘即可完成。

水果賓治

材　料：

鳳梨罐頭 30g、奇異果 30g

糖　水：

■糖飴 30g、水 2 大匙、檸檬汁 2 小匙

作法：

1. 鳳梨、奇異果切丁。
2. 水加入糖飴、檸檬汁調成糖水，加入 1 即可完成。

果汁類　柳橙汁 1 杯

早餐的營養價值		蛋白質	鉀	鹽
50 50 40	658kcal	13.5g	1045mg	2.0g
30	643kcal	7.4g	976mg	1.4g

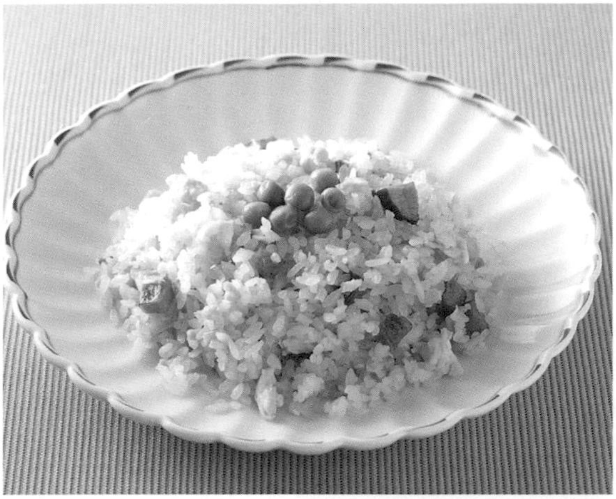

第12天｜午餐（1人份）

蛋炒飯

材　料：

■低蛋白越後米 180g
⇨50 就用相同飯量的普通米飯

雞蛋 15g⇨30則爲 25g
叉燒肉（市售品）20g⇨30則換成紅蘿蔔 10g
蔥 10g、植物油 1 又 1/4 小匙、芝麻油 3/4 小匙、豌豆（冷凍）3g

調味料：

■薄鹽醬油 1/3 小匙、鹽 1 小搓（0.4g）、雞粉 0.4g、胡椒粉少許

作　法：

1. 將雞蛋打散。
2. 叉燒肉（30則是紅蘿蔔）切成 1cm 大小塊狀，蔥切成粗丁狀。
3. 平底鍋內放油熱鍋，將材料 2 炒到出香味。
4. 熱鍋中倒入蛋液，放上白飯，迅速混合拌炒。加入 3 後再繼續拌炒，用調味料加以調味，淋上芝麻油。盛盤後，放上汆燙過的豌豆點綴即完成。

餛飩湯

材　料：

餛飩皮 5 片（18g）、雞絞肉 10g、洋蔥切丁 20g、菠菜 20g

高　湯：

水 100 ～ 120ml、雞粉 0.3g、■薄鹽醬油 1/3 小匙、鹽 1 小搓（0.3g）

作　法：

1. 絞肉和洋蔥攪拌至產生黏性，餡料分成五等份後用餛飩皮包起來。
2. 菠菜汆燙後瀝乾，切成 4cm 左右長度。
3. 將煮湯的材料放入鍋中一起煮滾，將 1 逐個分別放入，等到浮起來以後，灑上菠菜即可完成。

水果類　哈密瓜 100g

午餐的營養價值		蛋白質	鉀	鹽
50	620kcal	16.1g	718mg	1.9g
50 40	627kcal	11.8g	669mg	1.9g
30	612kcal	9.2g	651mg	1.5g

第12天｜晚餐（1人份）

■低蛋白越後米 180g
⇨50 就用相同飯量的普通米飯

海膽鱈魚燒

材　料：

新鮮鱈魚 40g⇨ 50 則爲 80g、鹽 0.1g

調味料：

海膽泥 1/2 小匙、酒＆味醂各 1/6 小匙、甜蠶豆（市售品）2 個（20g）

作　法：

1. 調味料放入耐熱容器中充分攪拌，用微波爐（500W）加熱 20 秒，再一次充分攪拌至濃稠狀。
2. 鱈魚灑上鹽，放在烤箱中烤，烤熟後抹上 1，再一次烤到表面焦黃。
3. 盛盤後以甜蠶豆點綴。

金平牛蒡

材　料：

牛蒡 40g、紅蘿蔔 15g、植物油＆芝麻油各 1/4 小匙、紅辣椒切丁少許

調味料：

砂糖 1/2 小匙、■薄鹽醬油 3/4 小匙、■高湯粉 1/4 小匙、味醂 1/6 小匙

作　法：

1. 牛蒡和紅蘿蔔切成 4 ～ 5cm 左右細絲，用水漂洗，仔細瀝乾。
2. 鍋中熱油，加入牛蒡拌炒，炒軟後加入紅蘿蔔混合拌炒，加入調味料煮滾，加上紅辣椒丁，淋上芝麻油。

冬蔥佐醋味噌

材　料：

冬蔥 50g 、海帶芽（醃製）5g

調味料：

■減鹽味噌＆砂糖各 1 小匙 、醋 1/2 小匙、芥末泥少許

作　法：

1. 冬蔥用熱水汆燙去除黏液，切成 4cm 左右長度。海帶芽過水後瀝乾，切成容易食用的大小，和冬蔥一起盛盤。
2. 在耐熱容器中放入芥末泥及其他調味料，用微波爐（500W）加熱 20 秒，加入芥末泥充分攪拌，淋在 1 上面就完成了。

山藥佐醋芥末

材　料：

山藥 70g、海苔細絲 1/3 片（1g）

調味料：

■薄鹽柚子醋 1 小匙、芥茉泥少於 1/2 小匙

作　法：

1. 山藥切成細絲後盛盤。將調味料混合，淋在山藥上，灑上海苔絲即可完成。

晚餐的營養價值		蛋白質	鉀	鹽
50	554kcal	18.6g	872mg	2.0g
50	592kcal	21.4g	963mg	2.1g
40 30	561kcal	14.3g	823mg	2.0g

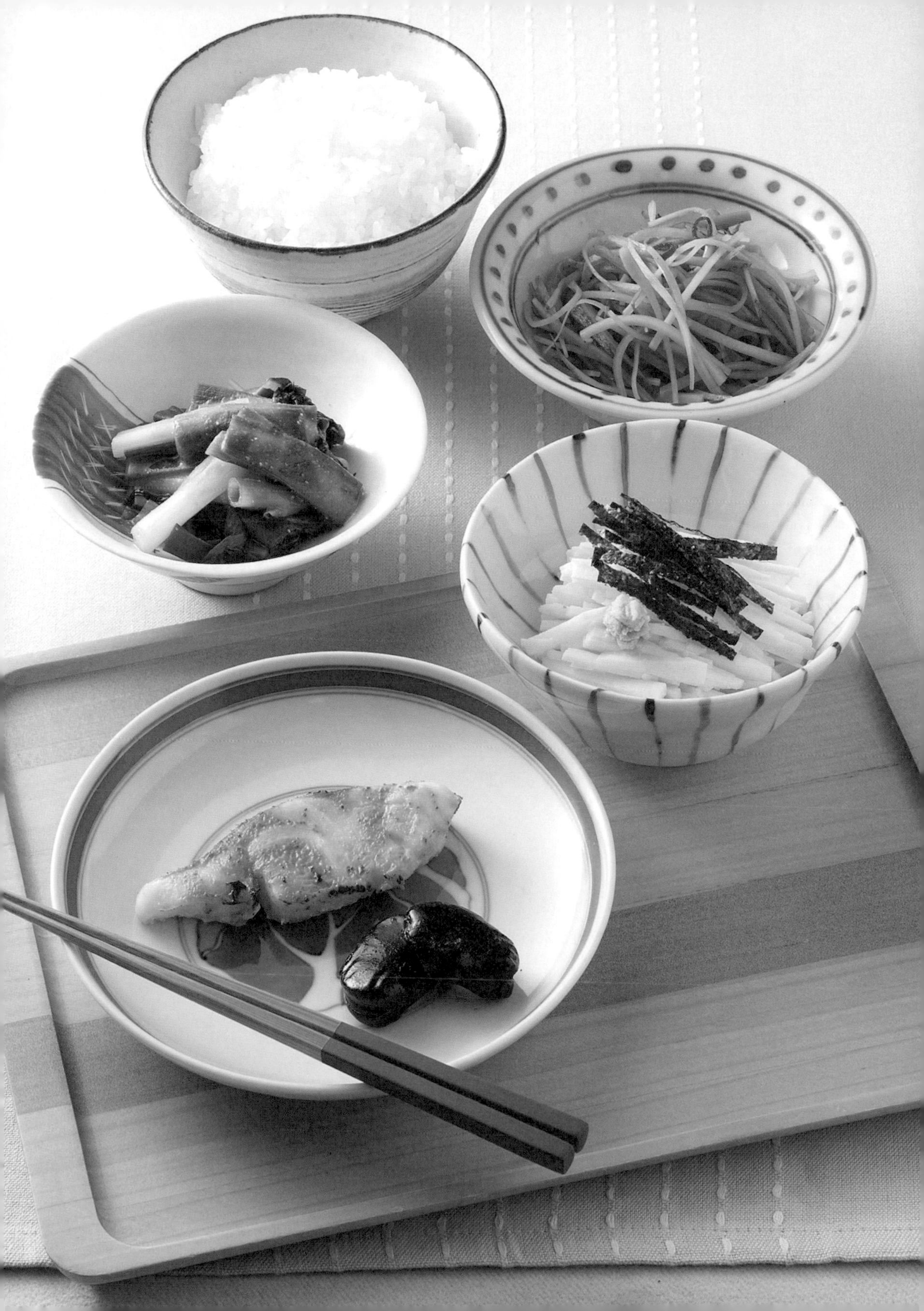

第 13 天的菜單

不論午餐或晚餐，
都有充滿膳食纖維的根莖類及薯類。

第十三天的營養價值	蛋白質	鉀	鹽
50 1864kcal	47.9g	2344mg	5.2g
50 1840kcal	48.3g	2410mg	5.3g
40 1876kcal	39.3g	2279mg	5.2g
30 1878kcal	39.4g	1951mg	4.8g

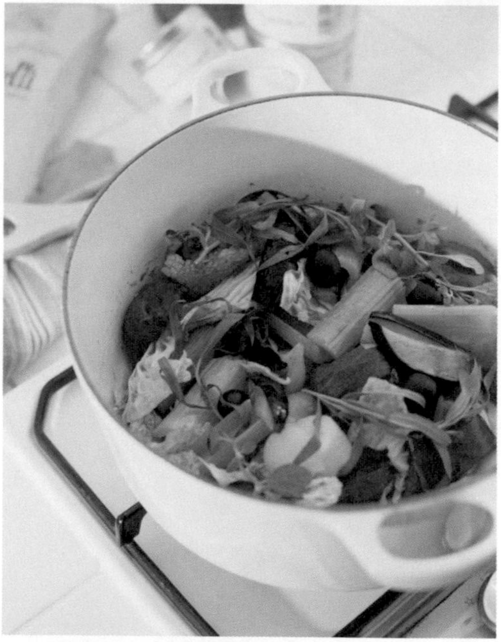

第 13 天 | 早餐（1 人份）

玉米片

材　料：

玉米片 50g、牛奶 1 杯

⇨ 30 則換成吐司

（■低蛋白越後吐司 100g＋奶油 2 小匙）

蒸蔬菜沙拉

材　料：

南瓜 40g、秋葵 20g、綠蘆筍 30g、美乃滋 1 又 1/4 大匙、大頭菜 30g、芥末醬 1 小匙

作　法：

1. 南瓜切成 7 ～ 8mm 厚，蘆筍長度對切，大頭菜切成片狀，秋葵摘掉蒂頭。
2. 把 1 放入耐熱容器中，蓋上保鮮膜，微波（500W）加熱 2 分鐘。
3. 在美乃滋中拌入芥末醬，淋在 2 上面即可完成。

咖啡

材　料：

咖啡（抽取液）3/4 杯 、■糖飴 30g⇨ 50 則去除這項

水果類　香蕉 1 小條（100g）

早餐的營養價值		蛋白質	鉀	鹽
50 40	707kcal	14.7g	1207mg	1.8g
50	591kcal	14.7g	1207mg	1.8g
30	709kcal	4.8g	879mg	1.4g

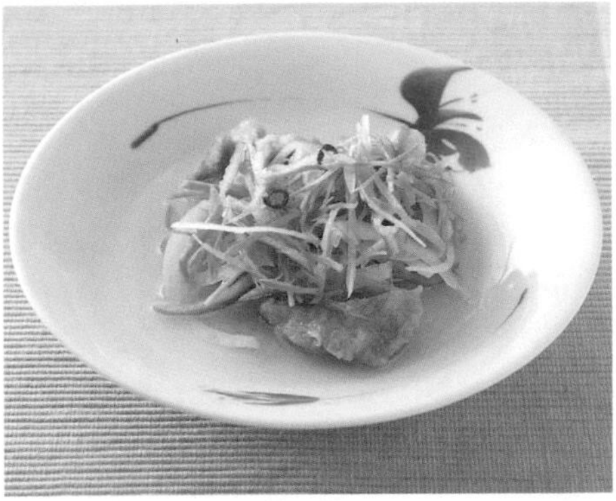

第13天｜午餐（1人份）

■低蛋白越後米 180g
➪50 就用相同飯量的普通米飯

南蠻醬燒雞

材　料：

去皮雞腿肉 40g➪50 改爲 70g、洋蔥 20g 紅蘿蔔＆青椒各 10g、醋 1 又 1/3 大匙、芝麻油不足 1/6 小匙、紅辣椒丁少許、麵粉 1 小匙、油炸油適量（吸收量 5g）

調味料：

■薄鹽醬油 1/2 小匙、砂糖 1 小匙、鹽 0.1g

作　法：

1. 在雞肉厚的部分劃刀，將雞肉厚度切到一致。
2. 洋蔥切薄片，紅蘿蔔和青椒切絲。
3. 把調味料放入鍋中混合煮滾，加入砂糖融化後，加入芝麻油、紅辣椒丁。倒入容器中加入 2 的材料。
4. 把雞肉裹上麵粉，用中溫油炸到金黃，用 3 的南蠻醬汁醃製至入味。
5. 雞肉切成容易食用的大小後盛盤，蔬菜也淋上南蠻醬汁就完成了。

烤茄子

材　料：

茄子 1 個（60g）、薑泥少許、柴魚 1 大匙、■薄鹽柚子醋 1 小匙

雜燴湯

材　料：

白蘿蔔 20g、芋頭＆紅蘿蔔＆蔥各 10g、芝麻油 1/4 小匙、嫩豆腐 10g、■薄鹽醬油少於 1/3 小匙、鹽 0.2g、柚子皮少許

調味料：

水 90ml、高湯粉 1/2 小匙

作　法：

1. 白蘿蔔切成 4cm 的扇狀，紅蘿蔔切成薄扇狀。芋頭切成 2cm 厚，以上食材都用熱水汆燙後，取出放至篩子備用。
2. 把芝麻油倒入鍋中加熱加入 1 拌炒，將調味料混合後倒入，蔬菜煮熟後，加入豆腐，然後再稍微烹煮一下，用薄鹽醬油及鹽加以調味。
3. 蔥切丁灑在上面，接著再稍微煮一下後盛盤，將柚子皮灑在料理上即可完成。

點心類　圓型腎臟病患者用餅乾 1 包（2 片）

午餐的營養價值		蛋白質	鉀	鹽
50	595kcal	15.7g	605mg	1.0g
50	638kcal	17.1g	657mg	1.1g
40 30	603kcal	11.4g	555mg	1.0g

第 13 天｜晚餐（1 人份）

■低蛋白越後米 180g
➪50 就用相同飯量的普通米飯
■減鹽海苔醬 8g

高麗菜蟹肉烘蛋

材　料：

雞蛋 1 個（50g）➪ 50 則爲 75g、蟹肉（水煮罐頭）20g、高麗菜 10g➪ 50 則為 30g
乾香菇 1/2 朵、鹽 1 小搓（0.3g）、胡椒粉少許、植物油 1 又 1/4 小匙、醋少於 1/2 小匙、豌豆（冷凍）5g、太白粉 & 水各 1/6 小匙

調味料：

■薄鹽醬油 1/4 小匙、■高湯粉 1/2 小匙、砂糖 1/3 小匙

作　法：

1. 高麗菜切成 1cm 寬，香菇泡開後切成薄片。
2. 把蛋放在碗中打散，加入 1 和蟹黃、鹽、胡椒粉調味後充分攪拌。
3. 以平底鍋熱油，倒入 2 煎煮成半熟狀，翻面後再煎一下後盛盤。
4. 鍋中放入調味料充分拌炒，煮滾後加入醋，加入太白粉和水後，煮成濃稠狀。
5. 在 3 的蟹肉烘蛋淋上 4 的芡汁，灑上汆燙後的豌豆就完成了。

筑前煮

材　料：

牛蒡 40g、紅蘿蔔 25g、蒟蒻 30g、乾香菇 1 朵、植物油 1/2 小匙、碗豆莢 5g

調味料：

■薄鹽醬油 1 小匙、砂糖 & 味醂各 1/3 小匙、■高湯粉 1/2 小匙

作　法：

1. 牛蒡、紅蘿蔔隨意切塊，浸水漂洗。蒟蒻切成薄片後汆燙。香菇泡開後切成 4 等份。
2. 鍋中熱油，依序加入牛蒡、蒟蒻、香菇、紅蘿蔔拌炒，慢慢加水燉煮一會。煮滾後去除浮泡，加入調味料繼續煮到入味。
3. 盛盤後加上汆燙後的豌豆莢即可完成。

小黃瓜海蜇皮拌梅肉

材　料：

小黃瓜 1/2 條（50g）、鹽 0.2g、海蜇皮（發泡後）10g

調味料：

■薄鹽梅子乾（鹽分 8%）5g、■薄鹽醬油 0.2g、味醂 1/6 小匙

作　法：

1. 小黃瓜縱切對半，斜切成薄片，抓鹽去除水分。
2. 海蜇皮用熱水汆燙，切成容易入口的大小。
3. 調味料加在一起充分攪拌，和 1 與 2 拌勻後盛盤。

晚餐的營養價值		蛋白質	鉀	鹽
50	559kcal	17.5g	532mg	2.4g
50	609kcal	16.5g	555mg	2.5g
40 30	566kcal	13.2g	517mg	2.4g

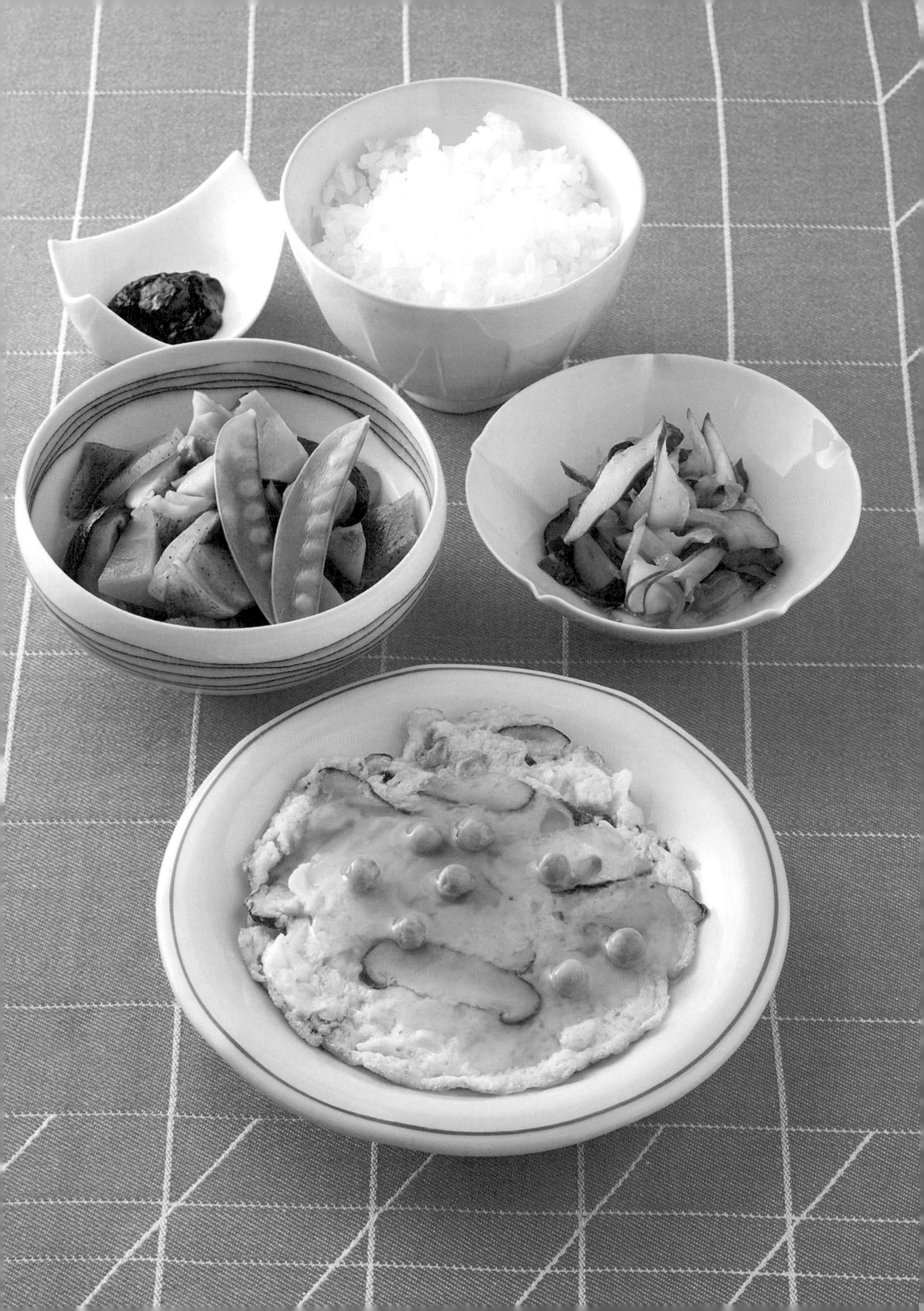

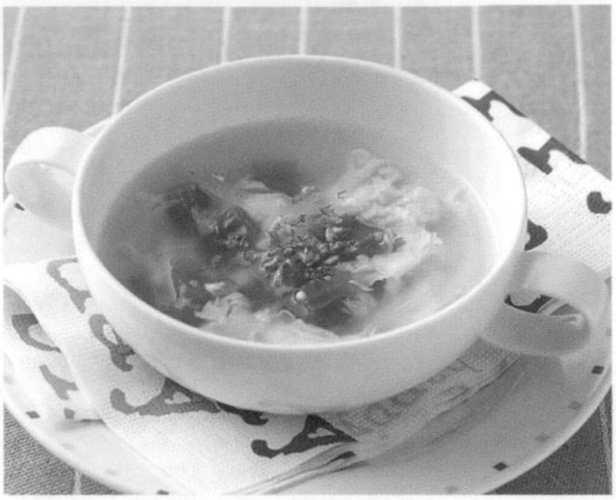

第 14 天的菜單

午餐是清爽的散壽司，
晚上是香氣濃郁的法式魚貝類料理

第十四天的營養價值		蛋白質	鉀	鹽
50	1806kcal	50.3g	2096mg	5.4g
50	1839kcal	49.4g	2121mg	5.2g
40	1828kcal	40.1g	1860mg	5.6g
30	1855kcal	29.3g	1808mg	5.0g

第 14 天｜早餐 (1 人份)

法國麵包 80g
➩ 30 改■低蛋白越後吐司 2 片（100g）
奶油 2 小匙、果醬 2 小匙多

番茄蛋花湯

材　料：

番茄 20g、洋蔥 10g、雞蛋 1/4 大個（15g）、切碎的巴西利 1 小匙

高　湯：

水 90ml、高湯塊 1/4 個、鹽 0.2g

作　法：

1. 番茄去除皮跟籽，切成 1cm 丁狀，洋蔥切薄片。
2. 先將鍋中的湯煮滾，加入 1 和洋蔥後煮到軟。
3. 蛋打散倒入，等蛋花浮上來後關火。裝碗後灑上巴西利。

早餐的營養價值		蛋白質	鉀	鹽
50 50 40	559kcal	14.7g	560mg	2.5g
30	603kcal	7.7g	489mg	2.0g

菠菜沙拉

材　料：

菠菜（生食用）40g、培根 10g、洋蔥 20g、■薄鹽沙拉醬 1 包（10ml）

作　法：

1. 菠菜洗淨、瀝乾後，切成容易食用的大小。
2. 培根切成短條狀，煎脆出油之後，用吸油紙去除油分。
3. 洋蔥切薄片，用水漂洗、瀝乾。
4. 將 1 ～ 3 混合後盛盤，淋上沙拉醬即可完成。

咖啡果凍

材　料：

吉利丁粉 2/3 小匙、水 1 大匙、即溶咖啡（粉）1/2 小匙、熱水 1/2 杯、砂糖 1 大匙多、■糖飴 20g、奶油球 1/2 大匙多

作　法：

1. 用水泡開吉利丁粉。
2. 鍋裡加水煮開，放入咖啡粉融化後，加入砂糖和糖飴。加入 1，煮至吉利丁融化。
3. 倒至容器中冷卻後，放入冰箱中冷藏凝固。
4. 食用時，將咖啡凍淋上奶油。

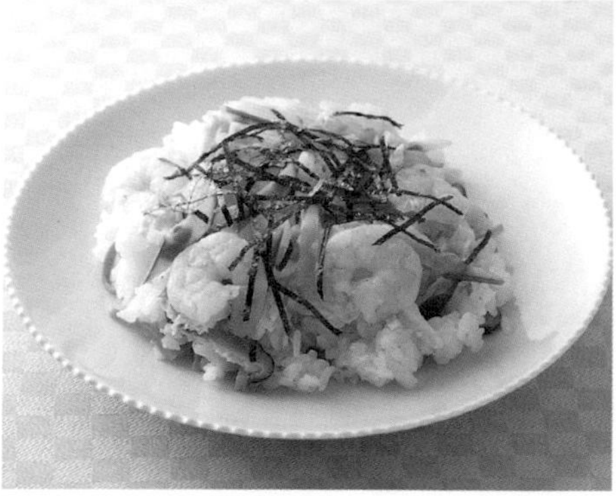

第 14 天 | 午餐 (1 人份)

散壽司

材　料：

■低蛋白越後米 180g
➪50 就用相同飯量的普通米飯

蝦子（帶殼）20g➪30則去除這項
蓮藕 20g、紅蘿蔔 10g、乾香菇 1/2 朵、雞蛋 1/3 個、植物油 3/4 小匙、豌豆莢 2g、海苔細絲 1/3 片（1g）

壽司醋：

醋少於 1/2 大匙、砂糖 2 小匙、鹽 0.3g

調味料：

高湯粉 1/2 小匙、■薄鹽醬油 2/3 小匙、砂糖 1 小匙、

作　法：

1. 壽司醋的材料放入耐熱容器中，用微波爐加熱待砂糖融化後放冷。灑在熱飯上，充分攪拌。
2. 帶殼蝦子去除腸泥後先汆燙一下，放在汆燙的水中待冷卻後剝蝦殼。
3. 蓮藕切成薄扇狀，用水漂洗。紅蘿蔔切成細絲，香菇泡開切成薄片。
4. 將 3 的材料放入鍋中，慢慢加水和調味料，煮到湯汁收乾後放冷。
5. 蛋打散，在塗上油的平底鍋中倒入薄薄一層蛋液煎熟，冷卻後切成蛋絲備用。
6. 豌豆莢用熱水汆燙，瀝乾水分待放冷後斜切成絲。
7. 將 1 的醋飯和 4 混合在一起後盛盤，灑上 5、6、蝦子，最後再用海苔絲裝飾即可完成。

烤麩鴻喜菇湯

材　料：

烤麩 2g、鴻喜菇 10g、■薄鹽醬油 1/4 小匙多、鹽 0.2g、山芹菜 2g、柚子皮 1g

高　湯：

水 90ml、■高湯粉 1/2 小匙

作　法：

1. 烤麩切成薄片，鴻喜菇分成小朵。
2. 高湯煮開後加入 1 繼續煮一會，再用薄鹽醬油和鹽加以調味。
3. 盛盤，灑上燙過的山芹菜和柚子皮。

燙小松菜

材　料：

小松菜 70g、柴魚 1 大匙多

高　湯：

水 1/2 小匙、■高湯粉 1/2 小匙、■薄鹽醬油 1/2 小匙

作　法：

1. 小松菜用熱水汆燙後去除水分瀝乾，切成 4cm 備用。
2. 高湯和薄鹽醬油混合，淋在小松菜上，稍微瀝乾後盛盤，灑上柴魚片裝飾就完成了。

水果類　蘋果 75g

午餐的營養價值		蛋白質	鉀	鹽
50	504kcal	15.1g	792mg	1.4g
50 40	512kcal	10.8g	743mg	1.4g
30	495kcal	7.0g	691mg	1.3g

第 14 天｜晚餐（1 人份）

■低蛋白鬆軟麵包 2 個（100g）
➪50 就則換成牛角麵包 1 個（60g）

干貝奶油燒

➪50 則改爲 60g、50 則改爲 80g 的鯛魚，改煮鯛魚奶油燒。

材　料：

干貝 3 個（60g）、胡椒粉少許、綠蘆筍 1 根（20g）、橄欖油 1 又 2/3 小匙、奶油 2 小匙、馬鈴薯 30g、炸油適量（吸收量 3g）、檸檬薄狀 1 片、巴西利少許

作　法：

1. 干貝灑上胡椒粉。
2. 綠蘆筍剝掉根部的皮，將其對半切，用熱水汆燙。
3. 馬鈴薯切成粗條狀，用中溫的油炸脆。
4. 2/3 小匙的橄欖油倒入平底鍋中加熱，放入綠蘆筍拌炒，再加入 1 小匙的奶油，灑點胡椒後即可盛盤。
5. 在平底鍋中加入剩下的橄欖油，放入干貝後用大火將兩面煎至金黃色。轉小火加入剩下的奶油，裝入 4 的盤中。最後加上 3 的炸馬鈴薯、檸檬、巴西利即可完成。

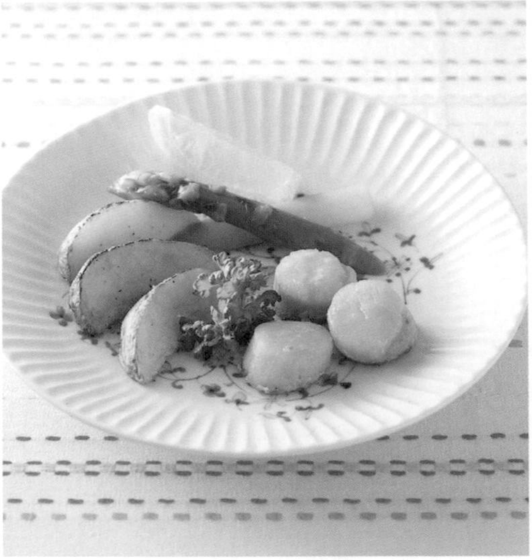

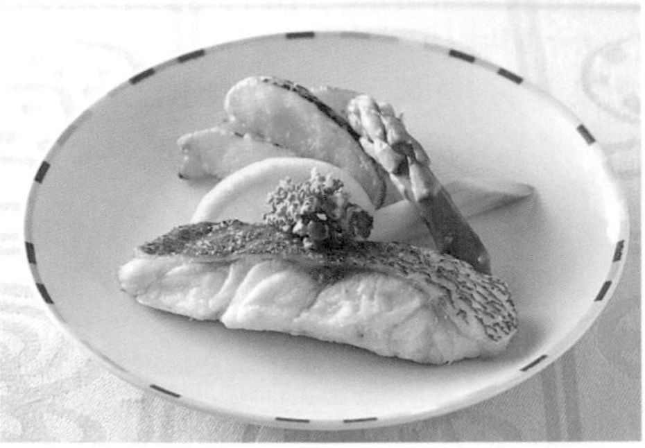

50 50 **鯛魚奶油燒**：在鯛魚灑上胡椒，和干貝一樣用橄欖油煎熟，最後將奶油溶化。混合的部分跟干貝奶油燒一樣。

牛蒡沙拉

材　料：

牛蒡 40g、紅蘿蔔 10g、沙拉菜 1/2 片（7g）

調味料：

美乃滋 2.5 小匙、■薄鹽醬油 1/2 小匙

作　法：

1. 牛蒡切絲，用水漂洗，汆燙至喜歡的軟硬度後瀝乾。紅蘿蔔切絲稍微汆燙後瀝乾。
2. 將調味料混合後和 1 攪拌在一起，盛在鋪有沙拉葉的盤子中。

檸檬茶

材　料：

紅茶（抽取液）3/4 杯、■糖飴 2 小包（26g）
➪50 則去除這項、檸檬薄片 1 片

晚餐的營養價值		蛋白質	鉀	鹽
50	743kcal	20.5g	744mg	1.5g
50	768kcal	23.9g	818mg	1.3g
40 30	757kcal	14.6g	628mg	1.7g

索引

分類	熱量（kcal）	蛋白質（g）	鉀（mg）	鹽分（g）
雞肉咖哩（P142）				
50 50 40	278	12.3	623	2.3
南蠻醬燒雞（P167）				
50 40 30	140	8.3	223	0.4
50	175	13.9	325	0.5
回鍋肉（辣味噌炒豬肉蔬菜）（P144）				
50 40 30	158	9.2	344	1.1
50	188	12.4	395	1.1
燉牛肉（P152）				
50 40 30	276	10.4	532	2.0
50	324	14.0	592	2.0

●主菜／魚

分類	熱量（kcal）	蛋白質（g）	鉀（mg）	鹽分（g）
炸竹筴魚（P129）				
50 40 30	154	13.0	300	0.2
50	190	19.2	411	0.3
鹽烤竹筴魚（P153）				
50	75	12.5	236	0.5
烤旗魚蔬菜（P131）				
50 40 30	112	8.7	317	0.3
50	169	16.0	489	0.4
柚香土魠魚（P141）				
50 40 30	90	8.5	265	0.3
50	161	16.6	461	0.4
紙包土魠魚豆腐燒（P158）				
40 30	178	16.8	561	0.6
50 50	213	20.8	659	0.7
香烤金目鯛（P145）				
50 40	68	7.2	190	0.1
50	132	14.4	322	0.1
半烤鮪魚和香味蔬菜沙拉（P148）				
50 40	192	23.2	597	0.7
50	155	14.6	437	0.7
鮪魚酪梨沙拉（P148）				
30	207	11.1	624	0.7
燒烤鮭魚西京漬（P150）				
	63	8.4	140	0.7
香烤鮭魚佐蘿蔔泥（P161）				
50 40 30	90	8.1	224	0.2
50	172	15.9	364	0.3
海膽鱈魚燒（P164）				
50	118	16.0	308	0.6
50 40 30	87	9.0	168	0.5
鯛魚奶油燒（P172）				
50	305	18.5	570	0.2
50	266	14.2	476	0.2
干貝奶油燒（P172）				
40 30	193	9.2	380	0.6
干貝白蘿蔔沙拉（P156）				
	98	2.5	245	0.6

●主菜／豆

分類	熱量（kcal）	蛋白質（g）	鉀（mg）	鹽分（g）
番茄燉煮雞肉高麗菜（P132）				
30	133	8.3	314	1.1
羊栖菜炒煮大豆（P134）				
	72	3.6	278	0.4
什錦豆（P153）				
40 50	66	3.5	397	0.7
秋葵納豆（P137）				
50	107	9.2	349	0.2
50 40 30	63	5.5	236	0.2
炸豆腐（P139）				
50 40 30	193	7.1	275	0.5
50	264	10.4	347	0.5
炒豆腐渣（P150）				
	65	2.7	174	0.2
豆子咖哩（P142）				
30	305	7.7	628	2.2

●主菜／蛋

分類	熱量（kcal）	蛋白質（g）	鉀（mg）	鹽分（g）
茶碗蒸（P145）				
	84	7.3	143	1.2
溫蔬菜佐水波蛋（P151）				
40 50	203	10.0	401	0.9
50	184	10.0	401	0.8
30	（※）107	3.9	336	0.6
高麗菜蟹肉烘蛋（P168）				
50	195	13.4	195	1.1
50 40 30	152	10.1	122	1.0
雞蛋豆腐（P158）				
50	79	6.4	92	0.9

※ 只有溫蔬菜的數據

索引 1 食譜營養價值參考

營養數據為 1 人份。頁數為記載食材份量的頁數，並個別計算蛋白質、鉀、鈉與熱量。
若沒有超過或不足的話，則可以交換料理互相搭配。

50 為每天蛋白質指示量 50g 的情形　30 為每天蛋白質指示量 30g 的情形
40 為每天蛋白質指示量 40g 的情形　[50] 為 50 但主食為普通食品的情形

※ 沒有標示的話為 30 40 [50] 50 的共同菜單

●主食菜單

分類	熱量（kcal）	蛋白質（g）	鉀（mg）	鹽分（g）
天婦羅蒿麥麵（P135）				
50 40	622	14.5	529	2.8
[50]	607	20.6	598	2.7
30	603	10.8	483	2.7
飯糰（P137）				
50 40 30	323	1.1	40	0.1
[50]	315	5.4	89	0.1
蛋炒飯（P163）				
50 40	448	6.3	106	1.3
[50]	441	10.6	155	1.3
30	433	3.7	88	0.9
散壽司（P171）				
50 40	445	7.7	247	0.9
[50]	437	12.0	297	0.9
30	427	3.9	195	0.7
鮪魚高麗菜熱三明治（P138）				
[50] 50 40	417	13.8	215	1.6
30	473	6.9	154	1.2
滿福堡（P146）				
[50] 50 40	541	15.2	333	2.3
30	600	8.5	258	1.2
肉桂吐司（P151）				
[50] 50 40	256	5.7	71	0.9
30	365	0.6	30	0.9
法式吐司（P154）				
[50] 50 40	448	15.7	282	1.6
30	451	6.9	202	1.0
吐司（P127）				
40 [50]	298	7.5	91	1.2
50	238	7.5	89	1.0
30	（※）267	2.0	30	0.5
披薩吐司（P159）				
40 50 [50]	318	13.2	249	1.9
義式烤麵包片（P159）				
30	305	6.2	219	1.1
香菇義大利麵（P147）				
	467	4.8	370	1.3
拿波里香腸義大利麵（P157）				
	557	4.1	425	1.6
玉米片（P166）				
[50] 50 40	325	10.5	348	1.3

※ 吐司改低蛋白鬆軟麵包 1 個（50g）

●主食／肉

分類	熱量（kcal）	蛋白質（g）	鉀（mg）	鹽分（g）
炒火腿蔬菜（P127）				
	101	4.5	261	0.7
麻婆冬粉（P128）				
40 30	170	4.5	148	1.1
煎餃（P154）				
	360	13.2	347	0.7
炸春捲（P160）				
	366	9.4	352	1.4
青椒肉絲（P128）				
[50] 50	168	9.2	218	1.1
番茄燉煮雞肉高麗菜（P132）				
40 [50]	121	11.2	467	0.9
50	150	15.9	552	1.0
香草烤雞（P136）				
[50] 40 30	128	8.0	213	0.4
50	197	19.3	417	0.5

↗

●香菇 & 海草 & 蒟蒻

料理名／分類	頁數	熱量（kcal）	蛋白質（g）	鉀（mg）	鹽分（g）
蒜煎香菇	131	73	3.2	373	0.2
香蒸香菇 30	145	82	3.4	356	0.2
海帶芽櫻桃蘿蔔沙拉	147	28	0.6	147	0.3
羊栖菜沙拉	158	41	1.1	284	0.4
醬燒蒟蒻 30	153	49	1.0	36	0.4

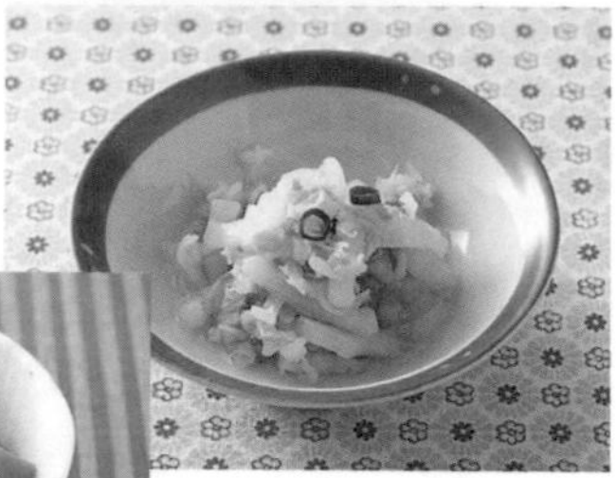

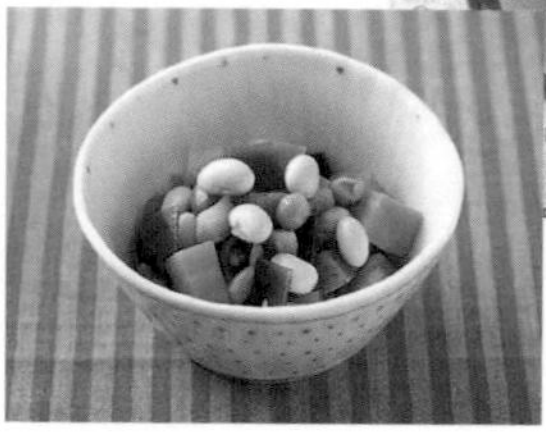

●飲料 & 甜點

料理名／分類	頁數	熱量（kcal）	蛋白質（g）	鉀（mg）	鹽分（g）
檸檬茶	127	108	0.2	25	0.0
蘋果茶	151	12	0.2	14	0.0
咖啡（加奶球）50 50	143	18	0.5	100	0.0
咖啡（加奶球糖飴）40 30	143	119	0.5	100	0.0
咖啡（加糖飴）50 40 30	166	122	0.3	98	0.0
咖啡（無糖）50	166	6	0.3	98	0.0
柳橙果凍	128	151	0.6	8	0.1
桃子紅茶寒天	132	83	0.1	21	0.0
蘋果果凍	134	124	0.1	11	0.0
抹茶寒天佐甘夏橙	139	112	0.3	29	0.2
杏仁豆腐	144	154	0.4	68	0.0
南瓜寒天	151	107	1.0	225	0.0
紅茶雙色果凍	156	134	2.0	16	0.0
水果賓治	162	163	0.5	136	0.0
咖啡果凍	170	143	2.3	41	0.0

●湯

料理名／分類	頁數	熱量（kcal）	蛋白質（g）	鉀（mg）	鹽分（g）
蛋花湯	129	26	1.9	39	0.6
菠菜味噌湯	134	16	1.1	162	0.3
珍珠菇湯	137	17	1.1	84	0.3
山藥泥湯	141	91	3.6	435	0.9
茄子麵麩味噌湯	150	20	1.2	70	0.3
雜燴湯	167	32	0.9	172	0.3
烤麩鴻喜菇湯	171	12	1.0	52	0.3
培根白菜湯	130	72	3.4	299	1.0
玉米濃湯 50 50 40	138	99	3.6	207	1.1
高湯 30	138	13	0.4	66	0.6
蔬菜清湯	146	7	0.2	30	0.5
義大利蔬菜湯	143	116	3.8	296	1.0
蔬菜番茄湯	154	115	4.0	456	1.1
番茄蛋花湯	170	32	2.2	88	0.5
冬粉蛋花湯	154	28	1.5	32	0.8
海帶芽湯	160	4	0.3	10	0.9
餛飩湯	163	83	4.3	209	0.6

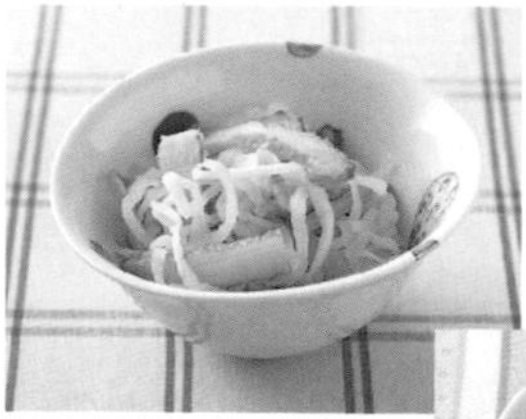

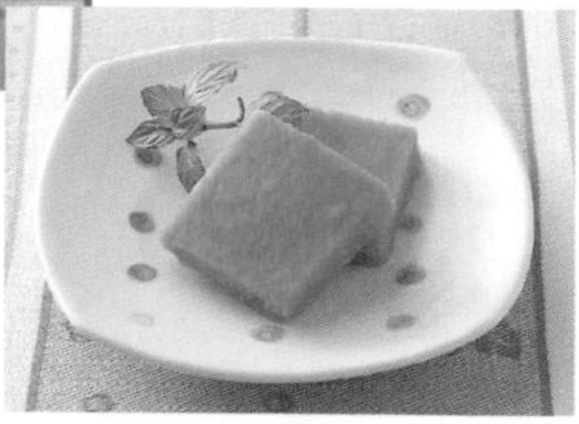

50 為每天蛋白質指示量 50g 的情形

40 為每天蛋白質指示量 40g 的情形

30 為每天蛋白質指示量 30g 的情形

50 為 50 但主食為普通食品的情形

※ 沒有標示的話為 30 40 50 50 的共同菜單

●配菜／葉菜類

料理名／分類	頁數	熱量（kcal）	蛋白質（g）	鉀（mg）	鹽分（g）
中式燉蔬菜	128	27	1.0	264	0.9
涼拌白菜	139	22	0.5	136	0.3
生菜沙拉	140	95	1.3	210	0.3
燙菠菜	141	16	1.7	484	0.2
菠菜鴻喜菇佐柚香蘿蔔泥	153	30	1.9	516	0.3
菠菜沙拉	170	75	2.6	330	0.5
辣拌小松菜	150	13	1.4	370	0.2
燙小松菜	171	15	1.9	361	0.2
蠔油炒青江菜	154	52	0.8	267	0.7
冬蔥佐醋味噌	164	39	1.6	139	0.4

●配菜／根菜類

料理名／分類	頁數	熱量（kcal）	蛋白質（g）	鉀（mg）	鹽分（g）
滷紅白蘿蔔	141	40	0.8	263	0.4
紅白蘿蔔泡菜	142	65	0.3	98	0.0
煮白蘿蔔	148	45	1.1	285	0.4
蘿蔔絲佐煮炸魚塊	137	74	2.0	355	0.6
金平牛蒡	164	70	1.5	181	0.8
筑前煮	168	80	1.6	250	0.6
牛蒡沙拉	172	100	1.4	189	0.6

●配菜／薯類

料理名／分類	頁數	熱量（kcal）	蛋白質（g）	鉀（mg）	鹽分（g）
甜煮地瓜	129	91	0.8	282	0.2
甜煮芋頭	131	75	1.8	652	0.5
山藥拌秋葵	134	17	0.9	125	0.2
山藥佐醋芥末	164	55	2.1	332	0.4
燉煮馬鈴薯	139	80	1.6	362	0.4
什錦沙拉	157	47	2.3	332	0.5

●配菜／莖類 & 水果類

料理名／分類	頁數	熱量（kcal）	蛋白質（g）	鉀（mg）	鹽分（g）
涼拌豆芽紅蘿蔔	128	22	0.9	49	0.0
咖哩拌芹菜	132	68	0.6	147	0.2
南瓜沙拉	132	159	2.1	449	0.3
滷南瓜	145	88	2.1	414	0.4
小黃瓜涼拌白蘿蔔泥	145	34	0.7	252	0.4
小黃瓜海蜇皮拌梅肉	168	14	1.1	104	0.5
番茄小魚干沙拉 50 50 40	138	43	2.9	163	0.7
番茄沙拉 30	138	22	0.9	149	0.7
芝麻拌四季豆	148	39	1.6	143	0.2
綠花椰生菜沙拉	152	65	2.1	293	0.4
法式沙拉	142	60	1.6	272	0.3
蟹肉燴大頭菜 50 50 40	158	39	2.2	170	0.2
燴大頭菜 30	158	32	0.5	158	0.1
炸茄子佐肉味噌	161	122	4.7	202	0.4
烤茄子	167	21	1.6	147	0.3
秋葵拌柴魚片	161	20	1.9	141	0.2
義大利麵沙拉	136	154	3.1	124	0.2
中式冬粉沙拉	144	56	1.1	108	0.9
生菜沙拉	159	59	1.1	209	0.4
番茄燉蔬菜	162	131	3.2	449	1.0
蒸蔬菜沙拉	166	174	2.8	402	0.5

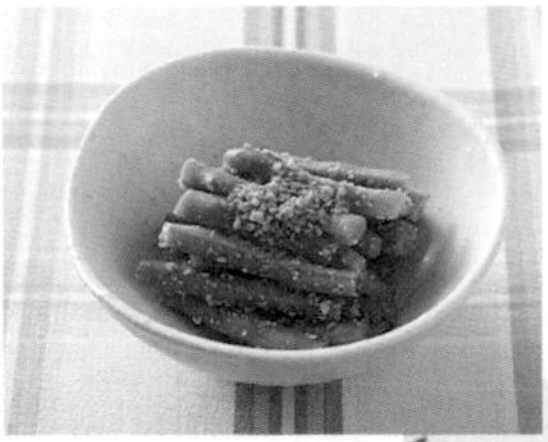

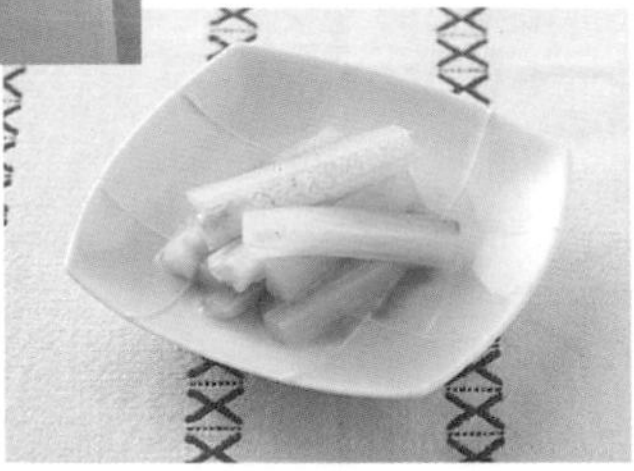

索引 2 書中提及的相關專業用語

Dr.Me 健康系列 143Y

NEW 全彩圖解 暢銷修訂版

腎臟病 診治&飲食指南

監　　修／川村哲也、湯淺　愛
翻　　譯／吳秀緣
審　　定／鐘文冠
校　　對／吳怡柔
選　　書／梁瀞文
責任編輯／梁瀞文

行銷經理／王維君
業務經理／羅越華
總 編 輯／林小鈴
發 行 人／何飛鵬
出　　版／原水文化
台北市民生東路二段 141 號 8 樓
電話：02-2500-7008　傳真：02-2502-7676
E-mail：bwp.service@cite.com.tw
發　　行／英屬蓋曼群島商家庭傳媒股份有限公司城邦分公司
台北市中山區民生東路二段 141 號 11 樓
書虫客服服務專線：02-25007718；02-25007719
24 小時傳真專線：02-25001990；02-25001991
服務時間：週一至週五上午 09:30-12:00；下午 13:30-17:00
讀者服務信箱 E-mail：service@readingclub.com.tw
劃撥帳號／ 19863813；戶名：書虫股份有限公司
香港發行／香港灣仔駱克道 193 號東超商業中心 1 樓
電話：852-2508-6231　傳真：852-2578-9337
E-mail：hkcite@biznetvigator.com
馬新發行／城邦（馬新）出版集團【Cite(M) Sdn. Bhd. (458372U)】
41, Jalan Radin Anum, Bandar Baru Sri Petaling,
57000 Kuala Lumpur, Malaysia.
電話：603-9057-8822　傳真：603-9057-6622

城邦讀書花園
www.cite.com.tw

封面插畫／武曽宏幸
內文插畫／堀込和佳
攝　　影／松木潤
美術設計／鄭子瑀
製版印刷／卡樂彩色製版印刷有限公司
初　　版／2015年 5月21日
修訂一版／2017年 8月17日
暢銷修訂版3刷／2023年9月19日
定　　價／380元
ISBN 978-986-5853-70-9

國家圖書館出版品預行編目資料

全彩圖解腎臟病診治 & 飲食指南 / 川村哲也，
湯淺愛監修 ; 吳秀緣譯 . -- 初版 . -- 臺北市 :
原水文化出版 : 家庭傳媒城邦分公司發行 , 2015.05
面 ;　公分 . -- (Dr.Me 健康系列 ; HD0143)
ISBN 978-986-5853-70-9(平裝)

1. 腎臟疾病 2. 保健常識 3. 健康飲食

415.81　　104007926